E. Cramer T. Haufschild M. Polte G. Greves

Kleine Fächer

Anästhesie, Augenheilkunde, Dermatologie, Hals-Nasen-Ohren-Heilkunde

D1942698

[redacted]

E. Cramer T. Haufschild M. Polte G. Greves

Kleine Fächer

Anästhesie, Augenheilkunde, Dermatologie, Hals-Nasen-Ohren-Heilkunde

Prüfungswissen für Pflegeberufe

GUSTAV FISCHER

Gustav Fischer Verlag
Lübeck ▪ Stuttgart ▪ Jena ▪ Ulm

Zuschriften und Kritiken an: Gustav Fischer Verlag, Lektorat Pflege,
z.H. Ulrike Hartmann, Fleischhauerstraße 37, 23552 Lübeck

Warenzeichen bzw. geschützte Namen (z.B. bei Pharmapräparaten) wurden nicht besonders gekennzeichnet.

Wichtiger Hinweis

Die Erkenntnisse der Medizin unterliegen laufendem Wandel durch Forschung und klinische Erfahrungen. Der Autor dieses Werkes hat große Sorgfalt darauf verwendet, daß die gemachten (therapeutischen) Angaben – insbesondere hinsichtlich Indikation, Dosierung und unerwünschten Wirkungen – dem derzeitigen Wissensstand entsprechen. Das entbindet den Benutzer aber nicht von der Verpflichtung, anhand der Beipackzettel zu verschreibender Präparate zu überprüfen, ob die dort gemachten Angaben von denen in diesem Buch abweichen, und seine Verordnung in eigener Verantwortung zu bestimmen.

Die Deutsche Bibliothek – CIP-Einheitsaufnahme

Kleine Fächer - Anästhesie, Augenheilkunde, Dermatologie,
Hals-Nasen-Ohren-Heilkunde : Prüfungswissen für Pflegeberufe /
E. Cramer ... - Lübeck ; Stuttgart ; Jena ; Ulm : G. Fischer, 1997
(Graue Reihe)
ISBN 3-437-45120-0

Alle Rechte vorbehalten
1. Auflage Oktober 1997

© 1997 Gustav Fischer Verlag GmbH & Co KG, Stuttgart

Das Werk einschließlich aller seiner Teile ist urheberrechtlich geschützt. Jede Verwertung außerhalb der engen Grenzen des Urheberrechtsgesetzes ist ohne Zustimmung des Verlages unzulässig und strafbar. Das gilt insbesondere für Vervielfältigungen, Übersetzungen, Mikroverfilmungen sowie die Einspeicherung und Verarbeitung in elektronischen Systemen.

Satz: Dirk Killermann für Medienkontor Lübeck
Lektorat: Ulrike Hartmann, Lübeck
Layout & Gestaltung: Tanja Lange, Lübeck; Michael Gneiting, Lübeck
Umschlag: Werner Spieß, SRP GmbH Ulm
Titelfoto: A. Brinker, Soest
Druck: Druckhaus Schwaben, Heilbronn

Printed in Germany

Vorwort

Der Titel »Kleine Fächer« soll keineswegs eine Wertung der Fächer Augenheilkunde, HNO, Dermatologie und Anästhesie darstellen. Für eine sichere Pflege sind Kenntnisse in diesen Fächern unbedingt erforderlich. Meistens sind Pflegende die ersten, die z.B. die Hautveränderungen einer Candida-Infektion oder Symptome eines Glaukom-Anfalles beobachten können. Bestimmte Therapieansätze, wie die einer Laryngitis, sollten dem Patienten erklärt werden können, damit er Sinn und Zweck der verordneten Maßnahmen nachvollziehen kann. Ganz zu schweigen vom Wissen über die Notfallmedikamente und das Zubehör für eine u.U. lebensrettende Intubation.

Den Autoren danke ich herzlich für ihr Engagement bei der Erstellung des Buches. Ebenso danke ich den Mitarbeitern des Medienkontor Lübeck für die gelungene Umsetzung des Layouts und die Bearbeitung der Abbildungen und allen anderen Menschen, die durch ihren Einsatz die Realisierung des Buches unterstützt haben.

Allen Auszubildenden in Pflegeberufen wünsche ich bei ihrer Vorbereitung auf die Prüfungen in den kleinen Fächern viel Erfolg. Und vor allem wünsche ich ihnen, daß sie mit dem Konzept »Graue Reihe« einen Zugang zu dem jeweiligen Themengebiet finden sowie das Gelernte in der täglichen Praxis umsetzen können.

Ulrike Hartmann
(Lektorin)

Lübeck im September 1997

Wegweiser

Warum Sie mit diesem Buch effektiv lernen können

Alle Bände aus der Grauen Reihe werden speziell für die Vorbereitung auf das Krankenpflegeexamen und andere Prüfungen innerhalb der Ausbildung erstellt. Die Auswahl der Themen richtet sich nach der Ausbildungs- und Prüfungsverordnung für Krankenpflegeberufe. Neben der kurzen und übersichtlichen Darstellung des jeweiligen Faches haben wir gezielte Hilfen für das Lernen und Wiederholen erarbeitet:

- Die Sprache des Textes ist klar und leicht verständlich.
- Kurze Sätze und Stichworte in der Randleiste wiederholen wichtige Fakten und Definitionen aus dem Text.
- Zahlreiche Abbildungen erhöhen die Anschaulichkeit und das Verständnis von schwierigen Zusammenhängen.
- Übungsfragen am Ende der Abschnitte helfen Ihnen, das Verständnis des Gelesenen zu überprüfen. Die Antworten auf die Fragen finden Sie anhand der Ziffern (z.B. 7) im Text.
- Hinweise auf die spezielle Pflege und gezielte Beobachtung des Patienten stellen die Verbindung von der Krankheitslehre zur Pflegepraxis her.
- Wiederkehrende Symbole in der Randleiste erleichtern die Orientierung im Text.

Die Symbole und ihre Bedeutung

kennzeichnet Klinik und Diagnostik

steht für die Therapie eines Krankheitsbildes

! **Merke**

Diese Kästen enthalten besonders wichtige Hinweise

hebt die Hinweise zur Pflege hervor

? kennzeichnet Übungsfragen am Ende der Kapitel

Das Lektorat Pflege wünscht allen zukünftigen Krankenschwestern und -pflegern viel Spaß und Erfolg beim Lernen mit der Grauen Reihe.

Abkürzungsverzeichnis

↑	erhöht
↓	erniedrigt
°C	Grad **C**elsius (Temperatureinheit)
A.	**A**rteria
Aa.	**A**rteriae
ABCDE	**A**symmetrie, **B**egrenzung, **F**ärbung, **D**urchmesser, **E**rhabenheit (Kriterien zur Beurteilung von Nävi (Pigmentflecken) der Haut
ADH	**A**nti**d**iuretisches **H**ormon
AIDS	**A**cquired **I**mmuno**d**eficiency **S**yndrom (Erworbene Immunschwäche)
Amp.	**Amp**ulle
AMV	**A**tem**m**inuten**v**olumen
Aqua dest.	**Aqua dest**ilata (destilliertes Wasser)
ARDS	**A**dult **r**espiratory **d**istress **s**yndrome (Schocklunge)
atm	**Atm**osphäre
β	Beta, griechischer Buchstabe für b
BGA	**B**lut**g**as**a**nalyse
BtmVV	**Bet**äubungs**m**ittel-**V**erschreibungs-**V**erordnung
c.c.	**c**um **c**orrectione (lat.: mit Brillengläsern)
Ch	**Ch**arrier
CO_2	chemisches Zeichen für Kohlendioxid
CT	**C**omputer**t**omogramm
D-Arzt	**D**urchgangs-**Arzt**
DHB	**D**e**h**ydro**b**enzperidol
D-H-S	**D**ermatophyten (Fadenpilze) - **H**efen (Sproßpilze) - **S**chimmelpilze
DLE	**D**iskoider **L**upus **E**rythematodes
dpt	**d**io**pt**rien, Einheit der Brechkraft (1dpt = 1/m)
EBV	**E**bstein-**B**arr-**V**irus
EKG	**E**lektro**k**ardio**g**ramm
ENG	**E**lektro**n**ystagmo**g**raphie
FFP	**f**resh **f**rozen **p**lasma
Flow	engl.: fließen, strömen (l/min)
frz.	**fr**an**z**ösisch
FSME	**F**rüh**s**ommer-**M**eningo-**E**nzephalitis
FTA	**F**luoreszenz-**T**reponema-**A**ntikörpertest
G	**G**auge (Eichmaß z.B. für Kanülen)
griech.	**griech**isch
H_2O	chemisches Zeichen für Wasser
Hb	**H**ämoglo**b**in
HCO_3	chemisches Zeichen für Bicarbonat
HIV	**H**uman **I**mmunodeficiency **V**irus (menschliches Immunschwächevirus)
Hkt	**H**ämato**krit**
HNO	**H**als-**N**asen-**O**hren
HPV	**H**umane **P**apilloma**v**iren
HSV	**H**erpes-**s**implex-**V**irus
i.a.	**i**ntra**a**rteriell
I.E.	**I**nternationale **E**inheiten
i.m.	**i**ntra**m**uskulär
i.v.	**i**ntra**v**enös

IgE	**I**mmun**g**lobulin **E**
IgM	**I**mmun**g**lobulin **M**
KG	**K**örper**g**ewicht
KHK	**k**oronare **H**erz**k**rankheit
LA	**L**okal**a**nästhetikum
lat.	**lat**einisch
LWK	**L**enden**w**irbel**k**örper
μ	griechischer Buchstabe für m, Abkürzung für mikro
M.	**M**orbus (bezeichnet Krankheiten mit Eigennamen, z.B. M. PFEIFFER)
M.	**M**uskulus (lat.: Muskel)
MAC	**M**inimum **a**lveolar **c**oncentration
Min.	**Min**uten
mmHg	**m**illi**m**eter Quecksilber-Säule, (**Hg** = chem. Zeichen für Quecksilber), Einheit des Druckes
MRT	**M**agnet-**R**esonanz-**T**omographie
N.	**N**ervus
N_2O	chemisches Zeichen für Stickoxydul (Lachgas)
NaCl	chemisches Zeichen für Natriumchlorid (Kochsalz)
O_2	chemisches Zeichen für Sauerstoff
OP	**Op**eration
pCO_2	Kohlendioxid**p**artialdruck
PDA	**P**eri**d**ural**a**nästhesie
PEEP	**P**ositive **e**nd**e**xpiratory **p**ressure (positiver endexpiratorischer Druck)
Pl.	**Pl**exus
pO_2	Sauerstoff**p**artialdruck
PTT	**P**artielle **T**hromboplas**t**inzeit
PUVA	**P**soralen plus **UVA** (Photochemotherapie)
s.c.	**s**ine **c**orrectione (lat.: ohne Brillengläser)/**s**ub**c**utan (unter die Haut)
SaO_2	Sauerstoff-**Sä**ttigung
SLE	**S**ystemischer **L**upus **E**rythematodes
SPA	**Sp**inal**a**nästhesie
STD	**S**exually **T**ransmitted **D**isease
STH	**S**omato**t**ropes **H**ormon
syn.	**syn**onym (gleichbedeutend)
TE	**T**onsill**e**ktomie
TEP	**T**otal**e**ndo**p**rothese
Th	**Th**orakalwirbel
TIVA	**T**otale **i**ntra**v**enöse **A**nästhesie
TPHA	**T**reponema-**p**allidum-**H**äm-**A**gglutinationstest
UV	**U**ltra**v**iolett
V.	**V**ena
Vt	**V**olumen pro Zeit **t** (Atemzugvolumen)
ZNS	**Z**entrales **N**erven**s**ystem
ZVD	**Z**entraler **V**enen**d**ruck

Anästhesie

Was ist Anästhesie?
Das Wort **Anästhesie** kommt aus dem Griechischen und bedeutet Unempfindlichkeit bzw. Ausschaltung der Schmerzempfindung durch Narkose. Das ebenfalls griechische Wort **Narkose** bedeutet Erstarrung. Gemeint ist damit eine allgemeine Betäubung des Organismus mit zentraler Schmerz- und Bewußtseinsausschaltung durch die Gabe von Medikamenten. **Analgesie,** ebenfalls griechisch, heißt Schmerzlosigkeit bzw. Aufhebung von Schmerzempfindung. **Relaxation** schließlich kommt aus dem Lateinischen und bedeutet Erschlaffung, Entspannung der Muskulatur.

Zu den bedeutendsten Fortschritten in der modernen Medizin gehört die Möglichkeit, einen kranken Menschen von starken Schmerzen zu befreien. Erst als diese Voraussetzung gegeben war, konnte die Chirurgie ihre großen Erfolge feiern. Bereits seit tausenden von Jahren versuchten Menschen den Schmerz zu bekämpfen. Die Geschichte der modernen Anästhesie begann 1846 in Boston mit der erfolgreichen Durchführung der ersten Äthernarkose während einer Tumorresektion am Hals. Wenige Jahre zuvor waren bereits Versuche mit Lachgas durchgeführt worden, damals allerdings nur mit mäßigem Erfolg. Weitere Meilensteine waren 1884 die Entdeckung des Kokains als Lokalanästhetikum und 1932 die Einführung des Barbitursäure-Abkömmlings Hexobarbital zur intravenösen Narkose. 1940 wurde das Pfeilgift Curare erstmals zur Relaxation in der Klinik eingesetzt. Die Einführung der endotrachealen Intubation mit flexiblen Gummischläuchen erfolgte in den zwanziger Jahren dieses Jahrhunderts. Zuvor war bereits mit Metall- und Ledertuben experimentiert worden.

Eva Cramer — Hamburg im August 1997

1 Narkosevorbereitung

1.1 Prämedikationsvisite

Jeder Patient, der eine Narkose erhalten soll, wird zuvor von einem Anästhesisten untersucht und ausführlich über seinen Gesundheitszustand und seine Krankheitsgeschichte befragt. Diese erste Kontaktaufnahme wird Prämedikationsvisite genannt. Sie sollte mindestens 24 Stunden vor dem geplanten Eingriff stattfinden und von dem Anästhesisten durchgeführt werden, der den Patienten während der Narkose betreut. Der Patient kann mit dem Arzt seine Sorgen und Ängste besprechen, und der Anästhesist erhält einen umfassenden Eindruck vom seelischen und körperlichen Zustand seines Patienten.

1.1.1 Aufklärung und Einverständniserklärung

- Erhebung des Gesundheitszustandes
- Aufklärung über Risiken
- Schriftliche Einwilligung
- Anordnung von Medikamenten.

Im Rahmen der Prämedikationsvisite wird der Patient ausführlich über mögliche **Risiken** und **Komplikationen,** sowie evtl. zusätzlich notwendige Maßnahmen aufgeklärt. Da jede Maßnahme an einem Patienten ohne dessen Einwilligung eine Körperverletzung und damit strafbar ist, sollte der Patient mit seiner Unterschrift bestätigen, daß er diese Aufklärung erhalten hat und außerdem **schriftlich** sein **Einverständnis** in die Narkose geben. Von dieser Regel ausgenommen sind Kinder und Notfallpatienten, die ihren eigenen Willen nicht bekunden können. Jugendliche zwischen 14 und 18 Jahren können selbst einwilligen, wenn sie dazu in der Lage sind. Für Kinder unter 14 Jahren ist die Einwilligung des Erziehungsberechtigten einzuholen, und beim Bewußtlosen wird vom mutmaßlichen Patientenwillen ausgegangen.

Inhalt des Aufklärungsgepräches

- Typische Risiken der in Frage kommenden Narkoseverfahren
- Gemeinsame Auswahl des Narkoseverfahrens

- Information über die präoperative Flüssigkeits-, Nahrungs- und Nikotinkarenz (mindestens 6–8 Stunden vor geplanter Narkose)
- Sinn und Zweck von Prämedikationsmedikamenten
- Vorgehen im Einleitungsraum: Überwachungsmaßnahmen, venöser Zugang, evtl. weitere Zugänge, Vorgehen bei der Einleitung
- Evtl. notwendige weitere Maßnahmen und deren Risiken, z.B. Bluttransfusion mit HIV- und Hepatitis-Risiko, Änderung des Narkoseverfahrens, zentralvenöse Zugänge, Intensivbehandlung.

1.1.2 Voruntersuchungen

Voruntersuchungen reduzieren das Narkoserisiko, deshalb:
- Körperliche Untersuchung
- Labor
- EKG
- Röntgen
- Evtl. Konsil.

❶ Trotz aller Fortschritte ist eine Narkose noch immer mit einigen Risiken verbunden. Diese können in der Anästhesie selbst liegen, der Art des operativen Eingriffs und dem gesundheitlichen Zustand des Patienten. Je genauer die Angaben hierzu vorliegen, desto genauer kann das Risiko des Narkoseverfahrens abgeschätzt und positiv beeinflußt werden. Vor allen geplanten Operationen sollten daher folgende Befunde vorliegen:
- **Labor:** Hb und Hkt, Serumelektrolyte Kalium u. Natrium, Gerinnungsstatus mit Quick und PTT, Blutzucker, Kreatinin
- **EKG** (bei sonst gesunden Patienten ab 40 J.)
- **Röntgen-Thorax** (bei sonst gesunden Patienten ab ca. 35 Jahren).

Körperliche Untersuchung

Die körperliche Untersuchung durch den Anästhesisten umfaßt die Einschätzung folgender Parameter:
- Bewußtseinslage
- Allgemein- und Ernährungszustand, Gewicht, Größe
- Haut und Schleimhäute hinsichtlich Exsikkosezeichen (Austrocknung), Anämie und Zyanose
- Herz und Kreislauf mit Auskultation und Blutdruckmessung
- Atemwege, Mundöffnung, Zahnstatus (evtl. Intubationshindernis)
- Beweglichkeit, insbesondere der Halswirbelsäule wegen der Intubation, und grob orientierender neurologischer Status.

Bei Bedarf können noch weitergehende Untersuchungen und konsiliarische Beratung aus anderen Fachgebieten herangezogen werden.

Pflege

Checkliste am Abend vor der Narkose:
- Ab 22 Uhr nüchtern
- Nagellack entfernt?
- Zahn- oder sonstige Prothesen gekennzeichnet?
- Prämedikation eingenommen.

❷ Am Vorabend der Narkose sollten die Pflegenden den Patienten auf folgendes hinweisen:
- Wegen der Aspirationsgefahr darf der Patient ab 22 Uhr weder essen, trinken noch darf er rauchen. Gerade dieses Rauchverbot ist vielen Patienten nicht einsichtig. Das Rauchen steigert jedoch die Magensaftproduktion und erhöht damit das Aspirationsrisiko.
- Nagellack an Finger- und Fußnägeln muß entfernt werden, damit während der Narkose das Nagelbett beurteilt werden kann.
- Zahn- oder sonstige Prothesen werden in ein entsprechendes Behältnis gegeben und mit Name und Station des Patienten beschriftet.
- Die Prämedikation ist Bestandteil der Narkose und gilt als ärztliche Anordnung. Deshalb muß auch darauf geachtet werden, daß der Patient sie tatsächlich nimmt.
- Daran denken, daß die meisten Patienten Angst vor der Narkose haben. Diese sollte ernst genommen und der Patient sollte darüber sprechen können.

1.2 Wahl des Anästhesieverfahrens

❸ Kriterium für die Auswahl des Anästhesieverfahrens ist, optimale Operationsbedingungen zu schaffen, die möglichst wenige Risiken für den Patienten bergen. Die Auswahl des Anästhesieverfahrens richtet sich nach folgenden Faktoren:
- Art und Dauer des Eingriffs
- Gesundheitszustand des Patienten
- Alter des Patienten
- Wunsch des Patienten.

1.2.1 Allgemeinanästhesie mit Intubation

Folgen der Allgemeinanästhesie:
- Blockade von Sensorik, Motorik, Bewußtsein
- Dämpfung von Atemantrieb und Reflexen.

Die meisten operativen Eingriffe werden in Allgemeinanästhesie durchgeführt, bei der durch Hypnotika, Analgetika und Muskelrelaxantien (☞ 2.3) ein sog. **chirurgisches Toleranzstadium** erreicht wird. Es kommt dabei zu einer vorübergehenden Blockade von Sensorik, Motorik und Bewußtsein, sowie zu einer Dämpfung von Atemantrieb und Reflexen, also optimalen Bedingungen für eine Operation. Damit sind aber auch alle Schutzreflexe des Körpers minimiert und der Patient u.a. durch eine mögliche Aspiration stark gefährdet (☞ 7.1).

Deshalb werden die Atemwege durch eine **Intubation** zuverlässig geschützt, so daß der Patient auch über einen längeren Zeitraum sicher mit Sauerstoff und den notwendigen Narkosegasen versorgt werden kann.

Indikation

- Not-Operation bei nicht nüchternen Patienten
- Abdominal- und thoraxchirurgische Operationen
- Unkooperative und sehr ängstliche Patienten
- Lange Operationen (> 2 Stunden)
- Schwierige, unbequeme Lagerung
- Eingriffe an Kopf und Hals.

1.2.2 Maskennarkose

Nur bei nicht-aspirationsgefährdeten Patienten möglich.

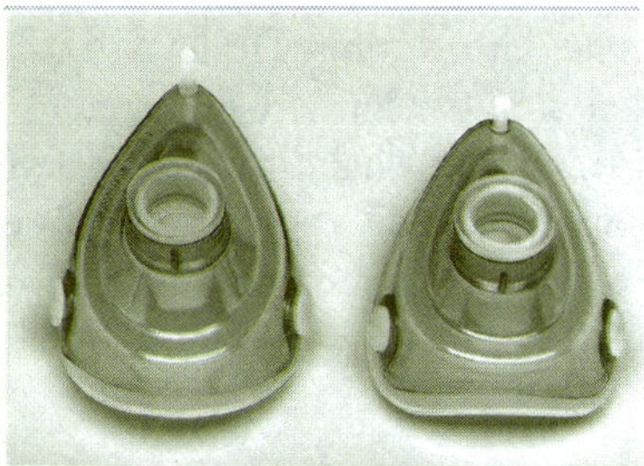

Abb. 1.1 Verschiedene Beatmungsmasken. [K183]

Maskennarkosen dürfen nur bei nicht-aspirationsgefährdeten Patienten angewendet werden. Die Narkose wird in diesem Fall mit i.v.-Anästhetika, Inhalationsanästhetika oder, bei kleinen Kindern, auch rektal eingeleitet. Die Versorgung des Patienten mit Sauerstoff erfolgt entweder über eine Beatmungsmaske (Abb. 1.1), die der Anästhesist vor Mund und Nase des Patienten hält, oder mit der sog. **Larynxmaske** (☞ 4.1.3).

Indikation

- Kurze Narkosen und nüchterne Patienten, z.B. bei kleinen Eingriffen wie Abrasiones *(Ausschabungen)* oder Metallentfernungen
- Anlage von Gipsverbänden bei kleinen Kindern.

1.2.3 Regionalanästhesie

Patient muß wach und kooperativ sein.

Eine Regionalanästhesie erlebt der Patient bei wachem Bewußtsein, da nur eine Region des Körpers anästhesiert wird. Voraussetzung ist, daß er beim Legen der Anästhesie zur Mitarbeit bereit und kooperativ ist. Ist die Regionalanästhesie erfolgreich, so können im weiteren Verlauf Beruhigungsmittel *(Sedativa)* gegeben werden.

Indikation

- Operationen an Extremitäten (TEP, Kniegelenksarthroskopie, etc.)
- Operationen am Unterbauch (Kaiserschnitt, Leistenbruch, etc.)
- Patienten mit Atemwegserkrankungen, bei denen Probleme durch Intubation oder Beatmung auftreten können.

Bei bestimmten Operationen besteht die Möglichkeit, eine Allgemeinanästhesie mit einer Regionalanästhesie zu kombinieren, z.B. wird bei großen Bauchoperationen für die postoperative Schmerztherapie ein **Periduralkatheter** (☞ 3.3.3) gelegt.

1.3 Anordnung von Medikamenten

Zeilsetzungen sind: Patient ist
- angstfrei
- schmerzfrei
- ausgeruht
- orientiert.

Medikamente bewirken:
- Amnesie
- Vagusblockade
- Antihistaminwirkung
- Anstieg des Magensaft-pH.

❹ Nach gründlicher Anamneseerhebung und Untersuchung des Patienten, entscheidet der Anästhesist, welche Medikamente der Patient bis zur Operation einnehmen und welche er absetzen soll. Außerdem verschreibt er ihm für den Vorabend und den Morgen vor der Operation die sog. **Prämedikation.** Ziel ist, daß der Patient angstfrei, schmerzfrei und möglichst ausgeruht in den Einleitungsraum kommt. Dabei soll er wach, orientiert und in freundlich-distanzierter Stimmung sein. Weiteres Ziel der Prämedikation sind eine Amnesie (Erinnerungslücke), so daß der Patient sich nach der Operation nicht an die Einleitungssituation errinnern kann. Außerdem sollen durch bestimmte Medikamente folgende Wirkungen erzielt werden, die die Nebenwirkungen der Narkotika und das Risiko der Narkose verringern:

- **Vagusblockade** führt zu einer verminderten Magensaft- und Speichelsekretion und zu einer Unterdrückung kardialer Vagusaktivität (Herzfrequenz steigt).
- **Antihistaminwirkung** ist vor allem bei Patienten mit Neigung zu Allergien gewünscht, da Anästhetika und andere Medikamente eine Histaminfreisetzung bewirken können.
- **Anhebung des Magensaft-pH** soll der Aspiration von sehr saurem Magensaft und damit dem sog. MENDELSON-Syndrom (☞ 7.1.1.) vorbeugen.

Benzodiazepine

Angst ist häufig das beherrschende Thema vor einer Operation. Medikamente aus der Gruppe der **Benzodiazepine** (z.B. Dormicum®, Diazepam®, Rohypnol®) werden darum besonders häufig zur Prämedikation eingesetzt, denn sie wirken:

- Anxiolytisch *(angstlösend)*
- Amnestisch *(bewirken Gedächtnisverlust)*
- Sedativ-hypnotisch *(beruhigend und schlaffördernd)*
- Zentral muskelrelaxierend und krampflösend.

Die Wirkung der Benzodiazepine wird durch Rezeptoren im zentralen Nervensystem vermittelt und kann durch die Gabe eines Antagonisten *(Gegenmittels)* wieder aufgehoben werden. Die Gabe ist oral, i.m. und rektal möglich; Dosierung, z.B. Midazolam (Dormicum®) 0,005–0,2 mg/kg KG.

Phenothiazine

Phenothiazine, wie Atosil® und Psyquil® gehören zur Klasse der **Neuroleptika.** Neuroleptika werden üblicherweise zur Behandlung psychischer Erkrankungen eingesetzt, insbesondere der Schizophrenie. Daneben wirken sie jedoch auch:

- Angstmindernd
- Antiemetisch *(dämpfen den Brechreiz)*
- Antiallergisch
- Potenzieren *(verstärken)* die Wirkung starker Analgetika.

Sie werden meist i.m. zusammen mit **Opioiden** (☞ 2.3.3) gegeben. Dosierung z.B. Promethazin (Atosil®) 25–50 mg i.m. mit 7,5–15 mg Piritramid (Dipidolor®).

Anticholinergika

Anticholinergika, z.B. Atropin, hemmen die Wirkung von Azetylcholin in postganglionären cholinergen Nerven (☞ 2.3.4). Azetylcholin ist eine physiologische Überträgersubstanz und wirkt z.B. an den Schweißdrüsen, den motorischen Endplatten der Muskulatur und an den Synapsen des vegetativen Nervensystems. Somit führen Anticholinergika zu folgenden, sog. **vagolytischen** Effekten:

- Hemmung der Sekretproduktion in Mund, Nase, Rachen und Bronchien
- Pupillenerweiterung und Sehstörungen
- Herzfrequenzsteigerung durch Unterdrückung vagaler Einflüsse am Sinusknoten
- Verminderung der Magen-Darm-Peristaltik.

Die Gabe erfolgt i.v. und i.m.; Dosierung: Erwachsene 0,01 mg/kg, Kleinkinder 0,02 mg/kg KG.

Opioide

Opioide sind stark wirksame Schmerzmittel, die im Rahmen der Prämedikation nach Verletzungen und bei schmerzhaften Erkrankungen eingesetzt werden. Die Wirkung der Opioide wird über spezifische Rezeptoren im zentralen Nervensystem vermittelt und kann mit **Opiatantagonisten** (Gegenspielern ☞ 2.3.3) wieder aufgehoben werden. Opioide wirken:

- Analgetisch, häufig auch noch postoperativ
- Sedierend
- Führen zu Atemdepression und können anfangs Übelkeit auslösen
- Senken den Blutdruck, besonders bei Hypovolämie
- Vermindern den Bedarf an Narkosemitteln.

Dosierung, z.B. Pethidin (Dolantin®): 0,6–1,2 mg/kg i.m.; Methadon (Polamidon®): 0,035 mg/kg i.m.

Antihistaminika

Durch Histamin-(H_2)-Rezeptorantagonisten (z.B. Cimetidin, Ranitidin) wird die Sekretion von **saurem** Magensaft blockiert. Die Menge an Magensaft ändert sich jedoch kaum. Angezeigt sind Antihistaminika bei Patienten, die durch eine Magensaftaspiration gefährdet sind, da sie

- den pH-Wert des Magensaftes auf > 2,5 erhöhen
- die Histaminfreisetzung bei allergischen Reaktionen herabsetzen.

Dosierung, z.B. Clemastin (Tavegil®) 1–2 Amp à 2 mg i.v.

? Übungsfragen

1. Welche Untersuchungen sollten vor einer Narkose durchgeführt werden?
2. In welchem Zustand sollte der Patient in den Vorbereitungsraum kommen?
3. Wovon hängt die Wahl des Anästhesieverfahrens ab?
4. Welche Medikamente eignen sich zur Prämedikation?

2 Narkosearbeitsplatz

Ausstattung:
- Narkoseapparat
- Absaugvorrichtung
- Überwachungsgeräte
- Narkosewagen mit Zubehör.

Der Narkosearbeitsplatz muß so eingerichtet sein, daß der Anästhesist die Narkose möglichst ohne Risiken durchführen und aufrechterhalten, während der Narkose den Patienten sicher überwachen und bei Komplikationen fachgerecht handeln kann. Hierzu gehören funktionsfähige Geräte wie Narkoseapparat, Absaugung und Überwachungsgeräte sowie ein vollständiger Narkosewagen.

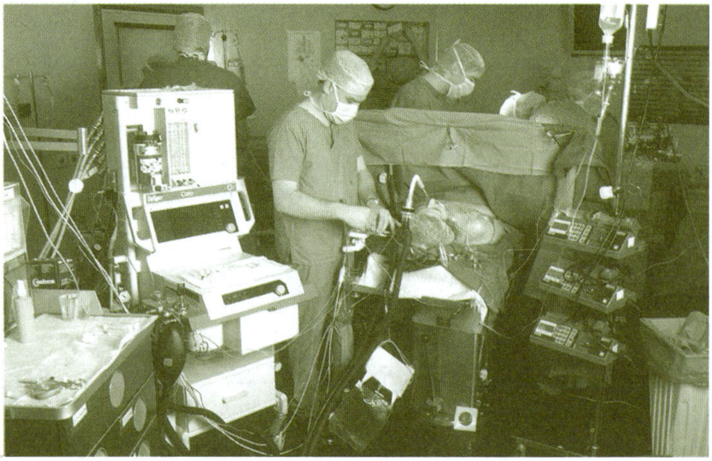

Abb. 2.1 Der Narkosearbeitsplatz. [K183]

2.1 Narkosesysteme

Zu den wichtigsten Hilfsmitteln in der Anästhesie gehören die Narkoseapparate, die zur Durchführung von Inhalationsnarkosen und intravenösen Anästhesien benötigt werden und über die der Patient manuell und maschinell beatmet werden kann. Mit ihnen werden Inhalationsanästhetika dosiert und gemessen. Durch ein Schlauch- und Ventilsystem, welches Narkosesystem genannt wird, werden die Atemgase zum Patienten und von ihm weggeleitet. Je nach ihrem Funktionsprinzip werden zwei Gruppen von Geräten unterschieden:

- Offene bzw. halboffene Narkosesysteme
- Geschlossene bzw. halbgeschlossene Narkosesysteme.

2.1.1 Offene Narkosesysteme

- Keine Schläuche
- Ein- und Ausatmung über Raumluft
- Zufuhr über Tropfmaske
- Narkotikakonzentration nicht kontrollierbar.

Bei diesem System werden dem Patienten die Atemgase nicht durch Schläuche zugeführt, sondern Ein- und Ausatmung erfolgen über die umgebende Luft. Narkotika wie Äther und Chloroform werden bzw. wurden durch eine spezielle Tropfmaske (SCHIMMELBUSCH-Maske) dem Patienten zugeführt. Dieses System wird wegen erheblicher Nachteile heute nicht mehr verwendet. Eine Kontrolle über die inspiratorische Narkotikakonzentration ist nicht gegeben. Kontrollierte und maschinelle Beatmung sind nicht möglich und zudem ist das hierbei verwendete **Äther-Sauerstoff-Gemisch** hochexplosiv.

2.1.2 Halboffene Narkosesysteme

- Schlauchsystem mit Ventilen
- Keine Rückatmung
- Häufig in der Kinderanästhesie.

Bei diesem System erhält der Patient seine Atemluft über ein Schlauchsystem, wobei Ein-und Ausatmung durch spezielle Ventile (z.B. RUBENS-Ventil) oder einfach über ein T-Stück getrennt sind. Eine Rückatmung der ausgeatmeten Luft ist nicht möglich! Insbesondere in der Kinderanästhesie werden diese Systeme benutzt, da der auftretende Atemwiderstand gering ist (z.B. KUHN-System). Ein halboffenes System besteht üblicherweise aus folgenden Teilen:

- Nichtrückatmungsventil
- Reservoirbeutel
- Rotameter
- Narkosemittelverdampfer.

Dieses System kann in ein Narkosebeatmungsgerät integriert werden.

Vorteile

- Rückatmung von CO_2 ist nicht möglich
- Kontrollierte und assistierte Beatmung sind möglich
- Niedriger Frischgasverbrauch
- Die Zusammensetzung der Atemgase ist bekannt und kann rasch geändert werden.

Nachteile

- Wärme- und Feuchtigkeitsverlust (läßt sich durch sog. künstliche Nase vermindern).

2.1.3 Halbgeschlossene Narkosesysteme

- Teilweise Rückatmung
- Sog. Kreissystem
- CO_2-Absorber
- Feuchtigkeitsverlust ↓
- Frischgasverbrauch ↓.

In halbgeschlossenen Narkosesystemen findet eine **teilweise Rückatmung** der Exspirationsluft statt. Vor der Rückatmung wird jedoch das Kohlendioxid über einen Absorber aus der Ausatemluft entfernt. Da sich die ausgeatmete Luft im Kreis bewegt, werden diese Systeme auch als **Kreissysteme** bezeichnet. Ein Teil der Feuchtigkeit der Atemgase bleibt dabei erhalten und es ist nur ein geringer Frischgasverbrauch notwendig. Aufgrund dieser günstigen Eigenschaften werden halbgeschlossene Narkosesysteme **am häufigsten** verwendet.
Wesentliche Bestandteile des Kreissystems sind:

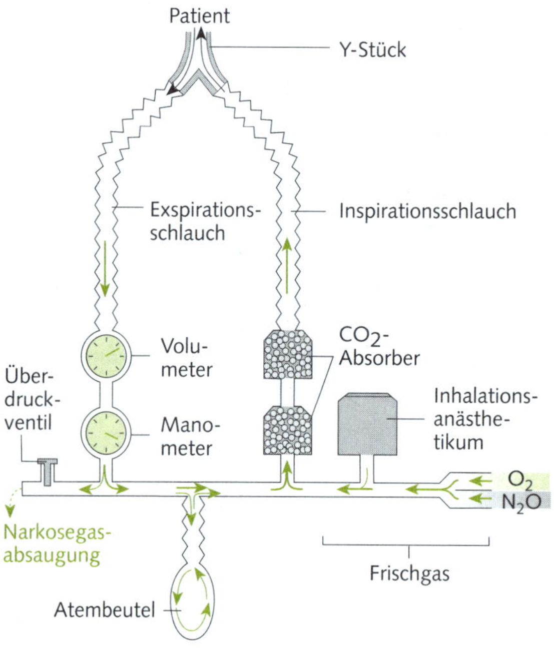

Abb. 2.2 Schema des halbgeschlossenen Narkosesystems. Im Kreissystem sind Ventile zur Lenkung des Gasstromes eingebaut. [A130]

- Ein **Schlauchsystem,** in dem die Atemluft durch Ventile eine bestimmte Richtung erhält, so daß ein Inspirations- und ein Exspirationsschenkel entstehen
- Der **CO_2-Absorber:** Dieser ist ein transparentes Gefäß welches mit **Absorberkalk** gefüllt ist und von den Atemgasen durchströmt wird. Bei Kontakt mit CO_2 kommt es zu einer chemischen Reaktion, bei der CO_2 zusammen mit Calciumhydroxid Kalk bildet. Ist der Absorberkalk erschöpft, kommt es zu einem Farbumschlag von farblos nach violett, und er sollte dann bald ausgetauscht werden.
- Der **Reservoirbeutel,** welcher sowohl Spontanatmung, als auch manuelle Beatmung des Patienten ermöglicht.
- Mit dem **Volumeter** werden Atemzug- und Atemminutenvolumen gemessen.

Dazu kommen noch **Bakterienfilter** und **Narkotikafilter** bzw. eine Narkosegasabsaugvorrichtung.

2.1.4 Geschlossene Narkosesysteme

- Vollständige Rückatmung
- Nur verbrauchter Sauerstoff und Inhalationsanästhetika werden ersetzt.

Im geschlossenen Narkosesystem wird die ausgeatmete Luft nach CO_2-Absorption **vollständig** rückgeatmet. Dem Patienten werden nur der notwendige Sauerstoff (4 ml/kg/Min.) sowie das Inhalationsanästhetikum frisch zugeführt. Die inspiratorische O_2-Konzentration muß dabei permanent überwacht werden. Insgesamt ist die Narkoseführung mit einem geschlossenen System schwieriger und wird daher **selten** angewandt. **Vorteile** sind allerdings:

- Extrem niedriger Frischgas- und Anästhetikaverbrauch
- Optimale Wärme- und Feuchtigkeitszufuhr
- Minimale Umweltbelastung durch Narkosegase.

2.1.5 Beatmungsgeräte

Häufig ist es notwendig, den Patienten während einer Narkose **manuell** oder **maschinell** zu beatmen, insbesondere bei langen Narkosen wenn Muskelrelaxantien und Opioide eingesetzt werden. Eine manuelle Beatmung des Patienten muß mit jedem Narkosegerät möglich sein, eine maschinelle Beatmungsmöglichkeit ist wünschenswert.

Die Beatmung erfolgt mit sog. **Respiratoren,** die in die Narkosesysteme integriert sind. Die Respiratoren übernehmen die Belüftung der Lungen. Diese erfolgt im Gegensatz zur Spontanatmung mit Überdruck. Es gibt drei verschiedene Typen von Beatmungsgeräten:

Arten von Respiratoren:
- Druckgesteuert
- Volumengesteuert
- Zeitgesteuert.

- **Druckgesteuerte** Beatmungsgeräte, bei denen die Inspiration dann beendet wird, wenn ein am Gerät eingestellter Beatmungsdruck erreicht worden ist.
- **Volumengesteuerte** Beatmungsgeräte, bei denen die Inspiration beendet wird, wenn das Gerät ein vorgegebenes Volumen abgegeben hat. Das Gerät unterscheidet nicht, ob der Patient dieses Volumen erhalten hat oder ob es über ein Leck entwichen ist. Aus diesem Grunde muß ein **Volumeter** im Exspirationsschenkel angebracht sein.
- **Zeitgesteuerte** Beatmungsgeräte, die nach Ablauf einer vorgegebenen Zeit von Inspiration zur Exspiration umschalten.

2.2 Überwachungsmaßnahmen, Monitoring

Kontinuierliche Überwachung durch:
- Geräte
- Sinne wie Hören, Sehen, Fühlen.

Eine der wichtigsten Aufgaben des Anästhesisten und des Pflegepersonals in der Anästhesie ist die **kontinuierliche Überwachung** des Patienten und der technischen Hilfsmittel wie Beatmungsgerät und Narkosesystem. Zu diesem Zweck stehen unterschiedliche Geräte, das sog. **Monitoring,** zur Verfügung. Aber nicht nur diese Monitore, die bei Erreichen vorher eingegebener Grenzwerte Alarm schlagen, gehören zur Überwachung in der perioperativen Phase. Ebenso müssen die Sinne **Hören, Sehen** und **Fühlen** eingesetzt werden, da sie entscheidende Auskünfte über den Zustand des Patienten geben können. Die wichtigsten zu überwachenden Funktionen sind:
- Herz-Kreislaufsystem
- Atemmechanik und Gasaustausch
- Narkosetiefe und Relaxierung
- Körpertemperatur.

2.2.1 Herz-Kreislaufsystem

Zur Beurteilung der Hämodynamik werden routinemäßig folgende Parameter erfaßt:
- Herzfrequenz, Herzrhythmus, Herzstromkurve über das EKG (Routinemaßnahme bei allen Narkosen)
- Indirekte Blutdruckmessung mit Blutdruckmanschette.

Bei größeren OPs oder bestimmten Vorerkrankungen zudem:
- Zentraler Venendruck
- Blutige Blutdruckmessung über eine arterielle Kanüle
- Pulmonalarteriendruck und pulmokapillärer Verschlußdruck (Wedge-Druck) und Herzzeitvolumen über den sog. SWAN-GANZ-Katheter, der in den Pulmonalarterien-Hauptstamm eingeschwemmt wird.

2.2.2 Atmung und Gasaustausch

Um eine ausreichende und schonende **Beatmung** sicherzustellen, sind im Kreissystem und dem Narkosegerät Vorrichtungen integriert, um folgende Parameter zu überwachen:
- Atemzugvolumen (Vt) und Atemminutenvolumen (AMV) über das Volumeter
- Atemfrequenz
- Beatmungsdruck über das Manometer.

BGA gibt Aussage über:
- Oxygenierung
- Ventilation.

Das Ergebnis einer effektiven Beatmung und der **Gasaustausch** werden über die arterielle **Blutgasanalyse** (BGA) beurteilt. Dabei wird die Sauerstoffanreicherung des Blutes *(Oxygenierung)* über den arteriellen Sauerstoffpartialdruck (pO_2) überwacht. Der arterielle Kohlendioxidpartialdruck (pCO_2) macht eine Aussage über die Belüftung der Lunge *(Ventilation)*.

Normwerte der arteriellen Blutgasanalyse (bei 37 °C)

- pH 7,35–7,45
- pO_2 70–100 mmHg
- pCO_2 36–44 mmHg
- HCO_3 22–26 mmHg

Diese Werte hängen stark vom Alter und der Konstitution des Patienten ab. Verschiebungen des empfindlichen Systems führen zu folgenden Veränderungen:

- Alkalose = pH-Wert ↑
- Azidose = pH-Wert ↓
- Hypoxämie = pO_2 ↓
- Hyperkapnie = pCO_2 ↑
- Hypokapnie = pCO_2 ↓

- *pH-Wert:* Hohe Werte *(Alkalose)* weisen auf das Fehlen von CO_2, niedrige Werte *(Azidose = Übersäuerung)* auf einen Überschuß von CO_2 und Wasserstoff-Ionen, z.B. bei unzureichender Abatmung, hin.
- *Sauerstoffpartialdruck* (pO_2): Anteiliger Gasanteil von Sauerstoff im Blut. Bei unzureichender Sauerstoffversorgung sinkt dieser *(Hypoxämie)*.
- *Kohlendioxidpartialdruck* (pCO_2): Anteiliger Gasanteil von Kohlendioxid im Blut. Auf diesen Wert reagieren die Chemorezeptoren und steuern die Atmung. Hohe Werte *(Hyperkapnie)* weisen auf unzureichende Abatmung hin, niedrige Werte *(Hypokapnie)* auf eine beschleunigte Atmung *(Hyperventilation)*.
- *Standardbicarbonat* (HCO_3): Gibt Auskunft über die Pufferfunktion des Blutes. Hohe Werte weisen auf einen erhöhten Anfall von CO_2 hin, niedrige auf dessen Mangel. Dieser Wert ändert sich zusammen mit dem pCO_2.

Pulsoximetrie

Bestimmung der Sauerstoffsättigung im Blut.

Bei dieser Methode wird die O_2-Sättigung (SaO_2) im Blut bestimmt. Die O_2-Sättigung gibt an, wieviel Hämoglobin mit Sauerstoff beladen ist. Der Normwert beträgt 97 %. Die Messung erfolgt unblutig durch die Haut, wobei über einen Klip an Fingerbeere oder Ohrläppchen die reflektierten Lichtanteile von gesättigtem und ungesättigtem Hämoglobin miteinander verglichen werden.

Kapnometrie

Messung des CO_2-Gehaltes in der Exspirationsluft.

Bei der Kapnometrie (Kohlendioxidmessung) wird der CO_2-Gehalt in der Ausatmungsluft während der Beatmung gemessen. Die notwendige Gasprobe wird aus dem Exspirationsschenkel (☞ 2.1.3) gewonnen.

Relaxometrie

Messung der neuromuskulären Blockade.

Bei vielen chirurgischen Eingriffen ist eine gute Muskelrelaxierung des Patienten für die erfolgreiche Operation notwendig. Das Ausmaß der neuromuskulären Blockade läßt sich entweder durch Beobachtung abschätzen, oder mit dem sog. Relaxometer objektivieren. Zwei Hautelektroden übertragen eine elektrische Reizung auf einen Handmuskel, der sich bei zu geringer Muskelrelaxation kontrahiert, bei ausreichender Muskelrelaxation nicht. Auf diese Weise kann die Gabe von Muskelrelaxantien kontrolliert und gesteuert werden.

2.3 Narkosemedikamente

❶ Hypnose und Analgesie sind die wesentlichen Komponenten einer Narkose, die durch sog. **Narkotika** herbeigeführt werden. Je nachdem, wie diese Medikamente dem Patienten zugeführt werden, wird zwischen **Inhalationsnarkotika** und **Injektionsnarkotika** unterschieden. Meistens werden beide Arten miteinander kombiniert. Wird nur ein Narkotikum verwendet, spricht man von einem **Mononarkotikum.** Für die Schmerzausschaltung wird dann zusätzlich ein Analgetikum verabreicht.

2.3.1 Inhalationsnarkotika

Zu den gebräuchlichen Inhalationsnarkotika zählen:
- Lachgas (Stickoxydul), N_2O
- Halothan
- Enfluran (Ethrane®)
- Isofluran (Forene®).

Inhalationsnarkotika werden als Gase oder Dämpfe über die Lunge aufgenommen und mit dem Blutstrom zu den unterschiedlichen Organen gebracht. Die Inhalationsnarkotika sind bei Zimmertemperatur entweder **gasförmig,** z.B.Lachgas, oder **flüssig** wie Äther, Halothan, Enfluran, Isofluran u.a. Die flüssigen Inhalationsanästhetika müssen zunächst in einen Zustand

Zufuhr über Inspirationsschlauch.

gebracht werden, in dem sie über die Lungen aufgenommen werden können. Das bedeutet, sie müssen in den gasförmigen *(volatilen)* Zustand überführt werden. Zu diesem Zweck werden spezielle **Narkosemittelverdampfer** verwendet, die dem Inspirationsschlauch des Beatmungsgerätes zwischengeschaltet sind und das Narkotikum in exakt der gewünschten Konzentration abgeben (Abb. 2.1).

- Atemdepressiv
- Blutdrucksenkend
- Hirndrucksteigernd.

Wirkung

Gemeinsam ist allen Inhalationsnarkotika, daß sie atemdepressiv wirken, den Blutdruck durch eine Gefäßerweiterung senken und den Hirndruck steigern. Das Ausmaß ist jedoch bei den einzelnen Narkotika unterschiedlich.

Maß für die Wirkung der unterschiedlichen Gase.

MAC-Wert

Um unterschiedliche Inhalationsnarkotika miteinander vergleichen zu können, bedient man sich des **MAC-Konzeptes** *(minimum alveolar concentration)*. Die minimale alveoläre Konzentration eines Inhalationsanästhetikums ist die alveoläre Konzentration, bei der 50 % aller Patienten auf die *Hautinzision* (Hautschnitt) nicht mehr mit Abwehrbewegungen reagieren. MAC wird in % von 1 Atmosphäre (atm) angegeben und ist ein Maß für die Konzentration des Anästhetikums im Gehirn. Je niedriger der MAC-Wert eines Inhalationsanästhetikums, desto stärker ist seine Wirkung.

Lachgas

- Farb-und geruchloses Gas
- Schlecht blutlöslich
- Diffusion in abgeschlossene Lufträume
- Gefahr der Diffusionshypoxie.

Lachgas ist das älteste noch gebräuchliche Anästhetikum (seit 1844). Es verstärkt die Wirkung anderer Anästhetika, so daß diese niedriger dosiert werden können. Wegen seiner geringen Wirkstärke wird es selten als Monoanästhetikum benutzt.

Eigenschaften

Lachgas ist ein bei Raumtemperatur farb-und geruchloses Gas, das in grauen Stahlzylindern unter einem Druck von 51 atm als Flüssigkeit geliefert wird. Es ist schlecht blutlöslich und wird im Plasma ausschließlich in physikalischer Lösung transportiert. Wegen der schlechten Blutlöslichkeit kommt es rasch zu einem Gleichgewicht zwischen dem Partialdruck in Alveolen und Gehirn. Im Austausch mit Stickstoff diffundiert Lachgas in abgeschlossene Lufträume des Körpers unter deutlich höherem Druck, so daß es zu einer Volumenzunahme dieser Hohlräume kommen kann. Deshalb darf es bei folgenden Erkrankungen nicht angewendet werden:

Kontraindikation bei bestimmen Erkrankungen.

- Pneumothorax
- Duraperforation/Pneumenzephalon
- Mediastinalemphysem
- Verdacht auf Luftembolien
- Perforierenden Augenverletzungen mit Lufteinschlüssen.

Wirkungen

- Starkes Analgetikum, schwaches Anästhetikum
- Keine Muskelrelaxation
- Wirkt auf das Herz-Kreislaufsystem geringgradig dämpfend
- Kann während der ersten drei Monate einer Schwangerschaft fruchtschädigend sein
- Zunahme des Cuff-Druckes am Endotracheal-Tubus durch Diffusion mit erhöhter Gefahr von trachealen Drucknekrosen (Cuffdruckmessung!!)

Tab. 2.1 Übersicht über gebräuchliche Inhalationsanästhetika

Name	Eigenschaften			Nebenwirkungen
(Beispiel)	Analgetisch	Hypnotisch	Muskelrelaxierend	
Lachgas	+ + +	+	-	Diffundiert in luftgefüllte Hohlräume (z.B. in den Darm oder in den Tubuscuff, daher Cuffdruckmessung nötig; Diffusionshypoxie
Halothan (Fluothane®)	-	+ + +	+	Bronchodilatation bei Bronchokonstriktion*; Herzrhythmusstörungen; Halothanhepatitis
Enfluran (Ethrane®)	+	+ + +	+ +	Bronchodilatation bei Bronchokonstriktion*; Erhöhung der Krampfbereitschaft
Isofluran (Forene®)	+	+ + +	+	Bronchodilatation bei Bronchokonstriktion*; Koronardilatation
Desfluran (Suprane®)	+	+ + +	+	Laryngospasmus (bei Maskeneinleitung)
Sevofluran (SEVOrane®)	+	+ + +	+	*

* Keine Bronchodilatation bei normal weiten Atemwegen.

! Merke

⓿ Bei der Narkoseausleitung kann es zu einer **Diffusionshypoxie** kommen, wenn Lachgas aus dem Gewebe in großen Mengen in die Alveolen strömt. Darum wird vor der Extubation der Patient für ca. 5 Min. mit reinem Sauerstoff beatmet.

Flüssige Inhalationsnarkotika

Bei den flüssigen Inhalationsnarkotika handelt es sich um Wasserstoffverbindungen (Halothan) bzw. Äther (Enfluran, Isofluran). Da sie sich in ihrer Wirkung relativ ähnlich sind, sind sie in Tab. 2.1 im Vergleich zu Lachgas zusammengefaßt. **Nebenwirkungen** aller Inhalationsanästhetika außer Lachgas sind Atemdepression, Blutdruckabfall, Anstieg des Hirndrucks.

2.3.2 Injektionsnarkotika

Intravenöse Gabe.

Den Injektionsnarkotika gemeinsam ist ihre dämpfende Wirkung auf das zentrale Nervensystem. Ihre Wirkung hält nur wenige Minuten an (2–15 Min.) und sie werden in erster Linie für die **Einleitung** der Narkose (☞ 4.1) verwendet, da die Wirkung rasch einsetzt (20–60 Sek.).
Zu den wichtigsten Injektionsnarkotika gehören:
- kurzwirksame Barbiturate Thiopental und Methohexital
- Propofol
- Etomidat
- Ketamin.

Wirkungen

- Dämpfung des ZNS
- Atemdepression
- Dämpfung des Herz-Kreislaufsystems.

Fast alle Injektionsnarkotika wirken dämpfend auf das zentrale Nervensystem (Ausnahme ist Ketamin). Weiterhin verursachen sie eine Dämpfung des Herzkreislaufsystems mit Blutdruckabfall und führen dosisabhängig zu einer Atemdepression.

Thiopental (Trapanal®) und Methohexital (Brevimytal®)

- Stark lipophil
- Kurze Wirkdauer
- Schlecht gewebeverträglich.

Beide Substanzen sind stark lipophile *(»fettliebende«)* Verbindungen, die die Blut-Hirnschranke rasch passieren. Die Wirkdauer ist kurz (5–15 Min.) aufgrund einer Umverteilung aus dem ZNS in die Skelettmuskulatur und in das Fettgewebe. Die Injektionslösungen sind stark basisch und daher schlecht gewebeverträglich. Die Medikamente sind als Trockensubstanz erhältlich und in gelöstem Zustand nur begrenzt haltbar.

Wirkungen

- Gute narkotische und nur geringe analgetische Wirkung
- Während der Injektion evtl. Exzitationsphänomen (Tab. 3.1) mit Tremor, Muskelbewegungen, Husten, Niesen, Schluckauf und gesteigerten Larynxreflexen.

Nebenwirkungen

- Während der Injektion Schmerzen durch Gefäßwandreizung
- Besonders bei rascher Injektion kann es zu Blutdruckabfall kommen
- Verminderung des Herzzeitvolumens
- Atemdepression bis hin zum Aussetzen der Atmung
- Histaminfreisetzung mit Gefahr von Broncho- und Laryngospasmus.

Kontraindikationen

- Status asthmaticus
- Akut intermittierende Porphyrie (Synthesesteigerung von Porphyrinen durch Barbiturate mit möglicherweise akutem Anfall)
- Barbituratallergie
- Dekompensierte Herzinsuffizienz, akuter Herzinfarkt
- Schock, schwere Hypovolämie.

Propofol (Disoprivan®, Klimofol®)

- Rasch und kurz wirksam
- Kein analgetischer Effekt
- Angenehme Aufwachphase.

Propofol ist ein rasch und kurz wirkendes Hypnotikum ohne analgetischen Effekt. Es wird zur Einleitung und Narkoseaufrechterhaltung eingesetzt. Als Mononarkotikum ist es nicht geeignet, sondern es muß mit einer analgetisch wirkenden Substanz kombiniert werden. Vorteil von Propofol ist das angenehme und rasche Aufwachen der Patienten.

Wirkungen und Nebenwirkungen

- Atemdepression, evtl. Apnoe
- Selten Husten und Schluckauf
- Dosisabhängiger Blutdruckabfall.

Etomidat (Hypnomidate®, Etomidat-Lipuro®)

- Rasch und kurz wirksam
- Kein analgetischer Effekt
- Geringe kardiovaskuläre Wirkungen.

Etomidat ist ein rasch wirkendes Hypnotikum ohne analgetischen Effekt und kann daher nicht als Mononarkotikum eingesetzt werden. Wegen seiner geringen kardiovaskulären Nebenwirkungen wird es zur Narkoseeinleitung besonders bei Risikopatienten eingesetzt.

Wirkungen und Nebenwirkungen

- Wegen fehlender Analgesie und Reflexdämpfung kann es zu starkem Blutdruckanstieg und Tachykardie kommen
- Dosisabhängige Atemdepression.

Kontraindikationen

Vorsicht in der Schwangerschaft wegen möglicher embryotoxischer Wirkung.

Ketamin (Ketanest®)

- Dissoziative Anästhesie
- Steigert Muskeltonus
- Starkes Analgetikum.

Ketamin erzeugt eine sog. »**Dissoziative Anästhesie**« mit einem scheinbar nur oberflächlichen Schlafzustand. Die Augen des Patienten sind dabei geöffnet, außerdem kommt es zu einem erhöhten Muskeltonus und sogar Bewegungen der Extremitäten. Ketamin ist ein starkes Analgetikum und führt zu einer Amnesie. Im Rahmen einer Ketaminanästhesie kann es zu unangenehmen Halluzinationen und Alpträumen kommen, weshalb eine Prämedikation mit Diazepam erfolgen sollte.

Wirkungen und Nebenwirkungen

- Sinnesreize werden empfangen und weitergeleitet, aber ohne entsprechende Verarbeitung im Gehirn
- Stimulation des Herz-Kreislaufsystems
- Atemdepression bei zu rascher Injektion
- Sekretionssteigerung der Bronchien und Speicheldrüsen
- Gelegentlich allergische Reaktionen, Übelkeit und Erbrechen.

Indikationen

- Brandverletzte, die für die Nekrosenabtragung häufig Narkosen benötigen
- Bei unkooperativen kleinen Kindern (i.m.-Anwendung)
- Im Rettungswesen zur Schmerzlinderung bei polytraumatisierten Patienten.

Kontraindikationen

- KHK, Herzinsuffizienz, Klappenfehler, Hypertonie
- Phäochromozytom, Hyperthyreose
- Psychiatrische Erkrankungen, Epilepsie, Präeklampsie
- Uterusruptur, Nabelschnurvorfall
- Perforierende Augenverletzungen.

2.3.3 Opioide

- Schlafinduzierend
- Stark analgetisch
- Wirkung durch Bindung an spezifische Rezeptoren
- Suchtgefahr.

Eine der ältesten bekannten Drogen ist Opium, ein Extrakt aus den Samenkapseln des Schlafmohns. Ein Bestandteil des Opiums ist das Morphin, so genannt aufgrund seiner schlafinduzierenden Wirkung *(Morpheus: lat. Gott der Träume und Sohn des Schlafes)*. Morphin und andere mit ihm verwandte Substanzen werden in der Anästhesie wegen ihrer starken analgetischen Wirkung eingesetzt. Ihre Wirkung kommt durch Bindung an **spezifische Opioidrezeptoren** (z.B. µ-Rezeptoren) zustande, welche sich im zentralen Nervensystem befinden, sowohl im Gehirn als auch im Rückenmark. Dabei werden **Agonisten** (z.B. Morphin, Fentanyl®) von **Antagonisten** (z.B. Naloxon) unterschieden. Antagonisten heben die Wirkung der Agonisten auf, indem sie diese vom Rezeptor verdrängen. Physiologischerweise werden die Opioidrezeptoren von körpereigenen Botenstoffen *(Endorphinen)* besetzt.

Wegen starker Suchtgefährdung ist die Verschreibung von Opioiden durch die Betäubungsmittel-Verschreibungs-Verordnung (BtmVV) geregelt.

Wirkungen und Nebenwirkungen

Unterscheidung zwischen zentralen und peripheren Wirkungen.

Zentrale Wirkungen

- Analgesie; die analgetische Potenz eines Opioids ist abhängig von seiner Affinität zu den Rezeptoren. Es kommt zu einem selektiv schmerzdämpfenden Effekt, ohne Beeinträchtigung von Berührungs- und Vibrationsempfinden.
- Schläfrigkeit
- Euphorische Stimmungslage, sowie Konzentrations- und Denkstörungen
- Miosis (Pupillenverengung)
- Atemdepression und Dämpfung des Hustenreflexes, auch noch postoperativ, deshalb kontinuierliche Überwachung des Patienten im Aufwachraum
- Übelkeit und Erbrechen, gelegentlich auch Schwindel.

Periphere Wirkungen

- Herabgesetzte Motilität der Darmmuskulatur, verminderte Säureproduktion des Magens, erhöhter Muskeltonus in Schließmuskeln *(Sphinkteren)*. Insgesamt gestörte Verdauung mit verlängerter Nahrungspassage und Koteindikkung.
- Muskelstarre im Bereich von Thorax und Abdomen kurz nach Injektion des Opioids.
- Selten allergische Reaktionen.

Indikationen

- Prämedikation
- Analgesie bei intravenösen Narkosen, balancierter Anästhesie und Inhalationsnarkosen
- Postoperative Schmerztherapie und bei Tumorpatienten.

Kontraindikationen

Keine Opioide an ehemals Süchtige.

- Bei Eingriffen in der Geburtshilfe sollte mit der Gabe von Opioiden bis nach dem Abnabeln gewartet werden, da es sonst beim Neugeborenen zur Atemdepression kommen kann.
- Patienten, die einmal süchtig gewesen sind, dürfen keine Opioide erhalten. Gefahr des Rückfalls!!

! Merke

Wegen der starken Wirkung auf das Herz-Kreislauf-System und der Übelkeit dürfen Opioide nur langsam i.v. injiziert werden.

Die folgenden Opioide werden hauptsächlich in der Schmerztherapie eingesetzt.

Piritramid (Dipidolor®)

Einsatz bei starken akuten und chronischen Schmerzen.

Piritramid wird bei der Behandlung starker akuter und chronischer Schmerzen eingesetzt. Bei der Narkoseführung spielt es keine Rolle.

Wirkbeginn: ca 5 Min. nach i.v.-Gabe; ca. 15 Min. nach i.m.-Gabe; **Wirkdauer:** 6–8 Std. **Dosierung:** 0,1–0,3 mg/kgKG i.v. (7,5–22,5 mg); bei i.m.-Gabe 15–30 mg.

Tab. 2.2 Übersicht über die in der Anästhesie verwendeten Opioide

Opioid	Wirkstärke	Wirkbeginn nach i.v.-Gabe	Wirkdauer	Besonderheit
Morphin	1	ca. 10 Sek.	90 Min.	Nur Schmerztherapie
Alfentanil (Rapifen®)	30–40	ca. 30 Sek.	10–20 Min.	Kurzwirksam
Fentanyl (Fentanyl-Janssen®)	125	ca. 10 Sek.	20–30 Min.	Klassisch bei Narkose
Sufentanil (Sufenta®)	1000	ca. 30 Sek.	ca. 20 Min.	Auch Analgesierung bei beatmeten Patienten

Einsatz bei starken und akuten Schmerzen sowie beim shivering.

Pethidin (Dolantin®)

Pethidin wird zur Behandlung starker akuter Schmerzen eingesetzt. In der postoperativen Phase unterdrückt es das häufig auftretende Kältezittern *(shivering)*.

Wirkbeginn: nach 10 Min.; **Wirkdauer:** 2–4 Std.; **Dosierung:** 25–100 mg langsam i.v. injizieren, alle 3–4 Stunden wiederholen.

Opioidantagonist, beseitigt:
- Euphorie
- Analgesie
- Atemdepression
- Erbrechen.

Naloxon (Narcanti®)

Naloxon ist ein **reiner Opioidantagonist**, der sämtliche opioidinduzierten Wirkungen wie Euphorie, Analgesie, Atemdepression und Erbrechen aufhebt.

Wirkbeginn: 1–2 Min. nach i.v.-Gabe; **Wirkdauer:** 40–100 Min. (dosisabhängig). **Dosierung:** fraktionierte Gabe von 0,1–0,4 mg.

Indikationen

- Postoperative, durch Opioide ausgelöste Atemdepression
- Opioidüberdosierung mit Atemdepression z.B. bei Suchtkranken.

Wirkungen und Nebenwirkungen

Bei Opioidabhängigen kann Naloxon ein akutes Entzugssyndrom auslösen. Es kann zu Rhythmusstörungen, Blutdruckanstieg, Schwindel, Schwitzen und Krampfanfällen kommen.

2.3.4 Muskelrelaxantien

- Schaffen optimale Operationsbedingungen durch Blockade der neuromuskulären Übertragung
- Einsatz nur am schlafenden und beatmeten Patienten.

Muskelrelaxantien führen zu einer Erschlaffung *(Relaxation)* der Skelettmuskulatur, wodurch der Chirurg optimale Arbeitsbedingungen erhält. Da Muskelrelaxantien aber auch die Atemmuskulatur lähmen, würde der Patient ohne künstliche Beatmung innerhalb weniger Minuten ersticken, und das bei vollem Bewußtsein, da Muskelrelaxantien keine hypnotische Wirkung haben. Voraussetzung für die Verwendung von Muskelrelaxantien sind daher ein **schlafender** und sicher **beatmeter** Patient!

Wirkung an der motorischen Endplatte. Unterscheidung zwischen:
- Depolarisierenden Muskelrelaxantien

Wirkungsweise

❸ Muskelrelaxantien wirken an der neuromuskulären Endplatte. Diese ist die Schaltstelle zwischen Nerven und Muskelfasern. In den Endfüßchen der Nerven befindet sich der Überträgerstoff Azetylcholin. Sobald an der motorischen Nervenendigung eine Erregung eintrifft, wird das Azetylcholin freigesetzt. Es diffundiert durch den Spalt zwischen Endfüßchen und Muskelfaser und bindet sich dann an Rezeptoren auf der Mus-

- Nicht-depolarisierenden Muskelrelaxantien.

kelzelle. Dort bewirkt es eine Änderung der Membrandurchlässigkeit für Natrium- und Kaliumionen. Hierdurch kommt es zu einer Änderung des elektrischen Potentials *(Depolarisation)*, der Erregung und schließlich zur Kontraktion der Muskelfaser. Abhängig von ihrem Wirkmechanismus wird zwischen **depolarisierenden** Muskelrelaxantien wie Succinylcholin und **nicht-depolarisierenden** Muskelrelaxantien wie Pancuronium, Atracurium u.a. unterschieden.

Depolarisierende Muskelrelaxantien

- Führen zu einer Depolarisation
- Nach Injektion zunächst Muskelzittern, dann schlaffe Lähmung
- Vor Gabe ist Präcurarisierung notwendig
- Werden nicht von Azethylcholinesterase abgebaut.

Medikamente wie **Succinylcholin** wirken wie der physiologische Neurotransmitter Azetylcholin, indem sie an der postsynaptischen Membran eine Depolarisation auslösen. Sie werden aber nicht wie das Azetylcholin von der Azetylcholinesterase abgebaut, so daß es zu einer **Dauerdepolarisation** kommt. Die neuromuskuläre Erregungsübertragung ist damit blockiert. Für depolarisierende Muskelrelaxantien ist es typisch, daß die Injektion nach 1–2 Min. zu Muskelfaszikulationen und schließlich zu einer schlaffen Lähmung führt.

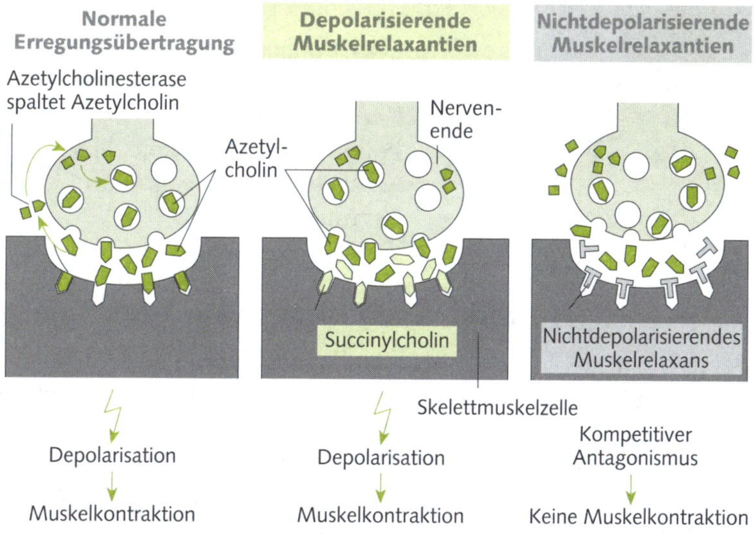

Abb. 2.3 Normale Erregungsübertragung und die Wirkung depolarisierender und nicht-depolarisierender Muskelrelaxantien an der motorischen Endplatte. [A130]

Succinylcholin

Succinylcholin (Lysthenon®, Pantolax®, Succinyl »Asta«®) gibt es von den verschiedenen Herstellern als 1 %ige, 2 %ige und 5 %ige Lösung.

Wirkungen und Nebenwirkungen

- Muskelfaszikulationen mit postoperativen Muskelschmerzen (»Muskelkater«); Durch Gabe einer geringen Dosis eines nicht-depolarisierenden Muskelrelaxanz werden Rezeptoren schon teilweise besetzt und die starken Muskelfaszikulationen werden verhindert, sog. **Präcurarisierung.**
- Augeninnendrucksteigerung durch Kontraktion der Augenmuskeln
- Histaminfreisetzung, allergische Reaktion
- Durch die Depolarisation wird Kalium aus den Zellen freigesetzt und es kommt zur **Hyperkaliämie** und ggf. Herzrhythmusstörungen (v.a. Bradykardie)
- Vermehrte Speichelsekretion
- Kann **maligne Hyperthermie** auslösen.

Indikationen

- Muskelrelaxation zur Intubation
- Kurznarkose zu diagnostischen Zwecken, z.B. Endoskopie von Larynx und Pharynx.

Kontraindikationen

Aus der Wirkungsweise depolarisierender Muskelrelaxantien leiten sich ihre Kontraindikationen ab:

- Hyperkaliämie
- Ausgedehnte Verbrennungen und Polytrauma, Augenverletzungen
- Poliomyelitis, Multiple Sklerose, Querschnittslähmung, Muskelerkrankungen
- Tetanus, Sepsis.

Nicht-depolarisierende Muskelrelaxantien

- Führen nicht zur Depolarisation
- Kompetitiver Antagonismus mit Azetylcholin
- Werden von Azethylcholinesterase abgebaut.

Beispiele:

- Pancuronium
- Atracurium
- Vecuronium.

Muskelrelaxantien vom nicht-depolarisierenden Typ besetzen ebenso wie Azetylcholin die Rezeptoren der Endplatte, lösen damit aber keine Depolarisation und somit keine Muskelkontraktion aus. Sie konkurrieren mit dem Azetylcholin um den Rezeptor, man spricht dabei von einem **kompetitiven Antagonismus.** Um nicht-depolarisierende Muskelrelaxantien zu antagonisieren wird die Azetylcholinkonzentration erhöht. Dies geschieht, indem das Enzym Cholinesterase, welches Azetylcholin spaltet, gehemmt wird. Eine Übersicht über die gebräuchlichen nicht-depolarisierenden Muskelrelxantien gibt Tab. 2.3. Die einzelnen Substanzen unterscheiden sich hauptsächlich in ihrer Wirkdauer. Es werden mittellang wirksame von lang wirksamen unterschieden:

Tab. 2.3 Übersicht über nicht-depolarisierende Muskelrelaxantien

Handelsnamen	Wirkungen, NW	Kontraindikation
Pancuronium (Pancuronium Organon®), 1 Amp. = 2 ml = 4 mg Pancuronium (kühl aufbewahren)	gelegentlich Tachykardie Blutdruckanstieg	Myasthenia gravis Myopathien Porphyrie Anurie
Atracurium (Tracrium®), 1 Amp. à 2,5 ml = 25 mg Atracurium, 1 Amp. à 5 ml = 50 mg Atracurium	Histaminfreisetzung mit Hautrötung Bronchospasmus Tachykardie Blutdruckabfall	Myasthenia gravis Asthma Allergieneigung
Vecuronium (Norcuron®), 1 Amp. = 4 mg Vecuronium Trockensubstanz; Lösungsmittel: 4 ml NaCl 0,9 % oder Aqua dest.	☞ Atracurium v.a. Muskelrelaxation zur Intubation und im Rahmen der Intensivmedizin zur Relaxierung maschinell beatmeter Patienten	Myasthenia gravis Leberversagen Allergie gegen Vecuronium und Bromid

Antagonisierung von Muskelrelaxantien

Azetylcholinesterase-hemmer:
- Neostigmin
- Pyridostigmin.

Durch Hemmung der Azetylcholinesterase kommt es zu einer Anhäufung von Azetylcholin im synaptischen Spalt. Das Azetylcholin verdrängt die nicht-depolarisierenden Muskelrelaxantien von den Azetylcholinrezeptoren, wodurch die neuromuskuläre Blockade aufgehoben wird. Zu diesen Azetylcholinesterase-Hemmern zählen Neostigmin (Prostigmin®) und Pyridostigmin (Mestinon®). Die Antagonisten wirken aber leider nicht nur an der motorischen Endplatte, sondern auch an den Synapsen aller parasympathisch innervierten Organe. Deshalb kommt es bei der Gabe zu folgenden Nebenwirkungen:
- Massiv vermehrter Speichelbildung
- Bradykardie
- Übelkeit und Erbrechen, Durchfall.

Um den Nebenwirkungen entgegenzuwirken wird Atropin i.v. als **Parasympathikolytikum** verabreicht. Parasympatikolytika (auch *Vagolytika*) hemmen die Erregungsübertragung an den parasympatischen Nervenendigungen, indem sie die Wirkung des Azetylcholins aufheben.

2.3.5 Lokalanästhetika

Das am längsten bekannte Lokalanästhetikum ist das Kokain.

Wirkung der Lokalanästhetika

Ausschaltung von:
- Schmerzempfindung
- Empfindung für Temperatur, Berührung, Druck
- Motorik.

Lokalanästhetika sind Substanzen, die Entstehung und Weiterleitung von Impulsen in peripheren Nerven, Nervenendigungen und Spinalwurzeln blockieren. Abhängig von der Konzentration und Art der Substanz werden nacheinander in dem betroffenen Gebiet Schmerzempfindung, Empfindung für Temperatur, Berührung und Druck, sowie die Motorik ausgeschaltet. Beim Nachlassen der Wirkung kehren die Empfindungen in umgekehrter Reihenfolge wieder zurück. Am empfindlichsten sind dünne Nervenfasern. Je dicker eine Nervenfaser ist, desto höher ist die erforderliche Konzentration des Lokalanästhetikums.

Alle Lokalanästhetika haben grundsätzlich die gleichen Wirkungen, unterscheiden sich aber in ihrer **Wirkstärke.** Deshalb liegen sie in unterschiedlichen Konzentrationen vor.

Nebenwirkungen der Lokalanästhetika

- Toxische Wirkungen aufs ZNS
- Negative Wirkungen auf Herz und Kreislauf
- Allergische Reaktionen.

Lokalanästhetika wirken nicht nur auf periphere Nerven, sondern auch auf zentralnervöse Strukturen. Da Lokalanästhetika vom Gewebe über Gefäße ins Blut resorbiert (aufgenommen) werden, kommt es auch zu entsprechenden Blutspiegeln. Mit hohen Blutspiegeln ist besonders zu rechnen bei:

- Überdosierung des Lokalanästhetikums
- Versehentlicher Injektion in eine Arterie oder Vene
- Rascher Resorption am Injektionsort aufgrund guter Durchblutung des Gebietes.

❹ Die hohen Blutspiegel können folgende Nebenwirkungen verursachen:

- Toxische Wirkungen auf das ZNS
  - Unruhe, Muskelzittern
  - Generalisierte Krämpfe
  - Koma und Tod durch Atemlähmung
  - **Frühe Warnzeichen** sind: Taubheitsgefühl von Lippen und Zunge und metallischer Geschmack.
- Wirkungen auf das Herz-Kreislaufsystem
  - Blutdruckabfall, Kreislaufkollaps
  - Rhythmusstörungen, Kammerflimmern, Asystolie (Herzstillstand).
- Allergische Reaktionen
  - Asthmaanfall, allergische Dermatitis (☞ Dermatologie 5.1.2)
  - Anaphylaktischer Schock (insgesamt eher selten, tritt fast nur nach Lokalanästhetika vom Estertyp auf).

! Merke

Lokalanästhetika sollten wegen der möglichen schwerwiegenden Nebenwirkungen nur von Ärzten angewendet werden, die mit der Technik der kardiopulmonalen Reanimation vertraut sind! Deshalb muß bei Anwendung eines Lokalanästhetikums immer die Möglichkeit zu einer Reanimation bestehen.

Ester- und Amidtypen

Lokalanästhetika werden aufgrund ihres molekularen Bauplanes in Lokalanästhetika vom **Ester-** und vom **Amidtyp** eingeteilt.

Lokalanästhetika vom Estertyp

Lokalanästhetika vom Estertyp:
- Kokain
- Procain
- Tetracain.

Hierzu gehören u. a. Kokain, Procain (z.B. Novocain®) und Tetracain (z.B. Pantocain®). Typisch für diese Esterverbindungen ist ihre **kurze Halbwertszeit** (Ausnahme: Tetracain) und das häufigere Auftreten allergischer Reaktionen. Deswegen werden sie eher selten verwendet.

Procain ist nur schwach wirksam und wird hauptsächlich für die Infiltrationsanästhesie (☞ 3.3.1) verwendet. Tetracain gehört zu den stark wirksamen Lokalanästhetika und wird als Oberflächenanästhetikum und zur Leitungsanästhesie eingesetzt.

Lokalanästhetika vom Amidtyp

Lokalanästhetika vom Amidtyp:
- Lidocain
- Prilocain
- Mepivacain
- Bupivacain
- Etidocain.

Zu den Aminoamiden für die Lokalanästhesie gehören
- Lidocain = Xylocain®
- Prilocain = Xylonest®
- Mepivacain = Meaverin®, Scandicain®
- Bupivacain = Carbostesin®, Bupivacain-Woelm®
- Etidocain = Duranest®.

Alle Aminoamide werden über die Leber abgebaut. Deshalb kann die Toleranz gegenüber diesen Substanzen bei Patienten mit Lebererkrankungen vermindert sein.

2.4 Schutz am Arbeitsplatz

2.4.1 Schutz vor Narkosegasen

Durch eine chronische Dauerbelastung mit niedrig dosierten Inhalationsanästhetika kann es möglicherweise beim Operations- und Anästhesiepersonal zu einer Gesundheitsgefährdung kommen. Es wird vermutet, daß mit folgenden Risiken zu rechnen ist:

- Erhöhtes Fehlgeburtsrisiko
- Angeborene Mißbildungen
- Erhöhtes Risiko für Krebserkrankungen
- Nachlassen der intellektuellen Leistungsfähigkeit
- Nieren und Lebererkrankungen.

Durch moderne Narkosegasabsauganlagen werden jedoch überschüssige Inhalationsanästhetika fast vollständig entfernt um eine Gesundheitsbelastung des Personals möglichst gering zu halten.

2.4.2 Schutz vor Infektionen

Infektionsgefahr durch:

- Hepatitis B
- Hepatitis C
- HIV.

Im Umgang mit Blut und Blutkomponenten, sowie im Kontakt mit infektiösen Patienten besteht ein Infektionsrisiko: Infektionen mit Hepatitis B, Hepatitis C und HIV sind dabei von besonderer Bedeutung. Wenn ein Kontakt mit Blut nicht ausgeschlossen werden kann, sollten daher immer Handschuhe getragen werden, z.B. bei Arbeiten mit Blutkonserven, beim Blutabnehmen sowei bei Manipulationen im Nasen-Rachenraum u.ä.

Verletzungen mit möglicherweise infizierten Kanülen, Skalpellen o.ä. müssen immer dokumentiert werden und dem *Durchgangs-Arzt (D-Arzt)* gemeldet werden.

? Übungsfragen

1. Welches sind die drei wesentlichen Komponenten einer Narkose?
2. Warum erhält der Patient während der Ausleitung einer Inhalationsnarkose 100 % Sauerstoff?
3. An welcher anatomischen Struktur wirken Muskelrelaxantien und welche Arten von Muskelrelaxantien werden unterschieden?
4. Welche Nebenwirkungen besitzen Lokalanästhetika?

3 Narkoseverfahren

3.1 Inhalationsnarkose

Wirkung durch unspezifische Dämpfung des ZNS.

Bei der Inhalationsnarkose werden Inhalationsanästhetika (☞ 2.3.1) über die Lunge zugeführt und mit dem Blut in den unterschiedlichen Körpergeweben verteilt. Diese Substanzen wirken über eine unspezifische Dämpfung des zentralen Nervensystems. Das Ergebnis ist eine Allgemeinanästhesie mit **Bewußtlosigkeit** und **Empfindungslosigkeit,** so daß bei ausreichender Narkosetiefe chirurgische Eingriffe ohne Abwehrreaktionen möglich sind.

3.1.1 Narkosestadien nach GUEDEL

Klassische Narkosstadien:
1 Analgesie
2 Exzitation
3 Chirurgische Toleranz
4 Intoxikation.

❶ Klassisches Inhalationsanästhetikum ist Äther. Aufgrund der klinischen Zeichen während einer Äthernarkose entwickelte GUEDEL 1920 ein Beobachtungsschema, womit die Narkosestadien unterschieden werden. Anhand dieser Stadien lassen sich Narkosetiefe und Anästhetikabedarf abschätzen.

Tab. 3.1 Narkosestadien nach GUEDEL

Stadium		Merkmale
1	**Analgesie**	Analgesie und Amnesie (fehlende Erinnerung)
2	**Exzitation**	Unkontrollierte Bewegungen, gesteigerte Reflexe, Husten, Würgen, Bewußtlosigkeit, weite Pupillen
3	**Chirurgische Toleranz**	Zunehmende Reflexdämpfung, Muskelerschlaffung, Pupillen eng
4	**Intoxikation**	Lähmung des Atmungs- und Herz-Kreislauf-Zentrums mit Tod als Folge, weite Pupillen.

Diese Unterscheidung ist nur gültig bei Patienten, die nicht prämediziert wurden, spontan atmen und eine Äthernarkose erhalten. Da diese Voraussetzungen heutzutage nicht mehr gegeben sind (Äther wird nicht mehr zu Narkosezwecken verwendet, da es explosiv ist), können die klassischen Stadien nicht mehr beobachtet werden. Insbesondere Stadium 1 und Stadium 2 werden bei modernen Narkosen abgekürzt oder sogar übersprungen. Die weiteren Stadien sind aber auch heute noch nachzuvollziehen. Um zu dieser Stadieneinteilung zu kommen, werden folgende Parameter beobachtet:

- Atmung
- Pupillenveränderungen
- Augenbewegungen
- Reflexaktivität.

3.1.2 Durchführung der Inhalationsnarkose

Wie bei den anderen Narkoseformen werden bei der Inhalationsnarkose drei Phasen unterschieden:

1. Einleitungsphase
2. Unterhaltungsphase
3. Ausleitungsphase.

Einleitungsphase

Einleitung erfolgt durch Inhalation oder Injektion eines Anästhetikums.

Grundsätzlich kann die Inhalationsnarkose durch **Inhalation** eines Gasgemisches aus Sauerstoff, Lachgas und dampfförmigem *(volatilen)* Inhalationsanästhetikum oder einem **i.v.-Anästhetikum** (z.B. Etomidat®) eingeleitet werden. Für den Patienten (und das Anästhesiepersonal) ist in der Regel eine intravenöse Einleitung am günstigsten. Das Einschlafen ist für den Patienten dabei angenehmer und die Einleitungsphase deutlich kürzer. Ein Exzitationsstadium entfällt. Eine reine Einleitung mit Inhalationsanästhetika wird meist nur bei Kindern, die Angst vor einer Injektion haben, vorgenommen.

Die Inhalationsnarkose kann entweder als **Maskennarkose** (☞ 1.2.2) oder als **Intubationsnarkose** (☞ 1.2.1) mit oder ohne Muskelrelaxierung fortgeführt werden.

Unterhaltungsphase

Meist zusätzliche Gabe von Opioiden und Muskelrelaxantien.

Wenn die Einleitungsphase abgeschlossen ist, muß die inspiratorische Anästhetikakonzentration verringert werden. Die Partialdrücke im Gewebe und in den Alveolen befinden sich dann nahezu im Gleichgewicht. Um eine ausreichende Narkosetiefe zu erreichen, wird meist vor Beginn des Hautschnittes zusätzlich ein Opioid gegeben. Dadurch sind niedrigere inspiratorische Konzentrationen des Gases notwendig und die Nebenwirkungen geringer (z.B. Blutdruckabfall). Auch die Kombination mit Muskelrelaxantien ist möglich.

Ausleitungsphase

Patient soll ansprechbar sein und extubiert werden können. Mögliche Komplikationen:
- Laryngospasmus
- Würgen
- Erbrechen
- Bronchospasmus.

Keine Extubation während der Exzitation.

❷ Ziel ist es, daß der Patient am Ende der Operation *ansprechbar* ist und *extubiert* werden kann. Um das zu erreichen, muß zum richtigen Zeitpunkt die Narkotikazufuhr unterbrochen werden. Dieser hängt von der Dauer der Operation ab: Je länger eine Narkose dauert, desto mehr Anästhetika reichern sich im Gewebe an und desto länger dauert deren Abatmen. Das heißt, die Narkotikazufuhr muß dann früher beendet werden. Die Ausleitungsphase besteht aus folgenden Schritten:

Sobald Narkosemittelverdampfer und Lachgaszufuhr abgestellt sind, erhält der Patient **100 % Sauerstoff** mit hohem Flow (*Fluß* = l/Min.), um eine **Lachgasrückdiffusionshypoxie** (☞ 4.3) zu vermeiden. Während der Ausleitung sollte der Patient möglichst wenig durch chirurgische oder anästhesiologische Stimuli irritiert werden, da es auch in dieser Phase zu einem Exzitationsstadium kommen kann. Es können dabei gefährliche Komplikationen auftreten, wie Laryngospasmus, Würgen, Erbrechen, Bronchospasmus. Aus diesem Grunde erfolgt die Extubation entweder am **wachen** Patienten, oder in **tiefer Narkose,** nie jedoch während des Exzitationsstadiums. Vor der Extubation muß der Patient über eine ausreichende Spontanatmung verfügen und Schutzreflexe aufweisen. Husten und Schlucken können unter Umständen eine Aspiration von Mageninhalt verhindern.

Pflege

Während der Ausleitungsphase sollte nicht laut gesprochen werden oder der Patient durch Manipulationen wie Entfernen von Pflastern oder Sortieren von Kabeln gestört werden.

3.2 Intravenöse Narkose

Der Sammelbegriff »Intravenöse Narkose« beinhaltet unterschiedliche Narkosevarianten. Allen Formen gemeinsam ist die Einleitung mit einem i.v.-Anästhetikum. Anschließend sind aber viele Kombinationen möglich, z.B. mit den verschiedenen Inhalationsanästhetika, Opioiden, Benzodiazepinen und Neuroleptika.

3.2.1 Totale intravenöse Anästhesie

Völliger Verzicht auf Inhalationsanästhetika.

❸ Der Begriff »totale intravenöse Anästhesie« (TIVA) erklärt schon das Prinzip: Diese Narkose wird nur über intravenöse Anästhetika erreicht. Dabei wird völlig auf Inhalationsanästhetika verzichtet; selbst Lachgas wird nicht eingesetzt. Üblicherweise wird eine TIVA als **Propofolnarkose** geführt. Nach der Einleitung mit einem Bolus von Propofol wird es kontinuierlich über eine Infusionspritzenpumpe *(Perfusor)* zugeführt. Da Propofol keinen analgetischen Effekt hat, wird es mit einem **Opioid** kombiniert, z.B. Fentanyl oder Sufentanil. Je nach Eingriff wird ergänzend noch ein Muskelrelaxans eingesetzt.

3.2.2 Balancierte Anästhesie

Kombination von:
- Inhalationsanästhetikum
- Analgetikum
- Muskelrelaxans
- Hypnotikum.

❹ Eine Intubationsnarkose (☞ 2.3.1) wird häufig als sog. balancierte Anästhesie geführt. Hierbei werden **Inhalationsanästhetika** mit einem **Analgetikum** (Opiate), einem **Muskelrelaxans** und einem **Hypnotikum** (Benzodiazepin) kombiniert. Vorteile davon sind:
- Die benötigte Menge an Inhalationsanästhetika ist deutlich geringer, daher entstehen weniger Nebenwirkungen und weniger Belastungen für die Umwelt und das Anästhesiepersonal.
- Es werden weniger Opiate und Muskelrelaxantien benötigt, als bei einer reinen Opiat-oder Neuroleptanästhesie. Dadurch sinkt das Risiko eines Opiatüberhanges mit Ateminsuffizienz.
- Die Narkose und ihre hämodynamischen Effekte sind gut steuerbar.

3.2.3 Neuroleptanästhesie

Kombination von:
- Neuroleptikum
- Opiat
- Lachgas.

❺ Bei der klassischen Form der Neuroleptanästhesie wird die Narkose allein mit relativ hohen Dosen eines **Neuroleptikums** (Dehydrobenzperidol®), einem **Opiat** (Fentanyl®) sowie Lachgas und Sauerstoff geführt. Die Vorteile dieses Verfahrens sind:
- Gute Analgesie noch über das Operationsende hinaus
- Aufgrund des antiemetischen Effektes von DHB (Dehydrobenzperidol) sind postoperative Übelkeit und Erbrechen seltener
- Der Patient wacht rascher und ruhiger auf.

Der Nachteil einer Neuroleptanästhesie liegt darin, daß trotz hochdosierter Opiatgabe das Bewußtsein nicht sicher ausgeschaltet ist und Blutdruck und Herzfrequenz erheblich ansteigen können. Deshalb wird bei der Einleitung ein kurzwirksames Hypnotikum gegeben und im weiteren Verlauf ein Inhalationsanästhetikum.

? Übungsfragen

1. Was ist ein Exzitationsstadium und warum soll es vermieden werden?
2. Wann sollte die Extubation erfolgen?
3. Was ist eine TIVA?
4. Was versteht man unter einer balancierten Anästhesie?
5. Welches sind die Vorteile einer Neuroleptanästhesie?

3.3 Lokal- und Regionalanästhesie

Lokalanästhesien:
- Infiltrationsanästhesie
- Schleimhautanästhesie.

Regionalanästhesien:
- Rückenmarksnahe, regionale Blockaden
- Leitungsanästhesien.

Zu den Lokalanästhesien zählen Infiltrationsanästhesie und Schleimhautanästhesie. Unter den Regionalanästhesien wird zwischen **rückenmarksnahen regionalen Blockaden** (sog. **Regionalanästhesie**) und den peripheren (im Sinne von rückenmarksfernen) Blockaden, den **Leitungsanästhesien,** unterschieden.
Zu den rückenmarksnahen Blockaden gehören:
- Spinalanästhesie
- Periduralanästhesie
- Kaudalanästhesie.

Leitungsanästhesien sind z.B.:
- Plexusblockaden
- Leitungsanästhesien am Finger
- Interkostalblockaden
- Vegetative Blockaden (z.B. lumbaler Grenzstrang und *Ganglion stellatum*).

Für sämtliche Verfahren gilt, daß sie unter sterilen Bedingungen durchgeführt werden müssen. Der Patient sollte leicht prämediziert sein. Auch während der Regional- oder Lokalanästhesie werden die Kreislaufparameter unbedingt überwacht. Es muß jederzeit die Möglichkeit bestehen, auf ein anderes Anästhesieverfahren, z.B. eine Allgemeinnarkose, umzusteigen. Außerdem müssen Medikamente und technische Ausrüstung zur Beherrschung eventueller Komplikationen zur Verfügung stehen.

! Merke

Bei jeder Lokal- und Regionalanästhesie muß die Möglichkeit zu einer Allgemeinanästhesie mit Intubation gegeben sein.

3.3.1 Lokal- und Leitungsanästhesien

Lokalanästhesie

Anästhesie eines umschriebenen Hautareals.

Bei der Lokalanästhesie, auch »örtliche Betäubung«, wird das Lokalanästhetikum entweder mit einer dünnen Kanüle in und unter die Haut injiziert *(Infiltrationsanästhesie)* oder bei Schleimhäuten nur aufgesprüht *(Schleimhautanästhesie)*, z.B. beim Legen einer Magensonde. In dem umschriebenen Areal der Haut kommt es zur Anästhesie der sensiblen Nerven.

Leitungsanästhesien

Anästhesie und evtl. Parese einer Extremität.

Bei der peripheren Leitungsanästhesie (periphere Blockade) wird ein Depot von Lokalanästhetikum direkt in die Nähe eines peripheren Nerven oder Nervengeflechtes *(Plexus)* injiziert. Im sensiblen Einzugsgebiet dieses Nerven kommt es so zur Anästhesie und, abhängig von der Konzentration des Medikamentes, auch zu einer peripheren Parese (Lähmung) der betroffenen Extremität. **Indikationen** sind kleine und mittlere Eingriffe an den Extremitäten sowie Behandlung akuter Schmerzzustände.

Kontraindikationen

- Unkooperativer Patient
- Infektion im Bereich der Punktionsstelle
- Gerinnungsstörungen, die zu Blutungen und damit zur Druckschädigung des Nerven führen können
- Vorbestehende Nervenschädigung.

Häufige Leitungsanästhesien sind:

- **Leitungsanästhesie nach Oberst** an Fingern oder Zehen, z.B. zum Nähen eines Schnittes. Am Finger oder an der Zehe werden die vier Nerven, die den Finger versorgen durch Umspritzung eines Lokalanästhetikums anästhesiert (Abb. 3.1).
- Die **Blockade des Plexus brachialis,** der axilläre Block, führt zur Anästhesie der Hand und des Oberarmes, z.B. bei Operationen an der Hand oder Metallentfernung am Unterarm.
- **Interkostalblockade:** Eine Blockade der Interkostalnerven wird häufig als Schmerztherapie eingesetzt, z.B. nach Rip-

penfrakturen oder Thoraxoperationen, um u.a. eine Schonatmung des Patienten zu verhindern.

- Die **Blockade des Plexus lumbosacralis,** der sog. 3-in-1-Block, anästhesiert den N. femoralis, N. cutaneus femoris und N. obturatorius, z.B. bei Operationen am Bein oder Knie.

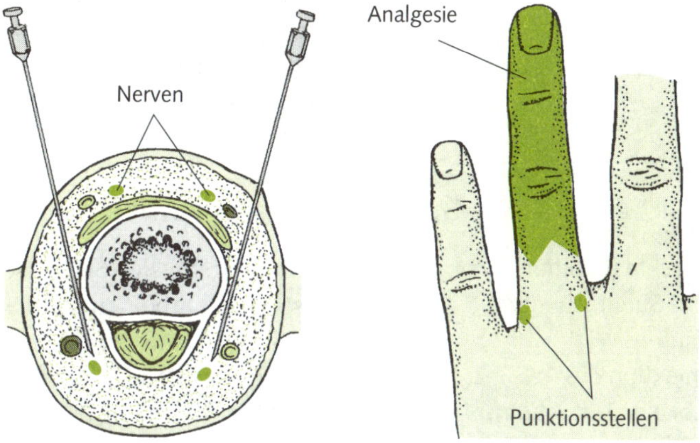

Abb. 3.1 Leitungsanästhesie des Fingers (OBERST-Anästhesie). [L157]

Praktisches Vorgehen

Wirkungsverlängerung durch Adrenalin möglich. Kein Adrenalin an Akren!

Für das Auffinden der korrekten Injektionsstellen ist die genaue Kenntnis des Nervenverlaufes und der Blutgefäße wichtig. Die Gefahr besteht in der Punktion und damit Schädigung des Nerven oder in der Injektion des Lokalanästhetikums in ein Gefäß, was zu schweren Komplikationen führen würde. Der exakte Verlauf des Nerven wird mit einem elektrischen Nervenstimulator aufgespürt. Eine stumpfe Stahlkanüle wird in die Nähe des Nerven gelegt. Feine elektrische Impulse führen bei richtiger Lage zu rhythmischen Muskelkontraktionen im Versorgungsgebiet des gesuchten Nerven. Anschließend wird das Lokalanästhetikum gespritzt.

Die Wahl des Lokalanäthestikums richtet sich nach der gewünschten Dauer der Nervenblockade. Die Wirkung kann über den Zusatz von **Adrenalin** verlängert werden, da dieses zur Vasokonstriktion *(Engstellung)* der umliegenden Gefäße führt und damit den Abtransport und Abbau des Lokalanästhetikums von der Injektionstelle verzögert.

! Merke

An Akren (Ohren, Nase, Finger, Zehen) darf auf keinen Fall Adrenalin eingesetzt werden, da hier die Vasokonstriktion der Endarterien zu Nekrosen führt.

Komplikationen

- Inkomplette Analgesie: Evtl. wird eine Allgemeinnarkose notwendig. Der Patient sollte darauf vorbereitet sein.
- Intraneurale Injektion: Eine Injektion von Lokalanästhetikum direkt in den Nerven führt zu einer akuten Drucksteigerung mit Durchblutungsstörung und häufig irreversiblem Funktionsverlust.
- Intravasale Injektion von Lokalanästhetikum verursacht eine systemisch toxische Wirkung.
- Infektion der Punktionsstelle, hervorgerufen durch unsteriles Arbeiten.

3.3.2 Spinalanästhesie

- Direkte Punktion des Subarachnoidalraumes
- Injektion des Lokalanästhetikums in den Liquor cerebrospinalis.

Die Spinalanästhesie (SPA) ist eine **rückenmarksnahe Regionalanästhesie.** Dabei wird der **Subarachnoidalraum** *(subdurale Raum)* direkt punktiert und das Lokalanästhetikum in den Liquor cerebrospinalis gespritzt. Dadurch kommt es zu einer Blockade der Wurzeln der Spinalnerven, die der Einstichstelle benachbart sind.

Indikationen

Die Wahl der SPA ist von folgenden Faktoren abhängig:

- Kooperativer Patient
- Zustand und Vorerkrankungen des Patienten
- Dauer und Art der Operation.

- OP an unteren Extremitäten
- OP des Urogenitaltraktes und Unterbauches.

Besonders häufig wird die SPA bei Eingriffen unterhalb des Bauchnabels (Th 10) eingesetzt, für Operationen der unteren Extremitäten, des Urogenitaltraktes, gynäkologischen und allgemeinchirurgischen Operationen im Bereich des Unterbauches. Der Eingriff sollte nicht kürzer als 10 Minuten, und nicht länger als 3–4 Stunden dauern. Lange Operationen können für den Patienten durch eine unbequeme Lagerung, weil er friert oder aufgrund der psychischen Belastung sehr quälend werden.

Kontraindikationen

- Infektionen im Bereich der Einstichstelle, Sepsis und Bakteriämie mit der Gefahr einer Meningitis
- Blutgerinnungsstörungen; bei Patienten mit angeborener oder erworbener Blutungsneigung sowie bei Therapie mit Marcumar oder Heparin darf keine SPA durchgeführt werden, da dies zu Blutungen im Bereich der Punktionstelle mit Gefahr der Nervenschädigung führen kann. Ausnahme sind Patienten mit »low dose«-Heparintherapie (z.B. 3 x 5000 IE am Tag s.c.)

- Hypovolämie (Volumenmangel) und Schock wegen Sympathikolyse (☞ Komplikationen); wenn bereits eine Hypovolämie vorliegt, kann der Blutdruckabfall dramatisch verlaufen
- Allergie gegen Lokalanästhetika
- Schwere Herzerkrankungen.

Praxis der Spinalanästhesie

- Patient liegt oder sitzt
- Sterile Bedingungen
- Örtliche Betäubung
- Punktionsort: Zwischen 2.–3. LWK oder 3.–4. LWK
- Wirkung nach 10–15 Min.
- Wirkeintritt mit Wärmegefühl in den Beinen.

Der **Punktionsort** für die SPA liegt zwischen dem 3. und 4. LWK (Lendenwirbelkörper) oder dem 2. und 3. LWK, da hier im Durasack bei Erwachsenen nur noch die Fasern der Cauda equina (Pferdeschweif) verlaufen und damit das Rückenmark nicht verletzt werden kann.

Die dafür notwendigen **Spinalnadeln** (z.B. Nadeln nach QUINKE-BABCOCK, WHITCARE oder SPROTTE®) sind besonders dünn (ca. 0,3–0,7 mm = 29–22 Gauge) und haben einen dicht sitzenden Mandrain, um die Perforation der Dura und so den Liquorverlust möglichst gering zu halten. Deshalb wird meistens eine Einführkanüle benötigt. Zusätzlich sind sie atraumatisch geschliffen, um die Gefahr der Nervenverletzung zu verringern. Lokalanästhetika (☞ 2.3.5).

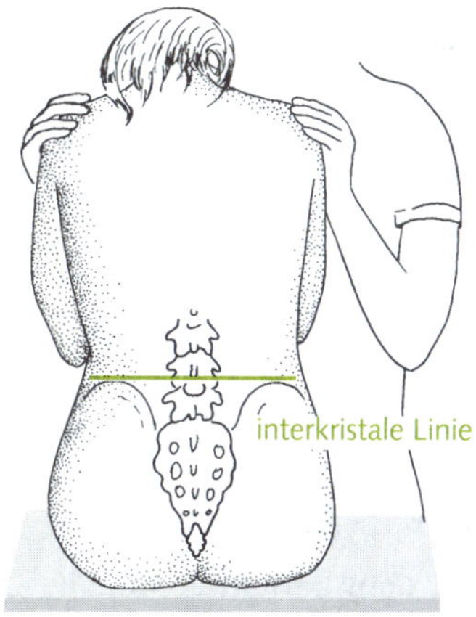

Abb. 3.2 Sitzende Position für die SPA oder PDA. [L157]

Lagerung des Patienten

Die Spinalanästhesie wird bei sitzendem oder liegendem Patienten gesetzt, wobei er den Rücken zum Katzenbuckel krümmt. Dadurch werden die Spalten zwischen den Dornfortsätzen aufgeklappt und der Zugang für die Spinalnadel erleichtert. Die Spinalpunktion erfolgt unter strengen sterilen Bedingungen. Nach örtlicherBetäubung der Einstichstelle, wird die Spinalnadel durch eine Einführungskanüle bis in den Subarachnoidalraum vorgeschoben. Hier wird der Mandrin der Spinalnadel entfernt, und als Zeichen der richtigen Lage fließt Liquor frei ab. Daraufhin wird das Lokalanästhetikum injiziert. Die Wirkung des Medikamentes tritt rasch ein. Zuerst kommt es zu einem Wärmegefühl der Beine durch die Blockade der sympathischen Nerven, danach zur sensiblen Anästhesie und schließlich zu einer motorischen Blockade.

Steuerung der SPA

❶ Die **Ausbreitung** des Lokalanästhetikums im Liquorraum ist von folgenden Faktoren abhängig:

Ausbreitung der SPA kann beeinflußt werden:

- **Spezifisches Gewicht des LA:** Die unterschiedlichen Lokalanästhetika für eine SPA stehen als *iso-*, *hypo-*, oder *hyperbare* Lösung zur Verfügung. Im Vergleich zum Liquor weisen sie das gleiche (isobare), ein niedrigeres (hypobares) oder höheres (hyperbares) spezifisches Gewicht auf. Dementsprechend verhalten sie sich im Liquor; hyperbares LA sinkt im Liquor ab, hypobares steigt auf.
- **Lagerung** des Patienten: unterstützende Maßnahme, z.B. Kopftief-Lagerung.
- Volumen des Lokalanästhetikums
- Punktionshöhe.

Die Zeit bis zur vollständigen Wirkung der SDA beträgt ca. 10–15 Min. Tritt danach keine Anästhesie ein, ist die SPA als erfolglos zu betrachten, ggf. zu wiederholen oder ein anderes Anästhesieverfahren zu wählen.

Komplikationen

- Blutdruckabfall
- Postspinaler Kopfschmerz
- Totale Spinalanästhesie.

❷ Es können folgende Komplikationen auftreten:

- Blutdruckabfall durch Sympathikolyse: Bei der SPA kommt es zu einer **Sympathikusblockade,** da auch die Fasern des Sympathikus blockiert werden. Es kommt zu einer Weitstellung der Gefäße mit Blutdruckabfall. Grundsätzlich wird diesem durch eine großzügige Volumengabe vor Einleitung der SPA vorgebeugt.
- Postspinaler Kopfschmerz: Insbesondere nach Verwendung dickerer Spinalnadeln und bei jungen Patienten können nach einer SPA heftige Kopfschmerzen auftreten. Reichliches Trinken und 24 Stunden Flachlagerung sind die Therapie der Wahl.
- Totale Spinalanästhesie: Bei dieser seltenen Komplikation kommt es zu Atem- und evtl. Kreislaufstillstand. Es muß dann sofort mit der Reanimation begonnen werden.

Pflege

Um eine optimale Lagerung für die Punktion zu gewährleisten, sollte eine Pflegeperson immer vor dem Patienten stehen. Zusätzlich vermittelt ihm dies Sicherheit. Aufgrund der Sympathikolyse muß der Patient auf Zeichen des Blutdruckabfalles hin beobachtet werden: Blässe, Kaltschweißigkeit, Klagen über Übelkeit oder Schwindel sind die ersten Anzeichen dafür.

Während des Eingriffes sollte die Pflegeperson dafür sorgen, daß der Patient warm zugedeckt ist, da er bei der PDA und der SPA schnell auskühlt.

3.3.3 Periduralanästhesie

- Punktion des Periduralraumes
- Applikation des Lokalanästhetikums über Punktionsnadel oder Periduralkatheter.

❸ Bei der Periduralanästhesie (PDA) wird das Lokalanästhetikum in den **Periduralraum** gespritzt. Dies geschieht über eine **Punktionsnadel** oder durch einen dünnen **Periduralkatheter.** Der Periduralraum (auch Epiduralraum genannt) befindet sich zwischen der Dura mater des Rückenmarks und den Knochen und Bändern des Spinalkanals (Abb. 3.3). Wirkungsort für das Lokalanästhetikum sind ebenfalls die **Wurzeln der Spinalnerven,** die bestimmte **Segmente** versorgen.

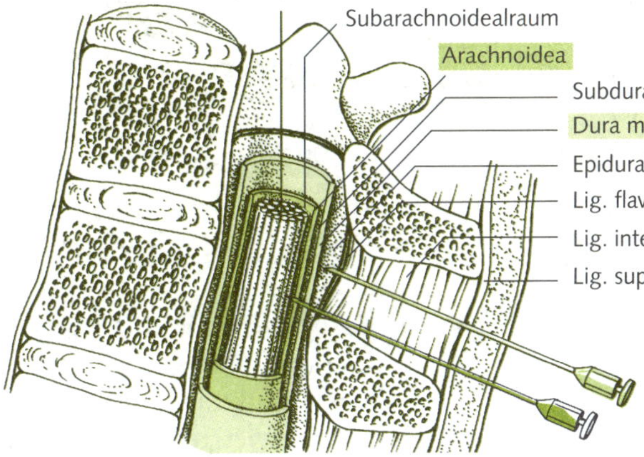

Abb. 3.3 Typographie des Wirbelkanales. Die Spitze der feinen Kanüle liegt im subduralen Raum. [L157]

Indikationen

❹ Die PDA wird bei verschiedenen Indikationen angewandt:
- Schmerzlinderung in der Geburtshilfe bei normaler vaginaler Entbindung oder bei geplantem Kaiserschnitt
- Postoperative Schmerztherapie mit Periduralkatheter, z.B. bei Operationen im Thoraxbereich oder ausgedehnten Abdominaloperationen
- Schmerztherapie bei Krebspatienten.

Kontraindikationen ☞ SPA.

Praxis der Periduralanästhesie

- Punktion an jedem Wirbelsäulenabschnitt möglich
- Standardnadel ist die TUOHY-Nadel

Der **Punktionsort** kann in jedem Abschnitt der Wirbelsäule gewählt werden; zervikal, thorakal, lumbal oder sakral. Die speziellen **Periduralnadeln** sind dicker (1,1–1,5 mm = 19,5–17 Gauge) und haben eine andere Form als die Spinalnadeln. Die Standardnadel für die Periduralanästhesie ist die TUOHY-Nadel. Sie ist an der Spitze stumpf und abgerundet und hat eine seitliche Öffnung.

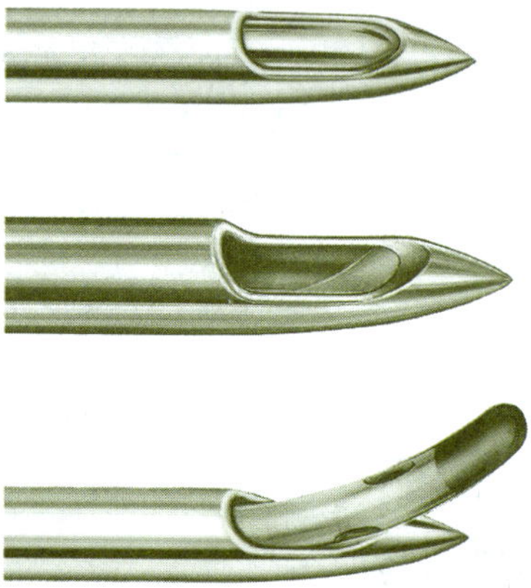

Abb. 3.4
Großaufnahme der Nadelspitzen von SPROTTE®-Kanülen. Oben mit inliegendem Mandrin, in der Mitte ohne Mandrin, es wird die Führungsschiene für den Katheter sichtbar. Unten mit durchgeschobenem Katheter. [V152]

Der Durchmesser beträgt entweder 1,2 mm (= 18 G) oder 1,5 mm (= 17 G) bei einer Länge von 9–10 cm.

Grundsätzlich besteht die Möglichkeit, eine PDA entweder in der »single-shot«-Technik (nach einmaliger Bolusgabe wird die Kanüle wieder entfernt) durchzuführen oder für die kontinuierliche Periduralanästhesie einen Katheter zu legen. Dieser besteht aus röntgendichtem Kunststoff, ist 90–100 cm lang und läßt sich durch die Periduralnadel in den Periduralraum vorschieben.

Lagerung des Patienten und Vorgehen

- Lagerung wie bei SPA
- Auffinden des Peridualraumes über Widerstandsverlustmethode
- Testdosis von 3–5 ml Lokalanästhetikum.
- Wirkung nach ca. 20 Min.

Lagerung und Vorbereitung des Patienten entsprechen denen der Spinalanästhesie. Die Durchführung der PDA ist jedoch technisch schwieriger und umständlicher als bei einer SPA.

❺ Die Kunst bei der PDA besteht darin, den Periduralraum zu finden. Meist wird dies über die **Widerstandsverlust-Methode** gemeistert: Auf eine mit Kochsalz gefüllte Spritze wird die Nadel aufgesetzt. Nach Punktion drückt der Arzt während des Vorschiebens der Kanüle in Richtung Periduralraum leicht auf den Kolben der Spritze. Ist der Periduralraum erreicht, kommt es zu einem plötzlichen Widerstandsverlust und das Kochsalz läßt sich leicht injizieren. Anschließend wird eine **Testdosis** von 3–5 ml Lokalanästhetikum injiziert, um sicherzugehen, daß die Nadel nicht versehentlich im Subarachnoidalraum liegt. Nach wenigen Minuten würde wie bei der SPA ein Wärme- und Taubheitsgefühl in den Beinen auftreten. Bei Applikation der kompletten, für die PDA notwendigen Dosis (10–30 ml) könnte es dann zu einer totalen Spinalanästhesie (☞ oben) mit fatalen Folgen kommen. Bei negativem Testergebnis wird das restliche Lokalanästhetikum gespritzt.

Steuerung der PDA

Ausbreitung der PDA hauptsächlich über LA-Menge und Lagerung des Patienten.

Die Ausdehnung der Blockade wird hauptsächlich durch das Volumen des Lokalanästhetikums bestimmt. 10 ml Lokalanästhetikum breiten sich über etwa 6–8 Segmente aus. Die Lagerung des Patienten und das spezifische Gewicht des Medikaments spielen eine nicht so große Rolle wie bei der Spinalanästhesie.

Die Zeit bis zur vollständigen Wirkung der PDA beträgt 20–30 Min., da das Lokalanästhetikum erst durch die Dura zu den Nerven dringen muß.

Komplikationen

- Versehentliche Duraperforation mit Liquorverlust und der Folge von Kopfschmerzen
- Subarachnoidale Injektion des Lokalanästhetikums mit totaler Spinalanästhesie
- Punktion einer Periduralvene. Bei Injektion von Lokalanästhetikum kann es zu schweren toxischen Reaktionen kommen. Selten kommt es zur Ausbildung eines epiduralen Hämatoms mit neurologischen Komplikationen
- Verletzung des Rückenmarks oder einer Nervenwurzel
- Blutdruckabfall durch Blockade präganglionärer Sympathikusfasern
- Infektion und epiduraler Abszeß, meist nach kontinuierlicher PDA mit Periduralkatheter.

? Übungsfragen

1. Wie läßt sich die Ausbreitung des Lokalanästhetikums bei einer Spinalanästhesie beeinflussen?
2. Welche Komplikationen können bei einer SPA auftreten?
3. Worin besteht der Unterschied zwischen Spinalanästhesie und Periduralanästhesie?
4. Nennen Sie Indikationen und Kontraindikationen für eine PDA?
5. Was versteht man unter dem Begriff »Widerstandsverlust«?

4 Narkoseablauf

4.1 Einleitung

4.1.1 Vorbereitung des Patienten

- Patienten begrüßen
- Ruhige entspannte Atmosphäre schaffen.

Am Beginn einer Narkoseeinleitung steht die Begrüßung des bereits prämedizierten Patienten durch das Anästhesiepersonal. Die Einleitung sollte möglichst in einer ruhigen, entspannten Atmosphäre erfolgen, ohne Störungen durch Operationsvorbereitungen, Hektik oder laute Gespräche unter dem Personal. Diese Voraussetzungen sind am ehesten in einem separaten, dem Operationssaal benachbarten Raum, dem **Einleitungsraum,** gegeben.

Patientenidentität überprüfen

Fragen nach:
- Identität
- Nahrungskarenz
- Zahnprothesen
- Allergien.

Zunächst einmal vergewissert sich der Anästhesist, daß er es mit dem **richtigen Patienten** zu tun hat. Außerdem erfragt er, ob der Patient **nüchtern** ist, eventuelle Zahnprothesen abgelegt hat und ob eine Allergie vorliegt. Weitere Informationen kann er dem Prämedikationsprotokoll entnehmen.

Überwachung des Patienten

Anlegen von:
- EKG
- Blutdruckmanschette
- Pulsoximeter
- Peripher venöser Zugang.

Der Patient wird mit EKG-Elektroden, Blutdruckmanschette und Pulsoximeter sowie einem venösen Zugang versorgt. Wenn eine größere Operation geplant ist, bei der mit größeren Blutverlusten zu rechnen ist, werden nach der Einleitung noch weitere großlumige venöse Zugänge und ein zentralvenöser Katheter gelegt.

In der Regel erfolgt die Narkoseeinleitung intravenös; Ausnahme: Kinder. Hierzu werden Hypnotika und Sedativa, häufig in Kombination mit einem Opioid verwendet. Währenddessen erhält der Patient bereits Sauerstoff über eine Maske. Sobald er tief eingeschlafen ist und sich sicher mit der Maske beatmen läßt, erfolgt bei einer geplanten Intubationsnarkose die Muskelrelaxierung. Andernfalls wird die Narkose entweder mit einer Maske oder einer Larynxmaske weitergeführt. In der Phase der Maskenbeatmung kann ein GUEDEL-Tubus, welcher das Zurückfallen der Zunge verhindert, zum Freihalten der Atemwege gute Dienste leisten.

4.1.2 Intubation

Vorbereitung der Intubation

Zubehör für die Intubation:
- Tubus mit überprüftem Cuff
- Laryngoskop mit Spatel
- Führungsstab
- Funktionstüchtiges Absauggerät.

Eine erfolgreiche Intubation erfordert eine optimale Vorbereitung. Das dafür notwendige Zubehör zeigt Abbildung 4.1.

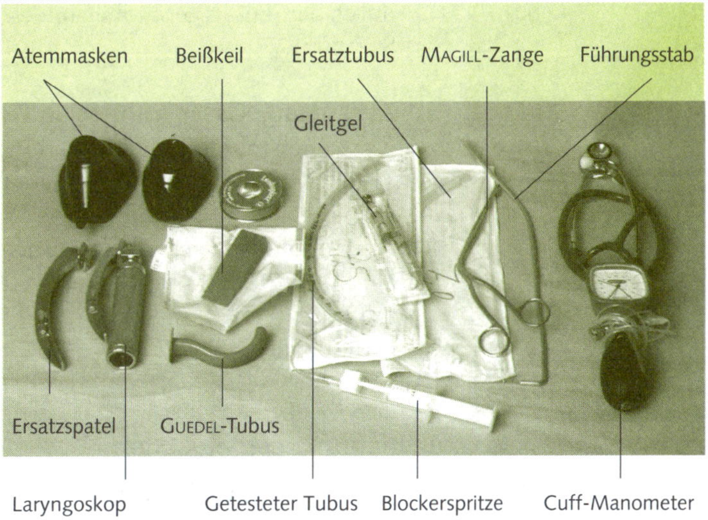

Abb. 4.1
Intubationsset [K183]

Endotrachealtuben

Endotrachealtuben dienen zum Offenhalten der Atemwege, zur manuellen oder maschinellen Beatmung und zum Schutz vor Aspiration. Die Größe der Endotrachealtuben muß nach Geschlecht und Konstitution des Patienten ausgewählt. Als grobes Richtmaß gilt:
- Männer: Innendurchmesser 8,0–9 mm; Außendurchmesser 34–36 Ch (Charrier)
- Frauen: Innendurchmesser 7,0 - 7,5 mm; Außendurchmesser 30–32 Ch.

Bevor der Tubus eingeführt wird, muß der **Cuff** auf Dichtigkeit geprüft werden. Der Cuff ist ein aufblasbarer Ballon am unteren Ende des Tubus, der den Zwischenraum zwischen Tubus und Tracheawand abdichtet und damit vor Aspiration schützt.

Laryngoskop

Das Laryngoskop besteht aus Laryngoskopgriff und Spatel und dient zum exakten Einführen des Tubus durch die Stimmritze. Der Rachenraum wird über eine Lichtquelle am Spatelschaft beleuchtet. Sie wird durch wiederaufladbare Batterien im Laryngoskopgriff mit Energie versorgt. Laryngoskopspatel gibt es in verschiedenen Größen. In der Regel werden für Frauen Spatel der Größe 3, für Männer Spatel der Größe 4 verwendet.

Führungsstab

Der mit Plastik umgebene Metallstab wird vor der Intubation durch den Tubus geschoben und verleiht ihm so beim Einführen Stabilität.

Absaugung, Gasanschlüsse und Monitoring

Zusätzlich muß für die Intubation **immer** eine funktionstüchtige und laufende Absaugung bereitstehen. Nur so kann Erbrochenes gezielt und schnell abgesaugt werden, und das Ausmaß einer Aspiration verringert werden. Die Überprüfung von Gasanschlüssen, der Narkoseapparate und des notwendigen Monitorings (☞ 3.2) muß vor dem Eintreffen des Patienten stattgefunden haben.

Durchführung der Intubation

❶ Ablauf einer Intubation ist folgender:

- Kopf des Patienten in die **Schnüffelposition** (Abb. 4.2) bringen, um eine optimale Lagerung für die Intubation zu schaffen
- **Präoxygenieren:** Über die vorgehaltene Maske atmet der Patient 2–3 Min. 100 % Sauerstoff, damit das Blut ausreichend für die Intubation mit Sauerstoff beladen ist. Während dieser findet nämlich durch den Atemstillstand keine Belüftung der Lungen statt
- **Medikation:** Nacheinander Gabe von Sedativa, Muskelrelaxans und Opioid
- **Intubation:** Sobald der Patient tief genug schläft und relaxiert ist. Dabei wird der Tubus durch die Stimmritze in die Trachea geschoben
- **Lagekontrolle:** Der Arzt überprüft die korrekte Tubuslage durch Abhören beider Lungenflügel. Seitengleiche Belüftung sichert die korrekte Lage
- **Fixierung des Tubus:** Anschließend wird der Tubus mit vorgeschnittenen Pflastern in seiner Lage fixiert.

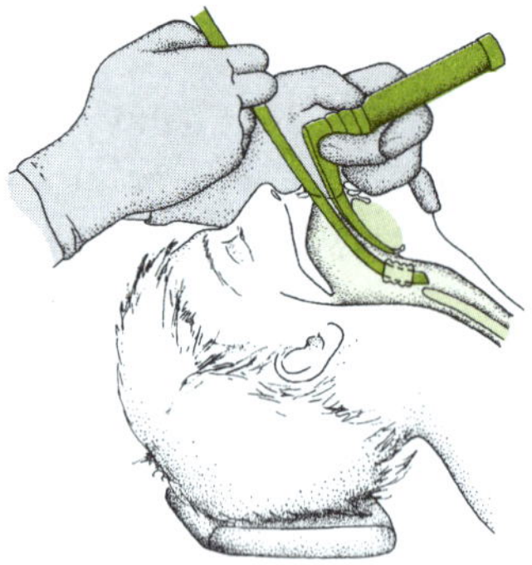

Abb. 4.2 Intubation. Patient ist in Schnüffelposition gelagert. [L157]

Anästhesie

Keine Manipulation während des Exzitationsstadiums.

❷ Der Patient wird während der Medikamentengabe ständig aufmerksam beobachtet. Im Exzitationsstadium sollen möglichst keine Manipulationen vorgenommen werden, da z.B. ein Laryngospasmus (☞ 7.2) ausgelöst werden kann.

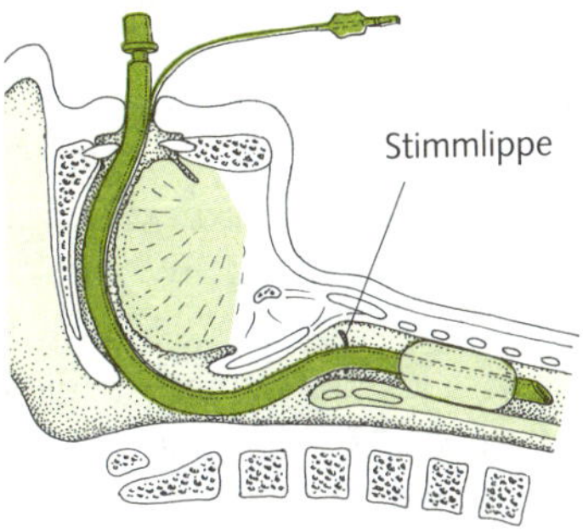

Abb. 4.3 Korrekte Lage des Tubus. [L190]

Vorteile der Intubation

❸ Die Intubation hat verschiedene Vorteile:

- Gesicherte Atemwege
  - in Bauch- oder Seitenlage und bei anatomischen Besonderheiten
  - Schutz vor Aspiration (☞ 7.1)
  - Möglichkeit der kontrollierten maschinellen Beatmung
- Freier Zugang bei Operationen an Kopf und Hals
- Der Anästhesist hat beide Hände frei
- Narkosegase können abgesaugt werden.

Nachteile und Gefahren der Intubation

- Mögliche Fehlintubation (Ösophagus, einseitige Intubation) mit der Folge einer Hypoxie
- Zahnschäden, sowie Verletzungen von Lippen, Mund- und Rachenschleimhaut
- Schluckbeschwerden und Heiserkeit
- Physiologische Schutzmechanismen der oberen Atemwege werden ausgeschaltet, z.B. Anfeuchtung, Anwärmung und Filterung der Atemluft.

Pflege

Beim Fixieren des Tubus mit Pflaster darf das Pflaster nicht auf das Lippenrot geklebt sein, da es beim Entfernen zu schmerzhaften Läsionen kommt.

4.1.3 Larynxmaske

- Einsatz nur bei nüchternen Patienten
- Kein 100 %iger Aspirationsschutz.

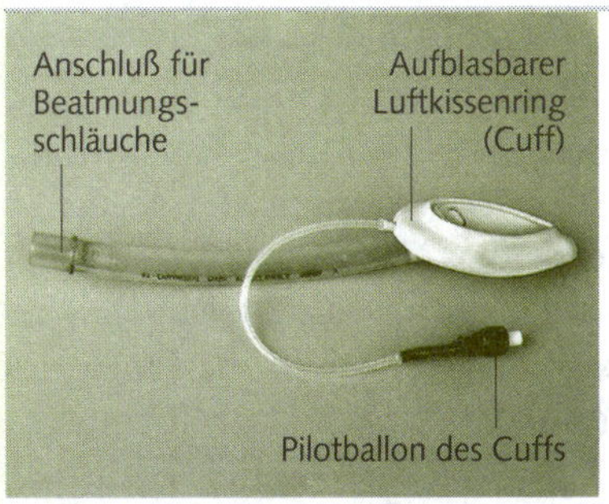

Abb. 4.4 Larynxmaske [K183]

Alternativ zur Intubation und zur Maskennarkose ist es möglich, eine Larynxmaske *(Kehlkopfmaske)* einzusetzen. Sie bietet ebenfalls eine gute Möglichkeit, einen Patienten sicher zu beatmen. Die Larynxmaske erinnert an ein kleines, aufblasbares Gummiboot mit Stiel. Sie wird im entlüfteten Zustand bis vor den Kehlkopfeingang des

Patienten geschoben und dann geblockt (aufgeblasen). Der Patient sollte ebenfalls nüchtern sein, da die Larynxmaske nur bis zu einem Druck von ca. 25 cm H_2O dicht ist. Bei maschineller Beatmung kann Luft in den Magen gelangen, wodurch das Aspirationsrisiko steigt (☞ 7).

4.1.4 Weitere Maßnahmen und Lagerung

❹ Abhängig vom geplanten Ausmaß der OP sind ggf. weitere Maßnahmen zur Überwachung des Patienten notwendig:

- **Blasenkatheter** zur Harnableitung und zum Bilanzieren des Wasserhaushaltes
- **Arterielle Kanülierung** zur blutigen Blutdruckmessung und Entnahme einer BGA
- Überwachung der Temperatur
- Weitere **venöse und zentralvenöse Zugänge** zum Ausgleich großer Volumenverluste und zur ZVD-Messung
- Kleine Kinder werden **warm eingepackt,** um Wärmeverluste zu vermeiden.

Lagerung

Gefahr von Nervenschäden, deshalb:

- Ellenbogen und Unterarm abpolstern
- Arm nicht über 90° auslagern.

❺ Nach Abschluß dieser Vorbereitungen wird der Patient gelagert. Für die Durchführung und Überwachung der Lagerung sind Anästhesist und Chirurg *gemeinsam* verantwortlich. Durch eine nachlässige Lagerung kann der Patient bleibenden Schaden nehmen. Zu den häufigsten Komplikationen gehören z.B. Druck auf den **N. ulnaris** im Bereich der Ellenbeuge und Zug am **Plexus brachialis** durch Überstrecken des Armes im Schultergelenk. Ellenbogen und Unterarm müssen daher immer abgepolstert werden, und der Arm darf nicht über einen Winkel von mehr als 90° ausgelagert werden.

4.2 Unterhaltungsphase

Anpassung der Narkose an wechselnde Operationsbedingungen.

Wenn die gewünschte Narkosetiefe erreicht ist, und der Patient sicher gelagert ist, beginnt die Operation. Vor dem Hautschnitt wird meist ein Opioid injiziert, um eine ausreichende Analgesie zu erreichen. Die Narkose sollte so flach wie möglich und so tief wie nötig geführt werden. Maßgebend sind Reaktionen des Herz-Kreislaufsystems und die Operationsbedingungen. Ausserdem sollte der Patient natürlich nicht wach werden. Möglicherweise muß die Narkosetiefe mehrmals veränderten Operationsbedingungen angepaßt werden. Dies kann durch unterschiedliche Maßnahmen geschehen.

- Veränderung der Inhalationsanästhetikadosis bei Inhalationsanästhesie
- Zusätzliche Opioid-Bolusgabe
- Gabe von nicht-depolarisierenden Muskelrelaxantien
- Dosisveränderung von kontinuierlich zugeführten Injektionsanästhetika.

4.3 Ausleitung

Phase mit verschiedenen Gefahren:

❻ Ebenso wie die Einleitung ist die Ausleitung eine **risikoreiche** Phase, bei der der Patient durch verschiedene Komplikationen gefährdet ist:

- Fehlende oder eingeschränkte Schutzreflexe mit der Gefahr der Aspiration
- Exzitationsstadium mit Husten, Würgen, Broncho- und Laryngospasmus etc.
- Kältezittern mit dadurch massiv erhöhtem Sauerstoffverbrauch
- Unzureichende Spontanatmung durch Überhang von Opiaten und/oder Muskelrelaxantien
- Hypertonus, Tachykardie, Rhythmusstörungen.

Normalerweise wird der Patient am Ende der Operation extubiert. Ausgenommen sind herzchirurgische und neurochirurgische Eingriffe, sowie sehr große und langdauernde abdominale Operationen.

Voraussetzungen für die Extubation

- Ausleitung in ruhiger Atmosphäre
- Vor Extubation Nasen-Rachenraum absaugen
- Auf suffiziente Spontanatmung und Schutzreflexe achten.

❼ Bevor der Patient extubiert werden kann, müssen folgende Kriterien beachtet werden:

- **Ausreichende** *(suffiziente)* **Spontanatmung:** Atemminutenvolumen ca. 4–5 l/Min. (ca. 10 x 400–500 ml); CO_2 im Normbereich
- Bei **Opiatüberhang** kommt es zu langen Atempausen, der Patient »vergißt« das Luftholen. Therapie: assistierte Beatmung und evtl. antagonisieren mit Naloxon
- Bei **Muskelrelaxanzüberhang** kleine, hochfrequente Atemzüge; der Patient ist unruhig, tachykard und hyperton, hat Angst. Therapie: Cholinesterasehemmer mit Atropin
- Ausreichende Schutzreflexe: Husten, Schlucken.

! **Merke**

Vor der Extubation wird der Nasen-Rachenraum des Patienten gründlich abgesaugt, um zu verhindern, daß Schleim oder Blut die Atemwege verlegen oder einen Laryngospasmus auslösen. Das Absaugen darf keinesfalls während der Exzitation erfolgen!

Notwendige Verbände werden am noch schlafenden Patienten angelegt. Die Narkoseausleitung sollte, genauso wie die Einleitung, in einer ruhigen Atmosphäre stattfinden können, da laute Geräusche in dieser Zeit als sehr quälend empfunden werden können. Nach Abschluß der Ausleitung wird der Patient in den Aufwachraum verlegt.

4.4 Dokumentation

Für die Dokumentation der Prämedikationsvisite, des Verlaufs der Narkose und der Überwachung im Aufwachraum stehen spezielle Vordrucke zur Verfügung. Während der Narkose werden die Vitalparameter meistens alle fünf Minuten erhoben und dokumentiert. Im Aufwachraum sind Überwachung und Dokumentation abhängig vom Zustand des Patienten. Weiterhin werden sämtliche Medikamente und Maßnahmen am Patienten erfaßt sowie ungewöhnliche Ereignisse oder Komplikationen dokumentiert. Für den Patienten bedeutet dieses Vorgehen mehr Sicherheit, da der Anästhesist ihn permanent überwacht. Falls es zu gerichtlichen Auseinandersetzungen kommt, ist das Narkoseprotokoll auch ein **juristisches Dokument.**

? **Übungsfragen**

1. Worauf muß während der Einleitungsphase besonders geachtet werden?
2. Was bedeutet der Begriff »Präoxygenieren«?
3. Nennen Sie Vor-und Nachteile der endotrachealen Intubation!
4. Wie wird der Patient auf die Operation vorbereitet?
5. Welches sind typische Lagerungsschäden und wie kommen sie zustande?
6. Welche Komplikationen können bei der Ausleitung auftreten?
7. Wann darf ein Patient extubiert werden? Differenzieren Sie Opiat- und Muskelrelaxantienüberhang!

5 Volumen- und Blutsubstitution

5.1 Wasser- und Elektrolytverlust

Zu den wesentlichen Aufgaben des Anästhesiepersonals gehört es, Defizite im **Wasser-und Elektrolythaushalt** des Patienten sowie **Blutverluste** zu erkennen und zu behandeln. Hierbei kann es sich um einen bereits präoperativ erworbenen Volumenmangel handeln, aber auch um intraoperative Wasser-und Blutverluste.

5.1.1 Ursachen eines Volumenmangels

Unterscheidung zwischen präoperativem und intraoperativem Volumenmangel.

Präoperativer Volumenmangel

Häufige Ursachen für bereits präoperativ erworbenen Volumenmangel sind:

- Längere präoperative Hunger-und Durstphasen (häufig bei alten Menschen)
- Erkrankungen, die mit Fieber und starkem Schwitzen einhergehen
- Flüssigkeitsverluste durch starkes Erbrechen, Ileus, Peritonitis, Drainagen, Fisteln, Durchfälle
- Polyurie bei Niereninsuffizienz, Diabetes mellitus, Diabetes insipidus und Diuretikagabe.

Intraoperativer Volumenmangel

❶ Intraoperativ kommt es durch folgende Verluste zum Volumenmangel:

- **Blutverluste**
- **Perspiratio insensibilis** *(unsichtbare Hautatmung):* Verdunstung von Flüssigkeit über Haut und Lunge: ca. 0,5 ml/kg KG/Std.
- **Verdunstung** von Wasser bei eröffnetem Peritoneum und evtl. ausgelagerten Baucheingeweiden über eine dieser großen warmen und feuchten Oberflächen
- **Urinausscheidung**
- **Flüssigkeitsumverteilung** in den sog. »Dritten Raum«: Wundödem, Magen-Darmtrakt, Peritoneum.

5.1.2 Diagnose eines Volumenmangels

Folgende beobachtbare Veränderungen deuten auf einen Volumenmangel hin:

- Trockene Haut und Schleimhäute, Blässe
- Verminderte Venenfüllung
- Schlecht durchblutete, kühle Extremitäten
- Evtl. starkes Schwitzen, Ödeme, Aszites.

Zusätzlich sichern meßbare Parameter den Volumenmangel:

- Tachykardie, Hypotonie und niedriger ZVD
- Laborwerte (Hb, Hkt, Na^+, Ka^+).

5.2 Therapie mit Blutkomponenten

Der intraoperative Blutverlust kann von wenigen ml bis weit über 10 l betragen. Zur Einschätzung dieses Verlustes müssen folgende Parameter berücksichtigt werden:

- OP-Sauger-Inhalt
- Nicht abgesaugtes Blut in Tupfern und Tüchern
- Weichteil- und Sickerblutungen.

5.2.1 Indikationen

- Gabe muß sorgfältig abgewägt werden
- Hämoglobingrenzwert: 8–9 g/100 ml, bei Herzkranken 10–12 g/100 ml
- Blutvolumenverlust: ca. 25 %, bei Kindern 10–15 %.

Wegen der Kosten und Gefahren, die die Transfusion von Blut und Blutbestandteilen mit sich bringt, muß deren Verordnung sehr sorgfältig abgewogen werden. Dabei sind folgende Fragen zu beantworten:

Besteht akuter oder ein chronischer Blutverlust? Patienten mit **chronischer Anämie** sind einen niedrigen Hb gewöhnt und primär nicht hypovolämisch. Falls sie aufgrund einer akuten Blutung Blutkonserven benötigen, sollte der Ausgangs-Hb angestrebt werden. Bei einer **akuten Blutung** kann ein Blutvolumenverlust von ca. 25 % kompensiert (ausgeglichen) werden. Bei normalem intravasalen Volumen liegt der Grenzwert für den Hämoglobingehalt bei 8–9 g/100 ml.

Wie alt ist der Patient? Kinder können nur etwa einen Blutverlust von 10–15 % kompensieren. Bei älteren Menschen liegen häufig kardiale Begleiterkrankungen vor, die eine frühere Transfusion nötig machen.

Ist der Patient herzkrank? Leidet der Patient unter Herzinsuffizienz oder KHK, so kann das Herz nur noch begrenzt das Herzzeitvolumen steigern, und die Organe mit Sauerstoff versorgen. Je nach Schweregrad der Herzerkrankung sollten dann Hb-Werte zwischen 10–12 g/100 ml angestrebt werden.

5.2.2 Blutpräparate

- Erythrozyten-konzentrat
- Gefiltertes Erythro-zytenkonzentrat
- Fresh Frozen Plasma
- Thrombozyten-konzentrat.

Für den Ersatz von Blutkomponenten stehen folgende Blutpräparate zu Verfügung:

Erythrozytenkonzentrat enthält Erythrozyten mit Leukozyten und Thrombozyten, kann ca. 3–5 Wochen gelagert werden und wird bei akuten Blutungen und Blutungsanämie gegeben.

Gefiltertes Erythrozytenkonzentrat enthält nur noch einen minimalen Anteil an Leukozyten und Thrombozyten, dadurch geringere Immunisierung gegen HLA-Antigene. Wird z.B. bei geplanten Transplantationen, bei wiederholten Transfusionen, Kindern und Schwangeren gegeben.

Fresh Frozen Plasma (FFP) enthält hauptsächlich Gerinnungsfaktoren, ist bei –30 °C ein Jahr haltbar und wird bei Gerinnungsstörungen und Massentransfusionen gegeben.

Thrombozytenkonzentrat enthält Thrombozyten und wird bei zu geringer Thrombozytenzahl mit daraus entstehender Blutungsneigung gegeben.

Vor jeder Transfusion Kreuzprobe und Bedside-Test.

❷ Vor jeder Bluttransfusion wird über die **Kreuzprobe** im Blutlabor die Verträglichkeit zwischen Blut des Patienten und Blutkonserve überprüft. Direkt vor der Gabe muß der Arzt nochmals die Blutgruppe des Patienten und der Konserve über den sog. **Bedside-Test** bestimmen.

5.2.3 Risiken von Transfusionen

Mögliche Unverträglichkeitsreaktionen:

- Schmerzen in Transfusionsvene
- Schüttelfrost
- Fieber
- Kopf- und Rückenschmerzen
- Übelkeit
- Schwerer Schock.

Bei jeder Übertragung von Blut oder Blutbestandteilen kann es zu einer Unverträglichkeitsreaktion im Sinne einer allergischen Reaktion (☞ Dermatologie 5.1.1) mit brennenden Schmerzen in der Transfusionsvene, Schüttelfrost, Fieber, Kopf- und Rükkenschmerzen, Schocksymptomatik und Übelkeit kommen. Im weiteren Verlauf ist ein ausgeprägtes Schockgeschehen mit diffusen Blutungen, Blutgerinnungsstörungen und Nierenversagen möglich.

Ursachen

- ABO-Blutgruppenunverträglichkeit; 20 % der Patienten sterben an den Folgen
- Rhesus-Unverträglichkeit
- Konserven sind mit Bakterien verunreinigt
- Allergische Reaktionen.

Außer einer Unverträglichkeitsreaktion ist eine Infektion mit Hepatitiserregern und mit AIDS möglich.

5.3 Infusionslösungen

- Kristalloide Lösungen als Wasserersatz
- Kolloidale Lösungen als Volumenersatz.

Kristalloide Infusionslösungen

Häufig verwendete kristalloide Infusionslösungen sind:
- NaCl 0,9 %
- Ringerlösung
- Glukose 5 %.

Kristalloide Infusionslösungen werden in erster Linie gegeben, um einen **Wassermangel zu beheben.** Sie können auch notfallmäßig als Volumenersatz verwendet werden. Hierbei ist allerdings ca. die 3–4 fache Menge des vermuteten Blutverlustes zu verabreichen, da die Flüssigkeit schnell in das Gewebe umverteilt und wieder ausgeschieden wird.

Kolloidale Infusionslösungen

❸ Beispiele für kolloidale Lösungen sind:
- Hydroxyäthylstärke (Haes 6 %®)
- Gelatinepräparate
- Hochmolekulare Polysaccharide wie Dextran (Macrodex®, Rheomacrodex®).

Kolloidale Infusionslösungen sind Lösungen, die als **Volumenersatzmittel** eingesetzt werden, weil sie in der Lage sind, Wasser aus dem Gewebe zu ziehen und zu binden. Damit wird das intravasale Volumen erhöht. Sie gleichen Blut- und Plasmadefizite aus und verbleiben einige Zeit im Kreislauf. Selbstverständlich können sie nicht alle Aufgaben des Blutes übernehmen, daher ist ihr Einsatz auch nur begrenzt möglich. Um einen ausreichenden Sauerstofftransport zu sichern, sind ab einem Hämatokrit von ca. 27 % Erythrozytenkonzentrate angezeigt. Gefahren liegen in der Auslösung von Allergien (☞ 7.5).

? Übungsfragen

❶ Wodurch tritt intraoperativ ein Volumenmangel auf?

❷ Wozu dient der Bedside-Test?

❸ Nennen Sie kolloidale Infusionslösungen!

6 Postoperative Phase und Schmerztherapie

6.1 Aufwachraum

- Exakte Übergabe des Patienten wichtig
- Lückenlose, qualifizierte Überwachung von:
  - Atmung,
  - Bewußtsein
  - Herz-Kreislaufsystem
  - Blutung in Verbände und Drainagen
- Schmerztherapie
- Genaue Dokumentation von Überwachungsparametern und Besonderheiten.

❶ In den ersten Stunden nach einer Narkose ist das Leben des Patienten durch Nachwirkungen von Narkosemedikamenten und operativ bedingten Komplikationen gefährdet. In dieser Situation darf er daher auf keinen Fall allein gelassen werden, schon gar nicht in einem abgelegenen Zimmer auf einer Pflegestation. Für eine qualifizierte und **lückenlose Überwachung** wird der Patient nach einer Narkose in den Aufwachraum verlegt. Dieser sollte folgende Bedingungen erfüllen:

- Direkte Nachbarschaft zum Operationsbereich, um dem Patienten lange Transportwege zu ersparen und um sowohl Anästhesisten als auch Chirurgen in Rufweite zu haben
- Qualifiziertes Pflegepersonal, möglichst mit der Fachweiterbildung für Anästhesie und Intensivmedizin
- Gute apparative Ausstattung, die sowohl ein Basismonitoring (☞ 2.2) als auch ein erweitertes Monitoring zuläßt. Zudem müssen sämtliche Voraussetzungen für das Durchführen einer kardiopulmonalen Reanimation gegeben sein.

❷ Bei der Aufnahme erhält das betreuende Personal eine **Übergabe** mit den wichtigsten Informationen über den Zustand des Patienten, den Operations- und Narkoseverlauf sowie über das geplante weitere Vorgehen. Während des weiteren Aufenthaltes werden engmaschig die folgenden Befunde erhoben und **dokumentiert:**

- Bewußtseinslage
- Atmung
- Herz-Kreislaufsystem
- Urinausscheidung
- Fördermengen in Drainagen
- Nachblutungen in Wundverbände.

Zu den Aufgaben des Krankenpflegepersonals im Aufwachraum gehört außerdem die Überwachung der postoperativen **Schmerztherapie.** Eine gute Analgesie kann dazu beitragen, das Befinden des Patienten deutlich zu bessern, sowie Komplikationen seitens der Atmung und des Herz-Kreislaufsystems zu verhindern. Schmerzbedingte postoperative Blutdruckanstiege werden vermieden. Tiefes Durchatmen und Abhusten, sowie eine frühzeitige Mobilisation stabilisieren den Patienten und senken die Komplikationsrate.

Der Patient kann aus dem Aufwachraum entlassen werden, wenn sein Zustand stabil ist. Er muß wach sein, über funktionierende Schutzreflexe verfügen und darf von Seiten der Atmung und des Herz-Kreislaufsystems keine Probleme erwarten lassen.

Pflege

Bei der Überwachung des frischoperierten Patienten steht eine lückenlose genaue Überwachung im Vordergrund. Diese umfaßt

- der Operation angemessene Lagerung
- die Überwachung der Drainagen hinsichtlich Förderung und Menge
- die Kontrolle der Verbände auf Durchblutung
- die Angabe von Schmerzen des Patienten.

Bei Komplikationen und Änderungen der Bewußtseins- oder Kreislauflage ist rechtzeitig der Arzt zu informieren. Ist der Patient orientiert und ansprechbar, können ihm Mund- und z.B. Teilkörperpflege angeboten werden. Trinken darf er erst nach Anordnung des Arztes.

! Merke

Nach Naloxongabe Atmung besonders beobachten.

Wurde bei der Ausleitung Naloxon (☞ 2.3.3) verabreicht, so besteht wegen der unterschiedlichen Halbwertszeiten von Opiat und Antagonist die Gefahr des Atemstillstandes. Zunehmende Schläfrigkeit und enge Pupillen sind Zeichen für einen Opiatüberhang. Hier muß sofort der Arzt informiert werden.

? Übungsfragen

❶ Warum wird ein frischoperierter Patient in einen Aufwachraum verlegt?

❷ Welche Aufgaben hat das Pflegepersonal im Aufwachraum?

6.2 Schmerztherapie

6.2.1 Aufgabengebiet der Schmerztherapie

Zu dem Aufgabengebiet der Anästhesie gehört auch die Schmerztherapie. Insbesondere Krebspatienten leiden häufig unter quälenden Schmerzen. Aber auch Schmerzen, die nach Operationen, einem Unfall oder aufgrund einer chronischen Erkrankung auftreten, können Menschen an den Rand der Verzweiflung bringen. Manche dieser Patienten haben bereits eine Odyssee durch Praxen und Krankenhäuser hinter sich, bevor sie endlich in den Genuß einer kompetenten Schmerztherapie kommen. Wegen der oft langen Leidensgeschichte ist dabei die psychische Führung und Betreuung des Patienten von besonderer Bedeutung. Diese ist nur durch sehr viel Zeit und persönliches Engagement zu erreichen.

6.2.2 Wirkung von Schmerzen auf den Organismus

Freisetzung von:
- Adrenalin, Noradrenalin
- Glucokortikoiden
- Mineralkortikoiden
- ADH und STH.

❶ Schmerzen haben objektiv meßbare Auswirkungen auf den Körper: Schmerzen und Angst bewirken eine Freisetzung sowohl von Adrenalin und Noradrenalin, als auch von Glukokortikoiden und Mineralkortikoiden. Aus dem Hypophysenhinterlappen werden ADH *(antidiuretisches Hormon)* und STH *(somatotropes Hormon)* ausgeschüttet.
Die Wirkungen dieser körpereigenen Substanzen sind:
- Tachykardie, Bluthochdruck, Gefäßverengung
- Bei vermehrter Herzarbeit Zunahme des myokardialen Sauerstoffverbrauchs
- Störungen der Atmung → ungenügendes Abhusten, flache Atmung
- Im Bereich des Magen-Darm-Traktes kann es zu Übelkeit, Erbrechen und sogar zum Ileus kommen
- Harnverhalt.

6.2.3 Therapiemöglichkeiten von Schmerzen

Unterscheidung zwischen peripher und zentral wirkenden Analgetika.

Die Entstehung des Schmerzes erklärt sich aus der Freisetzung bestimmter **Mediatoren** und der Besetzung unterschiedlicher Rezeptoren, die sich u.a. in der Haut, am Periost oder auch im zentralen Nervensystem befinden. Deshalb werden unterschiedliche Schmerzarten unterschieden. Eine grobe Unterscheidung, nach der sich die Verordnung von Analgetika richtet, ist der periphere Schmerz vom zentralen Schmerz.

Peripher wirksame Analgetika

Beispiel:
- Paracetamol
- Metamizol.

Peripher wirksame Analgetika werden häufig unterschätzt. So sind sie z.B. bei Schmerzen entzündlicher Ursache oder bei Knochenmetastasen den Opioiden unter Umständen sogar überlegen. Beispiele: Paracetamol, Metamizol (Novalgin®).

Zentral wirksame Analgetika

Schwach-wirksam: Codein, Tramadol, Tilidin-Naloxon
Stark-wirksam: Morphin, Buprenorphin, Pethidin, Levomethadon.

Unter den zentral wirksamen Analgetika, den Opioiden, werden schwach wirksame und stark wirksame unterschieden:
- Schwach wirksam sind z.B. Codein, Tramadol (Tramal®), Tilidin-Naloxon (Valoron N®)
- Zu den stark wirkenden Opioiden, die **oral** eingenommen werden können, gehören z.B. Morphin, Buprenorphin (Temgesic sublingual®), Levomethadon (L-Polamidon®), Pethidin (Dolantin®).

Opioide können unterschiedlich verabreicht werden:

❷ Außer der oralen Gabe können Opioide folgendermaßen verabreicht werden:
- **Peridural** über einen Periduralkatheter, z.B. Morphin
- **Subkutan** über Infusion mittels einer tragbaren Pumpe
- **Rektal**
- **Transdermal** (durch die Haut), z.B. Fentanyl®-Pflaster.

❸ Wegen der weitverbreiteten Befürchtung, eine Langzeittherapie mit Opioiden könne eine Sucht auslösen, werden viele Patienten nur ungenügend behandelt. In Deutschland werden nur ca. 10 % der Krebspatienten ausreichend mit Opioiden behandelt, dabei könnten 90 % eine deutlich bessere Lebensqualität haben. Das Risiko, im Rahmen einer Schmerztherapie mit Opioiden eine psychische Abhängigkeit zu entwickeln, liegt bei ca. 0,03 %.

Weitere Methoden der Schmerztherapie

- Nervenblockaden mit Lokalanästhetika (☞ 2.3.5)
- Neurolytische Blockaden (z.B. Zerstörung der Hinterwurzel des Rückenmarks durch Phenol)
- Neurochirurgische Verfahren (z.B. Zerstörung schmerzleitendender Fasern im Vorderseitenstrang des Rückenmarks).

Pflege

Bei der Schmerztherapie ist die rechtzeitige und regelmäßige Verabreichung der Analgetika von besonderer Bedeutung. Es ist einfacher und bedarf oft einer geringeren Dosierung, den beginnenden Schmerz zu therapieren als den ausgeprägten. Der

Patient mit chronischen Schmerzen sollte darüber informiert sein, daß er sich bei beginnenden Schmerzen rechtzeitig meldet.

? Übungsfragen

1. Welche Auswirkungen haben Schmerzen auf den Körper?
2. Welche Möglichkeiten der Schmerzmittelapplikation kennen Sie?
3. Mit welchen Medikamenten kann Patienten, die unter chronischen Schmerzen leiden, geholfen werden?

7 Komplikationen und Zwischenfälle

Komplikationen sind vermeidbar.

Narkosezwischenfälle sind eher selten. Die Häufigkeit von anästhesiebedingten Todesfällen liegt bei 1–2 auf 10.000 Narkosen. Narkosezwischenfälle sind definitionsgemäß unabhängig von Alter und Gesundheitszustand des Patienten, sowie den spezifischen Risiken des Eingriffs. Ursachen sind Fehler des Anästhesisten oder Probleme mit dem Narkosezubehör. Sie sind also vermeidbar! Nicht in jedem Fall vermeidbar sind Komplikationen, die primär durch die Erkrankung des Patienten bedingt sind.

7.1 Aspiration von Magensaft

7.1.1 Ursachen der Aspiration

Nahrungskarenz von mind. 6–8 Std. als Prophylaxe.
Verzögerte Magenentleerung bei:

- Unfällen, Traumata
- Stress, Angst, Schmerz
- Ileus, Ösophagusdivertikel
- Kardiaspasmus, Pylorospasmus.

❶ Aspiration bedeutet Eindringen von Mageninhalt, anderen Flüssigkeiten oder Fremdkörpern in die Atemwege. Bei einer Narkose besteht bei allen Patienten mit vollem Magen erhöhte Aspirationsgefahr. Geplante Eingriffe sollten daher nur nach einer **Nahrungskarenz** von mindestens 6–8 Stunden durchgeführt werden. Diese Zeitspanne ist jedoch keine Garantie für einen leeren Magen, denn bestimmte Störungen und Erkrankungen führen zu einer verlängerten Magenentleerungszeit. Dazu gehören Unfälle, psychische Faktoren wie Streß, Angst und Schmerz, sowie mechanische Entleerungshindernisse wie Ileus, Ösophagusdivertikel, Kardiaspasmus und Pylorospasmus. Doch selbst beim tatsächlich nüchternen Patienten kann es durch gastrointestinale Blutungen oder eine erhöhte Nüchternsekretion von Magensaft zu einem gefüllten Magen kommen.

Anästhesie

Pulmonale Aspiration meist in Einleitungsphase.

! **Merke**

Die pulmonale Aspiration tritt meist in der Einleitungsphase auf und ist noch immer die häufigste anästhesiebedingte Todesursache in der Geburtshilfe!

Zwei Mechanismen können zur Aspiration führen:

- Erbrechen
- Regurgitation.

MENDELSON-Syndrom: Chemische Schädigung von Bronchien und Alveolen durch sauren Magensaft.

❷ Beide können nur beim bewußtseinsgetrübten, narkotisierten Patienten zur Aspiration führen, da bei ihm die Schutzreflexe ausgefallen sind. Das Eindringen von saurem Magensaft führt zu einer chemischen Schädigung der Bronchien und Alveolen, zum sog. **MENDELSON-Syndrom.** Die Aspiration von unverdauten Speiseteilen kann zu einer mechanischen Verlegung des Tracheobronchialbaumes führen.

7.1.2 Symptome der Aspiration

Typische Symptome nach Aspiration:

Symptome nach Aspiration von saurem Magensaft

- Bronchospasmus
- Rasselgeräusche
- Zyanose
- Hypoxämie.

Symptome nach Aspiration von festem Mageninhalt

- Tachykardie
- Zyanose
- Verminderte oder aufgehobene Atemgeräusche
- Paradoxe Atmung
- Tachypnoe (bei Spontanatmung).

Komplikationen nach Aspiration

- Pneumonie
- Lungenabszeß
- Atelektasen
- Surfactantschädigung
- ARDS (Adult Respiratory Distress Syndrom, Schocklunge).

7.1.3 Aspirationsprophylaxe

Mortalität ca. 50 %, deshalb gezielte Prophylaxe notwendig.

Die Mortalität *(Sterberate)* nach Aspiration liegt bei etwa 50 %. Deshalb müssen unbedingt **vorbeugende Maßnahmen** ergriffen werden!

- Beim bewußtseinsklaren, sonst gesunden Patienten, aktive Magenentleerung durch provoziertes Erbrechen
- Magensonde legen, insbesondere bei Patienten mit Ileus, Peritonitis, gastrointestinalen Blutungen und Pylorospasmus
- *Antazida,* d.h. Medikamente, die den pH-Wert des Magensaftes auf > 2,5 anheben. Sie schützen aber nicht vor einer Aspiration
- Auswahl des Narkoseverfahrens. Wenn möglich Lokalanästhesie wählen
- Bei gefährdeten Patienten keine Maskennarkose und Maskenbeatmung anwenden.

Ileuseinleitung

- Oberkörper hoch lagern
- Gabe von rasch wirkendem Anästhetikum
- SELLICK-Handgriff.

Die sog. Ileuseinleitung verringert die Aspirationsgefahr. Die Einleitung erfolgt immer intravenös mit rasch wirkenden Substanzen wie Methohexital oder Thiopental. Intubation in Oberkörperhochlage und ggf. SELLICK-Handgriff durch einen Helfer: Der Ösophagus wird durch leichten Druck auf den Ringknorpel verschlossen bis die Intubation beendet ist.

7.1.4 Therapie nach Aspiration

- Kopftief- und Seitenlage des Patienten, Sekret und Schleim im Rachen absaugen
- Endotracheale Intubation und Erbrochenes aus den Luftwegen absaugen
- Kontollierte Beatmung mit 100 % O_2, PEEP +5 mmHg
- Keine Bronchiallavage!
- Bei Bronchospasmus Aminophyllin und β-Sympathomimetika
- Evtl. Kortison und Antibiotika.

7.2 Laryngospasmus und Bronchospasmus

7.2.1 Laryngospasmus

Reflektorischer Kehlkopfverschluß durch irritierende Stimuli in Ein- und Ausleitungsphase.

❸ Der Laryngospasmus ist ein reflektorischer Verschluß des Kehlkopfes infolge einer Reizung der Atemwege. Er kann in jedem Narkosestadium auftreten, ist aber während der Ein- und Ausleitung durch bestimmte Stimuli am häufigsten. Kinder sind besonders gefährdet.

Irritierende Stimuli

- Sekret, Blut und Erbrochenes in den oberen Atemwegen
- Intubation bei nicht ausreichender Narkosetiefe
- Sonstige Reize bei ungenügender Narkosetiefe wie GUEDEL-tubus, Schmerzen, Lagerungsmaßnahmen
- Extubation während des Exzitationsstadiums.

Symptome

Als Prophylaxe: Extubation in tiefer Narkose oder am wachen Patienten.

- Stridor, krächzende oder juchzende Atmung
- Paradoxe Atembewegungen bei komplettem Verschluß; Atemgeräusche sind dann nicht vorhanden.

! Merke

Der Laryngospasmus kann meist vermieden werden, wenn Manipulationen an den Atemwegen während des flachen Narkosestadiums ausbleiben. Die Extubation sollte entweder in tiefer Narkose oder am wachen Patienten erfolgen.

Therapie

- Auslösenden Stimulus rasch beseitigen, z.B. Absaugen
- Narkose durch ein i.v.-Anästhetikum vertiefen
- Zufuhr von 100 % Sauerstoff über dichtsitzende Beatmungsmaske
- Führen diese Maßnahmen nicht zum Erfolg, so wird mit Succinylcholin relaxiert und anschließend weiter mit 100 % Sauerstoff beatmet.

7.2.2 Bronchospasmus

Akute Verengung der Bronchien.

Hierbei kommt es zu einer akuten Verengung der Bronchien. Meist sind Patienten mit vorbestehenden obstruktiven Lungenerkrankungen betroffen. Es kommt zu einer Behinderung des exspiratorischen Luftstroms mit hörbarem Giemen.

Ursachen

Ähnliche Symptomatik bei:
- Tubusfehllagen
- Cuffhernien
- Verlegtem Tubuslumen.

- Asthma, chronische Bronchitis, Raucher
- Allergische Reaktionen, Medikamente, z.B. Barbiturate, β-Blocker
- Alle Ursachen, die auch zum Laryngospasmus führen können.

Bronchospasmen können jederzeit während einer Narkose auftreten. Allerdings können Tubusfehllage, Cuffhernien und verlegtes Tubuslumen einen Bronchospasmus vortäuschen. Deshalb wird bei entsprechendem Verdacht zuerst Tubus und Tubuslage überprüft!

Therapie

- Narkose vertiefen, Sauerstoffanteil erhöhen
- Kortisongabe (z.B. Urbason® 1 g i.v.)
- Theophyllin 4–6 mg/kg langsam i.v., evtl. über Perfusor
- Extubation möglichst in tiefer Narkose, um Reizschwelle zu erhöhen.

7.3 Maligne Hyperthermie

- Sehr seltene Komplikation: 1 : 50.000
- Kalziumfreisetzung in der Skelettmuskulatur → Kontraktion der Muskelzellen → enorme Stoffwechselsteigerung
- Auslöser sind bestimmte Triggersubstanzen.

Die maligne Hyperthermie ist eine sehr seltene Komplikation in der Anästhesie (1 : 50.000 bei Erwachsenen), die jedoch äusserst gefährlich ist. Es kommt zu einer ausgeprägten intrazellulären Kalziumfreisetzung in der Skelettmuskulatur. Dies bewirkt eine Kontraktion der Muskelzellen und eine massive Steigerung des Zellstoffwechsels. Ausgelöst wird dieser **lebensbedrohliche Zustand** durch verschiedene sog. Triggersubstanzen. Vermutlich ist die Empfindlichkeit auf diese Substanzen erblich bedingt. Dafür spricht auch eine Häufung bei Patienten mit Muskelerkrankungen, MARFAN-Syndrom, Schielen u.ä.

Triggersubstanzen

- Volatile Inhalationsanästhetika (☞ 2.3.1)
- Depolarisierende Muskelrelaxantien, insbesondere Succinylcholin
- Lokalanästhetika vom Amidtyp (Lidocain, Mepivacain, Bupivacain)
- Außerdem Ketamin, Atropin, Scopolamin, Phenothiazine.

Symptome

- Hypoxie
- CO_2-Produktion
- Hyperkaliämie
- Muskelzellenuntergang
- Gefahr des Nierenversagens.

❹ Typische Symptome der malignen Hypertonie sind:
- Tachykardie, Herzrhythmusstörungen
- Tachypnoe
- Kieferklemme beim Einleiten der Narkose, Muskelstarre
- Blutdruckschwankungen
- Bläulich-livide Hautverfärbung
- Hyperthermie (Fieber) bis über 41 °C.

Durch den enormen Sauerstoffverbrauch kommt es zu einer Hypoxie *(Sauerstoffmangel)* sowie einem massiven Anstieg der CO_2-Produktion. Durch die Muskelerregung und gestörte Membranfunktionen verlieren die Zellen Kalium und es kommt zu einer Hyperkaliämie. Muskelzellen gehen zugrunde, Myoglobin wird damit freigesetzt, wodurch sich der Urin dunkelrot verfärbt. Da das Myoglobin die Nierentubuli verstopfen kann, besteht die Gefahr eines **akuten Nierenversagens.**

Therapie

Spezifische Therapie: Dantrolen.

❺ Die Therapie der malignen Hyperthermie beinhaltet verschiedene Schritte:
- Anästhesie abbrechen und Narkosesystem auswechseln
- Beatmen mit 100 % Sauerstoff im halboffenen System
- Atemminutenvolumen wegen der hohen CO_2-Produktion auf das 3–4fache erhöhen
- Bikarbonat zum Ausgleich der Azidose
- Bei Herzrhythmusstörungen Procain
- Patient kühlen, evtl. mit Eispackungen oder extrakorporaler Zirkulation
- Dantrolen als Mittel der Wahl zur spezifischen Therapie bei maligner Hyperthermie. Dantrolen hemmt die Freisetzung von Kalzium-Ionen und durchbricht damit den Erregungs-Kontraktionsmechanismus. Dosierung: 2,5–3 mg/kg KG i.v, ggf. höher bis zum Erfolg.

7.4 Allergische Reaktionen

- Histaminfreisetzung durch verschiedene Medikamente und Volumenersatzmittel
- Allergische Symptome durch Histaminwirkung.

Praktisch alle in der Anästhesie verwendeten Medikamente führen zur Histaminfreisetzung. Häufige und bedrohliche Reaktionen treten insbesondere auf bei:

- Kolloidalen Volumenersatzmitteln wie Dextrane, Haes®, Gelatine
- Antibiotika und Röntgenkontrastmitteln
- Prämedikationssubstanzen wie Atropin, Benzodiazepine, Opioide
- Lokalanästhetika
- Implantation von Knochenzement
- Transfusion von Blut und Blutbestandteilen, wenn eine Unverträglichkeit zwischen Blutgruppe des Patienten und der des Blutpräparates besteht.

Symptome

- Rötung, Quaddeln, Rhinitis, Konjunktivitis
- Bronchospasmus
- Ödem der oberen Luftwege mit Heiserkeit und Erstickungsgefahr
- Blutdruckabfall, Tachykardie, Herzrhythmusstörungen
- Übelkeit, Erbrechen und Magen-Darm-Spasmen
- Herzstillstand, Atemstillstand.

Therapie

Wegen Schockgefahr sofort Therapie einleiten:

- Ursache beseitigen
- Gabe von
  - Antihistaminika
  - Kortikosteroiden
  - ggf. Adrenalin
  - Volumen.

- Ursachen beseitigen, z.B. Transfusion, Röntgen-Kontrastmittel sofort abstellen
- Antihistaminika wie Fenistil® und Tagamet®
- Kortikosteroide, z.B. 1 g Methylprednison
- Adrenalin 0,05–0,1 mg i.v., evtl. wiederholen
- Wichtigste Maßnahme bei schweren Krankheitsbildern ist Volumenersatz in Kombination mit Adrenalin.

7.5 Transfusionszwischenfall

- Meist durch verwechselte Blutkonserven
- Symptome beim narkotisierten Patienten abgeschwächt.

❻ Die häufigste Ursache schwerer Transfusionszwischenfälle ist die **AB0-Unverträglichkeit** bei Verwechslung von Blutkonserven. Die auftretenden Symptome können bei anästhesierten Patienten abgeschwächt sein.

Symptome

- Angst, Übelkeit
- Schmerzen in Rücken, Lenden, Kopf und Thorax
- Schüttelfrost
- Luftnot, Zyanose, Bronchospasmus
- Hauterscheinungen mit Rötung und Quaddeln
- Schock (Blutdruckabfall, Tachykardie)
- Hämoglobinurie und Nierenversagen
- Evtl. Temperaturanstieg und Gerinnungsstörungen.

Therapie

- Konserve sofort abstellen
- Gabe von Kortikosteroiden
- Schocktherapie.

- Transfusion schon beim geringsten Verdacht abbrechen
- Hochdosierte Kortikosteroide, z.B. Urbason® 1 g i.v.
- **Schocktherapie:** Volumen, Arterenol, invasives Monitoring
- Prophylaxe des Nierenversagens mit Mannit, Lasix®, Dopamin
- Evtl. Therapie von Gerinnungsstörungen mit Heparin und FFP.

7.6 Fehlpunktion beim Legen von intravasalen Zugängen

7.6.1 Versehentliche intraarterielle Injektion

Vorsicht bei Kanülen in der A.radialis zur arteriellen Blutdruckmessung.

Durch die intraarterielle Injektion einer ganzen Reihe von Medikamenten in der Anästhesie kann es zur dauerhaften Schädigung bis hin zum Verlust der betroffenen Extremität kommen. Es kommt dabei zu einem **Spasmus** (Krampf) der Arterie, wodurch das zu versorgende Gebiet nicht mehr durchblutet wird. Besonders gefährdet sind Patienten, denen im Verlauf der Narkosevorbereitung eine Verweilkanüle zur kontinuierlichen, blutigen Blutdruckmessung in eine der Aa. radiales gelegt wurde. Durch unzureichende Kennzeichnung dieses Zuganges kann es zu einer Verwechslung mit einem venösen Zugang kommen!

Symptome

- Blässe und brennender Schmerz distal (entfernt) der Injektionsstelle
- Kalte Haut, Akrozyanose (weiße Fingerspitzen wegen unterbrochener Durchblutung)
- Periphere Pulse sind nicht tastbar.

Soforttherapie

- Kanüle unbedingt belassen, nicht vor Schreck herausziehen
- Nachinjektion von 10–20 ml NaCl 0,9 % zur Verdünnung
- Dann 10 ml Lidocain 1 % i.a. gegen Vasospasmus und Schmerzen
- Steroide, z.B. 50 mg Urbason i.a.
- Heparin 2500–5000 IE in 5 ml NaCl i.a.
- Extremität hochlegen und mit Watte schützen
- Ggf. Sympathikusblockade und Analgesie durch Blockade des Plexus axillaris
- Ggf. Vollheparinisierung
- Ggf. Lysetherapie oder Operation.

7.6.2 Pneumothorax

- Pneumothorax häufig bei ZVK-Anlage in V. subclavia
- Störungen des Gasaustausches und Herz- Kreislaufes durch kollabierte Lunge.

❼ Im Rahmen einer Narkose ist es häufig notwendig, den Patienten mit einem zentralen Venenkatheter (ZVK) zu versorgen. Bei der Anlage des ZVK, z.B. in die V. subclavia, kann es durch Fehlpunktion zu einem Pneumothorax kommen. Die Thoraxwand wird dabei geöffnet und durch die Punktionskanüle dringt Luft in den Pleuraspalt. Der normale Unterdruck im Pleuraspalt wird dadurch aufgehoben, und die Lunge zieht sich aufgrund ihrer Eigenelastizität zusammen und kollabiert. Es kommt zu Störungen des Gasaustausches und Herz-Kreislauf-Problemen. Bei der Punktion der V. subclavia ist das Risiko besonders hoch, etwas geringer bei der Punktion der V. jugularis interna oder der V. anonyma.

Symptome

Unterscheidung zwischen allgemeinen Symptomen und Symptomen beim beatmeten Patienten.

Allgemein

- Tachykardie, Unruhe
- Brustschmerz, Husten, Luftnot, Tachypnoe, Zyanose
- Auskultation: leises oder aufgehobenes Atemgeräusch, Giemen
- Asymmetrische Atembewegungen.

Beim beatmeten Patienten
- Anstieg des Beatmungsdruckes
- Anstieg des ZVD
- Abfall der SaO_2 (☞ 2.2.2), Hypoxie, Zyanose
- Evtl. bildet sich ein Hautemphysem.

Komplikationen

Spannungspneumothorax durch Ventilmechanismus.

Durch einen Ventilmechanismus kann es zu einem **Spannungspneumothorax** kommen. Es dringt dabei immer mehr Luft in den Pleuraspalt ein, die aber nicht entweichen kann. Die Mediastinalorgane werden dadurch zur Seite gedrängt und es kann sich rasch ein akut lebensbedrohender Zustand entwickeln.

Diagnose und Therapie

Therapie: Thoraxdrainage.

Die Diagnose erfolgt über das Thorax-Röntgen. Bei ausgeprägten Symptomen und Beatmung des Patienten muß eine Thoraxdrainage gelegt werden. Bei kleinem Pneumothorax ohne Symptome reicht Bettruhe des Patienten.

7.6.3 Punktion der A. carotis

Hämatom mit Druck auf Trachea und N. recurrens mit Gefahr von:
- Stimmbandlähmung
- Zervikale Nervenschäden
- HORNER-Syndrom.

Bei der Katheterisierung der V. jugularis interna kann es zu einer versehentlichen Punktion der A. carotis kommen. Durch die Blutung kommt es zu einem Hämatom, welches sogar die Trachea komprimieren kann. Zudem können Stimmbandlähmung, zervikale Nervenschäden und ein HORNER-Syndrom (☞ Augenheilkunde 13.1.2) die Folge sein. Deshalb durch sofortigen Druckverband eine stärkere Blutung vermeiden. In seltenen Fällen ist eine operative Entlastung notwendig.

Übungsfragen

1. Wie lang sollte die Nahrungskarenz vor geplanten Eingriffen sein?
2. Wodurch entsteht ein MENDELSON-Syndrom?
3. Wie kommt es zum Laryngospasmus? Wer ist durch einen Laryngospasmus am meisten gefährdet?
4. Nennen sie die typischen Symptome der malignen Hyperthermie?
5. Wie sieht die Therapie bei maligner Hyperthermie aus?
6. Welches ist die häufigste Ursache eines Transfusionszwischenfalles und welche Symptome zeigt der Patient?
7. Welches Symptome weisen auf einen Pneumothorax hin?

Augenheilkunde

Die **Ophthalmologie** ist die Lehre von den Erkankungen des Auges sowie seiner Anhangsorgane wie den Augenmuskeln, den Augenlidern und dem Tränenorgan. Viele ophthalmologische Erkankungen sind Ausdruck einer zugrundeliegenden Allgemeinerkrankung wie z.B. Netzhautveränderungen beim Diabetes mellitus (☞ 11.3.2) oder gelegentlich sogar Frühsymptom einer anderen Erkrankung wie die Retrobulbärneuritis bei der Multiplen Sklerose (☞ 12.1). Deshalb müssen bei der Betreuung der Patienten mit Augenerkrankungen immer auch Erkrankungen aus anderen Fachgebieten in Erwägung gezogen werden.

Wegen zahlreicher – vorwiegend aus dem Griechischen stammender – ophthalmologischer Fachbegriffe findet sich am Ende dieses Kapitels ein Wörterverzeichnis, in dem die meisten dieser Begriffe nachzuschlagen sind.

Timo Haufschild Basel im August 1997

1 Anatomie und Physiologie des Auges

1.1 Augenhöhle

Strukturen:
- Augapfel
- Fetthaltiges Bindegewebe
- Orbitaler Teil der Tränendrüse
- Sehnerv
- Augenmuskeln
- Nerven, Gefäße.

Die aus 7 Knochen bestehende Augenhöhle *(Orbita)* besitzt mehrere Öffnungen für den Durchtritt von Gefäßen und Nerven. Die Knochenlamellen des Orbitabodens sind wesentlich dünner als die vorderen Knochenstrukturen und deshalb besonders anfällig für Verletzungen (☞ 15.3). Die Nähe zu den umgebenden Nasennebenhöhlen und zur vorderen und mittleren Schädelgrube begünstigt das Übergreifen von Infektionen.

Die Orbita enthält folgende Strukturen: Augapfel, fetthaltiges Bindegewebe, orbitaler Teil der Tränendrüse, Sehnerv (☞ 1.2.1), Augenmuskeln (☞ 1.3.1), Nerven und Gefäße.

1.2 Augapfel

3 Hüllen: äußere, mittlere und innere Augenhaut
3 Räume: vordere und hintere Augenkammer, Glaskörperraum.

Der Augapfel *(Bulbus oculi)* ist ca. 7,5 g schwer und durchschnittlich 24 mm lang und von einer bindegewebigen Hülle (TENON-Kapsel) umgeben, die über bindegewebige Septen an der Knochenhaut *(Periost)* der Augenhöhle befestigt ist. Seine Bewegung erfolgt durch die sechs äußeren Augenmuskeln (☞ 1.3.1). Bei geöffneten Lidern sind nur die vorderen Abschnitte des Augapfels zu sehen: Hornhaut, Regenbogenhaut mit Pupille und Teile der Binde- und Lederhaut.

➊ Anatomisch kann der Augapfel in **3 Hüllen** (äußere, mittlere, innere Augenhaut) und **3 Räume** (vordere und hintere Augenkammer, Glaskörperraum) eingeteilt werden.

1.2.1 Hüllen des Augapfels

Äußere Augenhaut

Die äußere Augenhaut besteht aus
- Bindehaut *(Conjunctiva)*
- Hornhaut *(Kornea)*
- Lederhaut *(Sklera)*

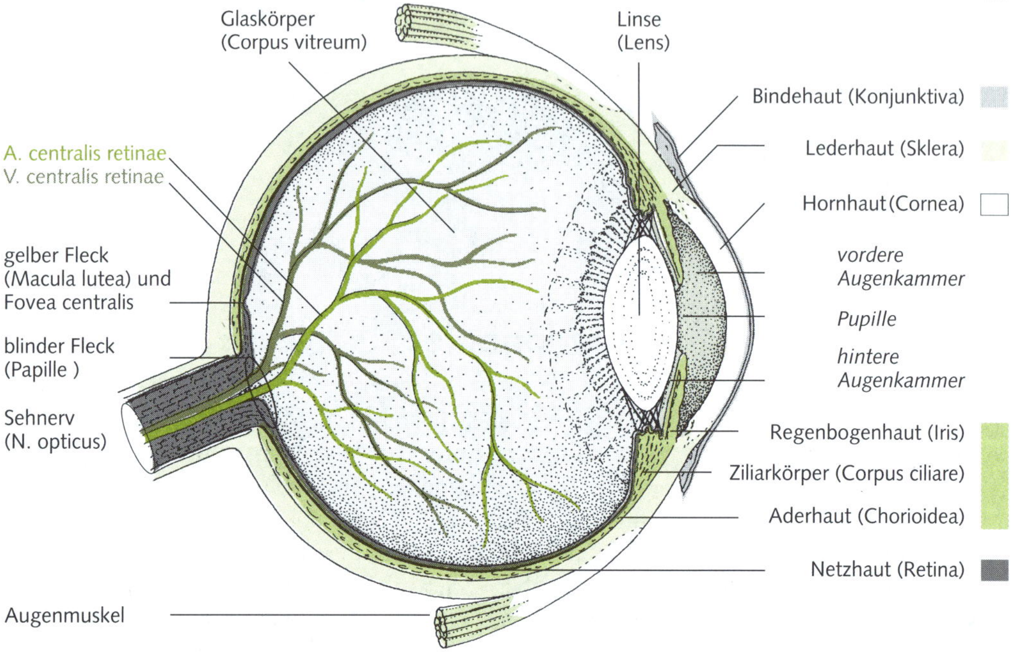

Abb. 1.1 Anatomie des Auges. [L190]

Bindehaut

Conjunctiva bulbi und Conjunctiva palpebrae.

Formen der Injektion:
- Konjunktivale, oberflächliche
- Ziliare, tiefe Injektion.

Die Bindehaut *(Conjunctiva)* wird unterteilt in die **Conjunctiva bulbi,** die den Augapfel überzieht, und die **Conjunctiva palpebrae,** welche die Hinterfläche des Augenlides überzieht. Eine vermehrte Blutfülle der Blutgefäße wird als **Injektion** bezeichnet. Dabei gibt es **2 Formen:**

- *Konjunktivale, oberflächliche Injektion:* deutliche Gefäßzeichnung durch gesteigerte Blutfülle in den oberflächlichen Gefäßen der Conjunctiva bulbi
- *Ziliare, tiefe Injektion:* roter Saum um Hornhaut herum durch vermehrte Blutfülle von feinen Gefäßen tief in der Konjunktiva.

Das gemeinsame Auftreten beider Formen wird als **gemischte Injektion** bezeichnet.

Hornhaut und Lederhaut

- Widerstandsfähige äußere Hülle
- Ernährung über Kammerwasser und Tränenflüssigkeit.

Die durchsichtige Hornhaut *(Kornea)* bildet mit der undurchsichtigen **Lederhaut** *(Sklera)* die widerstandsfähige äußere Hülle des Augapfels. Sowohl Hornhaut als auch Lederhaut zeichnen sich durch hohe Zug- und Dehnungsfestigkeit aus. Beide zeigen einen nur geringen Stoffwechsel. Die Blutversorgung der Sklera ist gering, die Hornhaut ist gefäßlos. Ihre Ernährung erfolgt vor allem durch das Kammerwasser (von innen) und durch die Tränenflüssigkeit (von außen).

Schichten der Hornhaut

Die Hornhaut ist der äußere Bestandteil des optischen Systems Auge und besteht von außen nach innen aus **5 Schichten:**

- Unverhorntes Plattenepithel
- BOWMAN-Membran
- Stroma
- DESCEMENT-Membran
- Endothel.

Das mehrschichtige unverhornte **Plattenepithel** steht als äußere Schicht mit der Umwelt in Beziehung. Es wird alle 5–7 Tage erneuert, größere Defekte können innerhalb von 12–36 Stunden geschlossen werden.

- Gewährleistung der Lichtdurchlässigkeit der Hornhaut
- Stromaödem bei eingeschränkter Funktion.

Das einschichtige **Endothel** ist entscheidend für den Stoffaustausch und die Transparenz (Durchsichtigkeit) der Hornhaut verantwortlich. Über aktive Transportprozesse wird der Wassergehalt im **Stroma** (interstitielles Bindegewebe) reguliert und somit die Lichtdurchlässigkeit der Hornhaut gewährleistet. Bei einer Minderfunktion bzw. Verletzung des Endothels kann Wasser in das Stroma eindringen und es kommt zum weißgrauen Hornhautödem *(Stromaödem)*.

Der grau-weiße **Greisenbogen** *(Arcus senilis)* ist eine harmlose Lipoidablagerung im Alter.

Augenheilkunde

Mittlere Augenhaut

Die mittlere Augenhaut *(Uvea)* besteht aus

- Regenbogenhaut *(Iris)*
- Strahlenkörper (Ziliarkörper, *Corpus ciliare*)
- Aderhaut *(Choroidea)*.

Regenbogenhaut

Umschließt die Pupille und reguliert den Lichteinfall.

Die Regenbogenhaut, die **Iris,** umschließt in ihrer Mitte das kreisrunde Sehloch: die **Pupille.** Durch Vergrößerung oder Verkleinerung der Pupille wird – ähnlich wie bei der Blende im Fotoapparat – der Lichteinfall reguliert.

Pupillenregulation über Lichteinfall.

- Miosis = enge Pupillen
- Mydriasis = weite Pupillen.

Tab. 1.1 Regulierung der Pupillenweite

Lichteinfall	Pupillenzustand	Beteiligter Muskel
stark	eng = Miosis	M. sphincter pupillae; ringförmig
schwach	weit = Mydriasis	M. dilatator pupillae; radiär

Die **Augenfarbe** wird durch die Farbe der Regenbogenhaut bestimmt. Diese wiederum ist abhängig von der unterschiedlichen Lichtbrechung im Irisstroma.

Strahlenkörper (Ziliarkörper)

Ziliarkörper und Zonulafasern:
- Regulation der Brechkraft der Linse

Ziliarfortsätze:
- Produktion des Kammerwassers.

Der Ziliarkörper *(Corpus ciliare)* wird in einen vorderen zottigen *(Pars plicata)* und einen hinteren flachen Teil *(Pars plana)* unterteilt. Er besteht aus **Ziliarmuskel** *(M. ciliaris)*, **Ziliarfortsätzen** *(Processus ciliares)* und **Zonulafasern** *(Zonula Zinnii)*.

- Der Ziliarmuskel reguliert mit Hilfe der Zonulafasern, an denen die Linse schwebend aufgehängt ist, die Form und somit die Brechkraft der Linse (s.u.).
- Die Ziliarfortsätze produzieren das Augenkammerwasser (☞ 1.2.2).

Aderhaut

Ernährung der äußeren Schichten der Netzhaut.

Die Aderhaut *(Choroidea)* kleidet den Augapfel von innen aus und besteht aus mehreren Schichten von Blutgefäßen. Sie sorgt für die Ernährung der äußeren Schichten der Netzhaut. Die Blutversorgung erfolgt über die *A. ophthalmica* (Augenarterie), die aus der *A. carotis interna* (innere Halsschlagader) entstammt.

Innere Augenhaut

Netzhaut als bildaufnehmender Teil des Auges.

Die innere Augenhaut, die **Netzhaut** *(Retina)*, ist der lichtempfindliche, bildaufnehmende Teil des Auges. Die Netzhaut ist ein nach vorne geschobener Hirnteil und enthält Sinneszellen. Von glaskörperwärts nach lederhautwärts besteht sie aus der Nervenfaserschicht, Sinnesepithel und Pigmentepithelschicht.

Stäbchen und Zapfen

Stäbchen: Dämmerungssehen
Zapfen: scharfes Sehen und Farbensehen.

Die Sinnesepithelschicht enthält als Sinneszellen Stäbchen und Zapfen:

- **Stäbchen** finden sich vorwiegend in der Peripherie der Netzhaut und ermöglichen das Sehen in der Dämmerung und das räumliche Sehen.
- **Zapfen** liegen vorwiegend im Zentrum der Netzhaut *(Makula)* und dienen zum scharfen punktuellen Sehen und Farbensehen.

In den Sehzellen (1. Neuron) wird das Licht durch photochemische Reaktionen in einen Nervenreiz umgewandelt. Dieser wird über bipolare Schaltzellen (2. Neuron) und Optikus-Ganglienzellen (3. Neuron) zum Sehnerven *(N. opticus)* weitergeleitet.

Makula: Stelle des schärfsten Sehens
Papille: Stelle des absoluten Sehausfalls.

Makula und Papille

❷ Die Netzhaut hat 2 funktionell besonders wichtige Stellen:

- Die in der Netzhautmitte gelegene **Makula** ist die Stelle des schärfsten Sehens (nur Zapfen), die auch als **gelber Fleck** *(Makula lutea)* bezeichnet wird, da sie durch ein Pigment zum Schutz vor Blendung gelb gefärbt ist.
- Die weiter nasenwärts gelegene **Papille** ist die Stelle des absoluten Sehausfalls, der sog. **blinde Fleck.** An dieser Stelle fehlen die Sinneszellen, da sich die Sehnervenfasern hier zum Sehnerven bündeln und so den nervalen Reiz zum Sehzentrum (Sehrinde) im Gehirn weiterleiten.

Sehnerv und Sehbahn

Sehnerv Der Sehnerv *(N. opticus)* verläßt die Sklera durch die Siebplatte *(Lamina cribrosa)* und verbindet das Auge mit dem Sehzentrum im Gehirn. Bei einer Erhöhung des Augeninnendrucks (Grüner Star ☞ 9) ist dieser Bereich besonders gefährdet, da die Sklera ansonsten druckunnachgiebig ist.

Sehbahn Nachdem die Sehnerven die Orbita verlassen haben, kreuzen die Fasern der nasalen Retinahälfte im Gehirn oberhalb der Hypophyse in der sog. **Sehnervkreuzung** *(Chiasma opticum)*. Die Fasern der temporalen (schläfenwärts gelegenen) Retinahälfte verlaufen weiter temporal. Der *Tractus opticus* führt die Nervenfasern weiter zum *Corpus geniculatum laterale* im Mittelhirn, wo eine Umschaltung stattfindet. Von hier ziehen die Nervenfasern weiter als GRATIOLET-Strahlung zum Sehzentrum des Hinterhauptlappens.

1.2.2 Räume des Augapfels

Vordere Augenkammer

❸ Die vordere Augenkammer wird nach vorne von Hornhautrückfläche und Kammerwinkel begrenzt; nach hinten von Iris und Linsenvorderfläche (im Bereich der Pupille). Der für den Abfluß des Kammerwassers wichtige **Kammerwinkel** wird von der Hornhautrückfläche und der Iris gebildet.

Kammerwasser

❹ Das von den Ziliarfortsätzen (☞ 1.2.1) gebildete Kammerwasser gelangt von der hinteren Augenkammer durch die Pupille in die vordere Augenkammer. Der Abfluß erfolgt durch das Trabekelwerk (»Abflußsieb«) im Kammerwinkel in den ringförmigen SCHLEMMschen Kanal, der in oberflächlichen Venen der Bindehaut mündet.

Weg des Kammerwassers:
Ziliarfortsätze
↓
hintere Augenkammer
↓
Pupille
↓
vordere Augenkammer
↓
Kammerwinkel
↓
Trabekelwerk
↓
SCHLEMMscher Kanal
↓
oberflächliche Venen der Bindehaut.

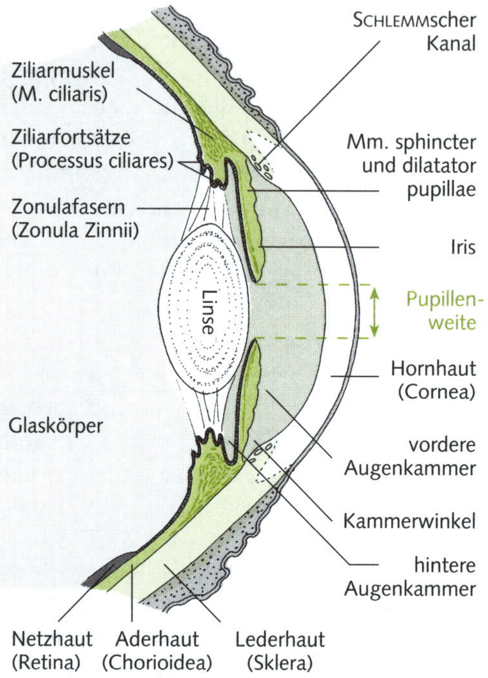

Abb. 1.2 Ziliarkörper mit Vorderkammer. [L190]

Im Normalfall herrscht ein Gleichgewicht zwischen Kammerwasserproduktion und Kammerwasserabfluß, und es resultiert ein relativ konstanter Augeninnendruck *(intraokularer Druck)* von 10–21 mmHg (Mittelwert 15 mmHg). Die circadiane Schwankung beträgt ca. 3–4 mmHg, mit einem Maximum am Morgen.

Hintere Augenkammer

Die hintere Augenkammer wird nach vorne von der Rückfläche der Iris und dem Ziliarkörper (☞ 1.2.1) begrenzt; nach hinten von der Linsenvorderfläche und der Glaskörpergrenzmembran.

- Anpassung der Brechkraft an die Entfernung der wahrzunehmenden Gegenstände (Akkomodation)
- Nah- und Fernakkomodation des Auges.

Linse

In der hinteren Augenkammer wird die Linse *(Lens)* von den Zonulafasern des Ziliarkörpers gehalten. Die Linse besteht aus Kapsel, Rinde und Kern und ist frei von Gefäßen und Nerven. Sie ist, wie auch Haut, Nägel und Haare, ein epitheliales Organ. Das Wachstum der Linsenfasern hält das ganze Leben lang an. ❺ Durch **Akkomodation** (Tab. 1.2) der Linse wird die Brechkraft an die Entfernung der wahrzunehmenden Gegenstände angepaßt. Im Alter nehmen jedoch Größe und Volumen der Linse zu und gleichzeitig die Verformbarkeit und somit Akkomodationsfähigkeit ab (»Sklerosierung«). Diese nachlassende Elastizität der Linse macht sich durch die Altersweitsichtigkeit bemerkbar (☞ 14.3), welche durch eine Lesebrille ausgeglichen werden kann.

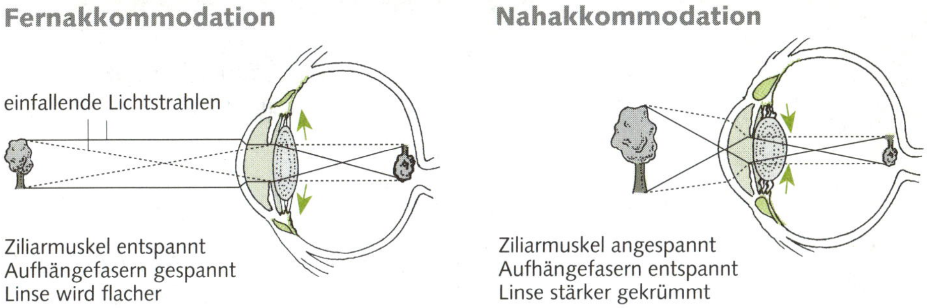

Abb. 1.3 Nah- und Fernakkomodation des Auges. [L190]

Tab. 1.2 Akkomodation

Blickweite	Ziliarmuskel	Zonulafasern	Linse	Brechkraft
fern	erschlafft	gespannt	elliptisch gestrafft	Abnahme
nah	kontrahiert	erschlafft	kugelig gekrümmt	Zunahme

Glaskörperraum

Der Glaskörper *(Corpus vitreum)* nimmt ca. 65 % des Augapfelinhaltes ein. Er hat eine gallertige Konsistenz und verflüssigt sich mit zunehmendem Alter. Die großen Glaskörpermoleküle sind in ein mikroskopisch feines Fasergerüst eingebettet. Der Glaskörper ist an der Papille und im Bereich der Ora serrata befestigt. Die **Ora serrata** ist die gezackte Grenzlinie zwischen dem mit Sinnes- und Nervenzellen ausgestatteten Teil der Netzhaut *(Pars optica)* und dem sog. blinden Teil der Netzhaut im Bereich der Iris und des Ziliarkörpers *(Pars caeca)*.

1.2.3 Blutversorgung

Die **arterielle Versorgung** des Auges erfolgt über die A. ophthalmica (Augenarterie), ein Ast der A. carotis interna (innere Halsschlagader). Ihr entspringen u.a. die Ziliararterien sowie die **A. centralis retinae** (Zentralarterie), die mit dem Sehnerv in den Augapfel eintritt. Der **venöse Abfluß** erfolgt über vier sog. Strudelvenen, die das venöse Blut zusammen mit dem Blut der **V. centralis retinae** (Zentralvene) über die V. ophthalmica (Augenvene) in den Sinus cavernosus (Geflecht venöser Hirnblutleiter) abführen.

1.3 Anhangsorgane des Augapfels

- Augenmuskel
- Augenlider
- Augenbrauen
- Tränenorgan.

Zu den Anhangsorganen des Augapfels gehören Augenmuskeln, Augenlider und Augenbrauen sowie das Tränenorgan.

1.3.1 Augenmuskeln

4 gerade, 2 schräge Augenmuskeln.

Sechs Augenmuskeln ermöglichen den Auf-, Ab- und Seitenblick sowie die Drehung des Augapfels. Hierzu gehören **vier gerade** Muskeln *(M. rectus lateralis, medialis, superior und inferior)* und **zwei schräge** Muskeln *(M. obliquus superior und inferior)*.

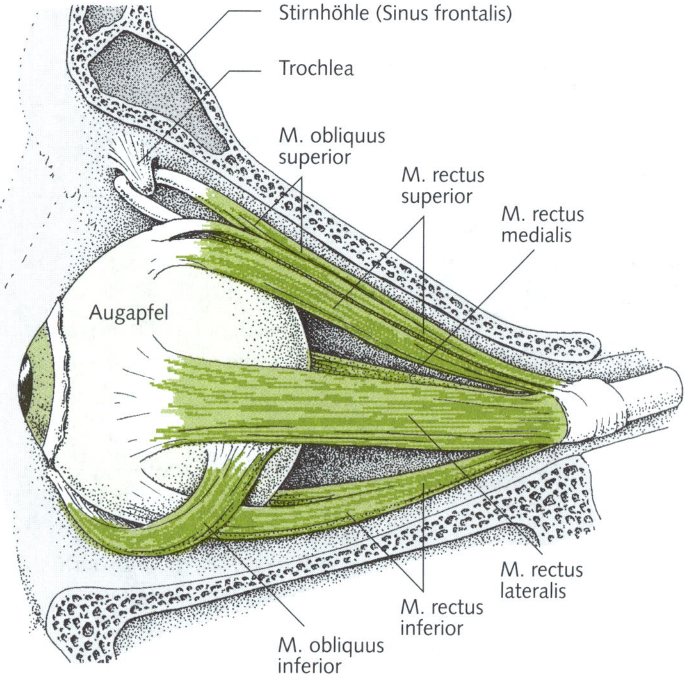

Abb. 1.4 Äußere Augenmuskeln. [L190]

Muskelursprung

Der Ursprung von fünf der sechs äußeren Augenmuskeln liegt am **Anulus tendineus** (aus straffem Bindegewebe bestehender Ring vor dem Canalis opticus in der Spitze der Orbita) bzw. an den um den Canalis opticus gelegenen Knochenstrukturen. Der M. obliquus inferior hat seinen Ursprung nasal am medialen Rand der Orbita. Der M. obliquus superior zieht zunächst zum Orbitadach und wird dann durch die Trochleaschlaufe umgelenkt.

1.3.2 Augenbrauen und Augenlider

Die Augenbrauen schützen das Auge vor allem vor Schweiß.

Augenlider

- Erneuerung des Tränenfilms durch den Lidschlag
- Reizung der Hornhaut führt zum Hornhautreflex mit Lidschluß.

Die Augenlider schützen das Auge vor äußeren Einflüssen. Durch den **Lidschlag** alle 5–10 Sekunden wird der Tränenfilm auf der Hornhaut erneuert. Der **Hornhautreflex** löst bei mechanischer, chemischer oder thermischer Reizung der Hornhaut den reflektorischen Lidschluß aus.

Von außen (vorn) nach innen hat das Augenlid folgenden **Aufbau:**

Drüsenmündungen:
- vor den Wimpern: MOLL-Drüsen
- hinter den Wimpern: ZEISS-Drüsen
- auf dem Lidrand: MEIBOM-Drüsen.

- Lidhaut
- Fettarmes Unterhautgewebe
- Quer verlaufende Fasern des M. orbicularis oculi, der den Lidschluß ermöglicht
- Lidplatte bzw. *Tarsus* als Gerüst des Lides: Ist mit dem Orbitarand mit dem *Septum orbitale* (Abb. 1.5) verbunden
- MEIBOM-Drüse in der Lidplatte (Sekret ist wesentlicher Bestandteil des Tränenfilms)
- Bindehaut des Lides *(Conjunctiva tarsi)*.

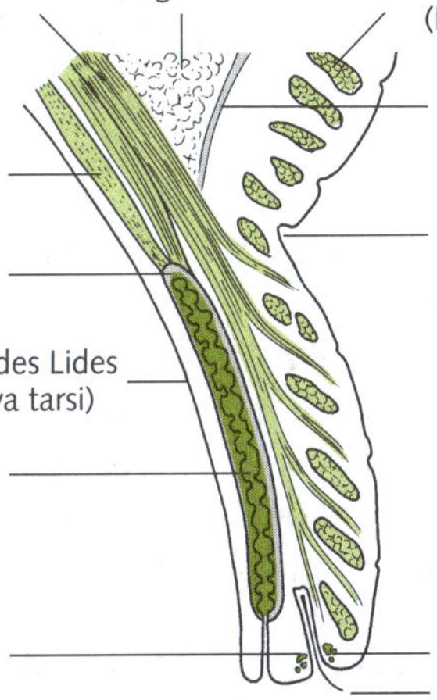

Abb. 1.5 Querschnitt durch das Oberlid. [L157]

Wimpern

Der Lidrand bildet die Grenze zum konjunktivalen Teil des Augenlides. Hier ragen die Wimpern *(Zilien)* hervor, die das Auge vor Schweiß und Fremdkörpern schützen. Vor den Wimpern liegen die MOLL-Drüsen, hinter den Wimpern die ZEISS-Drüsen. Eine Entzündung dieser Drüsen führt zum Gerstenkorn (☞ 3.2.1). Auf dem Lidrand münden die Ausführungsgänge der MEIBOM-Drüsen, deren Entzündung zum Hagelkorn führt (☞ 3.2.2).

Muskulatur der Lider

Durch Zug des M. levator palpebrae (Lidhebermuskel) wird das Lid geöffnet. Sein Ausfall verursacht eine **Ptosis** (☞ 3.1.3). Die glatten Fasern des M. tarsalis inferior und des M. tarsalis superior (MÜLLERscher Lidheber) bestimmen die Ruhelage des Lides. Bei großer Müdigkeit führt ein Tonusverlust zum unaufhaltsamen Schließen des Auges.

Innervation und Funktion der Lidmuskeln:

Tab. 1.3 Muskulatur der Lider, ihre Innervation u. Funktion

Muskel	Nerv	Funktion
M. orbicularis oculi	N. facialis	Lidschluß und Lidschlag
M. levator palpebrae	N. oculomotorius	Lidheber
M. tarsalis superior und inferior	Sympathicus	Offenhalten der Lidspalte

1.3.3 Tränenorgan

Weg der Tränenflüssigkeit:
Tränendrüse
↓
Tränenpünktchen
↓
kleine Tränenkanälchen
↓
Tränensack
↓
Tränennasengang
↓
Mündung in Nasenhöhle.

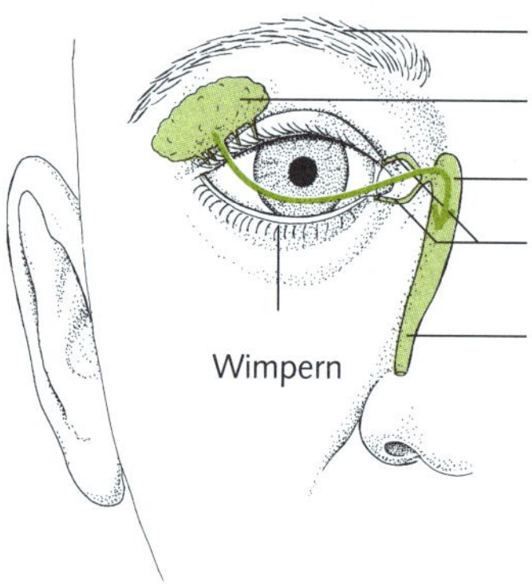

Abb. 1.6 Tränenwege [L190]

Zum Tränenorgan gehören die Tränendrüse und die Tränenwege.

❻ Die Tränendrüse *(Glandula lacrimalis)* liegt temporal (schläfenwärts) oberhalb des Augapfels. Ihre Ausführungsgänge münden in die obere Umschlagsfalte *(Fornix conjunctivae)* zwischen Bindehaut des Augenlides und Bindehaut des Augapfels *(Conjunctiva bulbi)*. Die Tränen benetzen das Auge und gelangen durch Lidschlag zum nasenwärts gelegenen Augenwinkel. Dort werden sie von den Tränenpünktchen *(Puncta lacrimalia)* über die kleinen Tränenkanälchen *(Canaliculi lacrimales)* in den Tränensack *(Saccus lacrimalis)* abgesaugt. Von dort gelangen sie in den Tränennasengang *(Ductus nasolacrimalis)*, der unterhalb der unteren Nasenmuschel in die Nasenhöhle mündet. Deshalb läuft beim Weinen die Nase.

Aufgaben der Tränenflüssigkeit:

Die **Tränenflüssigkeit** besteht aus mehreren Substanzen und hat vielfältige Funktionen:

- Schafft eine optisch günstige Oberfläche durch glatte Abgrenzung zur Luft und Ausgleich kleiner Unebenheiten der Hornhaut
- Ernährt die Hornhaut
- Schwemmt kleine Fremdkörper von der Hornaut fort
- Wirkt bakteriostatisch bzw. bakterizid durch ihren Lysozymgehalt.

Übungsfragen

1. Aus welchen Hüllen bzw. Räumen besteht der Augapfel?
2. Welches sind die funktionell wichtigsten Stellen der Netzhaut?
3. Durch welche Strukturen ist die vordere Augenkammer, durch welche der Kammerwinkel begrenzt?
4. Erläutern Sie Kammerwasserproduktion und -abfluß!
5. Was ist unter der Akkomodation zu verstehen?
6. Wie verlaufen die Tränenwege?

2 Untersuchungsmethoden

2.1 Instrumentarium

- Augenspiegel
- Gonioskop
- Spaltlampe
- Tonometer
- Brillenkasten, Phoropter
- Prisma

Typische Intumente für die augenärztliche Untersuchung sind Augenspiegel, Gonioskop, Spaltlampe, Tonometer, Brillenkasten, Phoropter und Prisma.

Augenspiegel

- Beurteilung von Netzhaut, Netzhautgefäßsystem, Aderhaut, Sehnerv
- Indirekte und direkte Ophthalmoskopie.

❶ Der Augenspiegel, das **Ophthalmoskop,** dient zur Diagnostik des Augenhintergrundes *(Fundus oculi).* So können **Netzhaut** und **Netzhautgefäßsystem, Aderhaut** und **Sehnerv** beurteilt werden. Nach Erweiterung der Pupille mit einem Mydriatikum (pupillenerweiternde Substanz, z.B. Atropin), wird der Patient im abgedunkelten Untersuchungszimmer untersucht. Für die Ophthalmoskopie, auch Augenhintergrundspiegelung oder Fundusuntersuchung genannt, stehen zwei Methoden zur Verfügung:

Indirekte Ophthalmoskopie Mit Hilfe eines umgekehrten Bildes wird der Überblick über den Augenhintergrund und eine Beurteilung seiner Peripherie ermöglicht.
Direkte Opthalmoskopie Über ein aufrechtes Bild wird die Untersuchung von Sehnerv und Makula (gelber Fleck) im Detail ermöglicht.

! **Merke**

Die Pupille darf nur nach ärztlicher Anweisung erweitert werden, nachdem geklärt wurde, daß keine flache Vorderkammer vorliegt. Sonst besteht Gefahr eines Winkelblockglaukomanfalls (☞ 9.2).

Kontaktglas

Beurteilung des Kammerwinkels.

Mit dem **Gonioskop** (Kontaktglas) wird der **Kammerwinkel** untersucht. Dazu wird das Kontaktglas direkt auf die anästhesierte Hornhaut des Patienten aufgesetzt.

Spaltlampe

Beurteilung von Hornhaut, Vorderkammer, Iris, Linse.

❷ Das **Spaltlampenmikroskop** ermöglicht die mikroskopische Beurteilung der vorderen Augenabschnitte **Hornhaut, Vorderkammer, Iris** und **Linse.** Die Untersuchung erfolgt meist mit 10–16facher Vergrößerung.

Brillenkasten

Prüfung des Sehvermögens und Brillenanpassung.

Der **Probiergläserkasten** enthält alle, zur Brillenanpassung benötigten, sphärischen, zylindrischen und prismatischen Gläser (☞ 14) in Kunststoffassungen sowie ein Probiergestell. Heute wird der Probiergläserkasten oft durch die Probierglasscheibe im Phoropter ersetzt.

Phoropter

Der Phoropter ist ein modernes Gerät zur Prüfung des Sehvermögens. Die in einer Probierglasscheibe enthaltenen Probiergläser sind hier für jedes Auge getrennt und gegen Verkratzungen und Verschmutzungen geschützt aufbewahrt. Die Brillenglasbestimmungen für Ferne und Nähe können so bei individueller Kopf- und Körperhaltung des Patienten bequem und genau mit geringem Zeitaufwand durchgeführt werden.

Prisma

Ausgleich fehlerhafter Augenstellungen.

Prismengläser dienen dem Ausgleich fehlerhafter Augenstellungen und werden u.a. bei der Behandlung von verschiedenen Formen des Schielens (☞ 14.5) und bei Amblyopiebehandlung (Schwachsichtigkeit mit verminderter zentraler Sehschärfe) angewandt.

2.2 Prüfung der Sehschärfe, der Brechungszustände und des Gesichtsfeldes

2.2.1 Sehleistung und Sehschärfe

Dioptrie: Maßeinheit für die Brechkraft eines optischen Systems.

Die **Sehleistung** oder der sog. **Rohvisus** ist ein Maß für das maximale optische Auflösungsvermögen des Auges in der Fovea centralis (zentraler Teil des gelben Fleckes) bei Prüfung **ohne Brillengläser:** sine correctione = s.c.

Die **Sehschärfe** ist ein Maß für das maximale optische Auflösungsvermögen des Auges in der Fovea centralis bei bestmöglicher Korrektur **mit Brillengläsern:** cum correctione = c.c.

Die Sehschärfe hat den Wert 1,0 (bzw. 100 %), wenn das optische Auflösungsvermögen 1 Bogenminute beträgt. Bei guten Lichtverhältnissen kann das Auge zwei Punkte gerade noch auseinanderhalten, wenn die davon ausgehenden Strahlen zueinander einen Winkel von einer Minute (1'=1/60 Grad) bilden. Nicht selten werden auch höhere Werte (z.B. 1,2 bzw. 120 %) ermittelt; für viele Bereiche des täglichen Lebens genügt jedoch eine Sehschärfe zwischen 0,5–0,6 bzw. 50–60 %.

2.2.2 Brechungszustände und Sehschärfe

Brechkraft

Emmetropie: Normzustand der Brechkraft des Auges.

❸ Die Maßeinheit für die Brechkraft eines optischen Systems ist die **Dioptrie** (dpt). Sie ist als Kehrwert der Brennweite in Metern definiert. Es gilt: 1 dpt = 1/1 m, 2 dpt = 1/2 m = 50 cm. Die **Gesamtbrechkraft** des Auges setzt sich aus der Brechkraft der Hornhaut und der Brechkraft der Linse zusammen. Sie beträgt ca. 60–75 dpt. Die Differenz von 15 dpt ist mit der natürlichen Akkomodationsfähigkeit der Linse im Auge zu erklären. Dieser **Normzustand** der Brechkraft des Auges wird als **Emmetropie** bezeichnet.

Fernseh- und Nahsehschärfe

Prüfung der Sehschärfe:
- mit Sehtesttafeln
- bei schwacher Sehschärfe mit Fingerzählen, Handbewegungen oder Lichtlokalisation.

Die **Fernsehschärfe** (Fern*visus)* wird aus einer Entfernung von 5 m mit Hilfe standardisierter Sehtesttafeln geprüft. Dabei wird die kleinste noch lesbare Buchstaben -, Zahlen -, bzw. Zeichenreihe ermittelt. Das Ergebnis wird in Brüchen bzw. Dezimalzahlen oder Prozent (s. o.) angegeben. Oberhalb des Bruchstrichs steht die Prüfentfernung (z.B. 5 m), und unterhalb des Bruchstrichs die Entfernung, aus der ein Normalsichtiger das Sehzeichen noch lesen kann (z.B. 50 m). Diese ist bei den Sehzeichen vermerkt. Der daraus resultierende Bruch (z.B. 5 m/50 m) ergibt die Sehschärfe (z.B. 0,1 = 10 %).

Die **Nahsehschärfe** (Nah*visus)* wird entsprechend von Sehtesttafeln in einer Entfernung von 30 cm geprüft. Bei sehr schwacher Sehschärfe versucht der Patient, Finger aus 1 m Entfernung zu zählen, Handbewegungen dicht vor dem Auge zu erkennen oder Lichtschein aus unterschiedlichen Richtungen wahrzunehmen (Lichtlokalisation).

2.2.3 Gesichtsfeldprüfung

❹ Das **Gesichtsfeld** ist der Bereich, in dem bei geradeaus gerichtetem Blick in der Peripherie noch Objekte wahrgenommen werden können. Gesichtsfeldausfälle werden als **Skotome** bezeichnet.

- Konfrontationsversuch: grober Überblick
- Perimetrie: objektive Einschätzung.

Konfrontationsversuch (Parallelversuch)

Ein sehr **grober Überblick** über das Gesichtsfeld ist anhand des Konfrontations- bzw. Parallelversuches möglich. Untersucher und Patient stehen oder sitzen sich im Abstand von einer Armlänge gegenüber. Beide schließen das jeweils gegenüberliegende Auge (z.B. Patient rechtes Auge und Untersucher linkes Auge) und fixieren sich mit dem geöffneten Auge. Der Untersucher bewegt einen Finger aus vier Richtungen kommend (schläfenwärts von oben und unten, nasal von oben und unten) in der zwischen ihnen liegenden Mittelebene zum Auge hin. Das Gesichtsfeld des Patienten wird auf diese Weise grob mit dem des Untersuchers verglichen.

Perimetrie

Die Perimetrie ermöglicht eine **objektive Einschätzung** des Gesichtsfeldes. Der Patient schaut dabei in eine Halbkugel, in der Lichtpunkte projiziert werden. Es werden zwei Methoden unterschieden:

Schwellenwertbestimmung

Die Bestimmung der Empfindlichkeitsschwellen für weißes und farbiges Licht ermöglicht den Nachweis sehr kleiner Gesichtsfeldausfälle und hat große Bedeutung in der Diagnostik des Grünen Stars (☞ 9).

Bestimmung von Linien gleicher Empfindlichkeit

Verschiedene Reizmarken werden von außerhalb des Gesichtsfeldes nach innen geführt. Die Stellen, an denen die Reizmarke gerade gesehen wurde, werden notiert und miteinander verbunden. Verschiedene Reizmarken ergeben so Linien gleicher Empfindlichkeit, sog. **Isopteren.**

2.3 Augeninnendruckmessung

- Normwert: 10–21 mmHg
- Methoden: Palpation und Tonometrie.

Normwerte

Der mittlere Augeninnendruck (intraokularer Druck) liegt bei 15 mmHg (normaler Druck von 10–21 mmHg). Höhere Werte können auf einen Grünen Star (☞ 9) hinweisen.

2.3.1 Palpation

Zur Orientierung für den Augeninnendruck wird der Bulbus palpiert (betastet). Bei geschlossenen Augen blickt der Patient nach unten und der Untersucher palpiert beide Bulbi zugleich.

Größere Druckdifferenzen oder steinharte Bulbi wie beim akuten Glaukom (☞ 9.2) können so festgestellt werden.

2.3.2 Tonometrie

- Applanationstonometrie
- Impressionstonometrie.

❺ Der Augeninnendruck kann anhand von **zwei Verfahren** mit dem Tonometer genau gemessen werden.

Applanationstonometrie nach GOLDMANN

Das Applanationstonometer wird im Sitzen oder im Liegen des Patienten angewandt und ist an der Spaltlampe befestigt. Vor der Messung wird die Hornhaut des Patienten anästhesiert. Das Meßkörperchen des Applanationstonometers wird mit der Hornhaut so weit in Kontakt gebracht, daß eine bestimmte Fläche der Hornhaut gleichmäßig abgeplattet *(applaniert)* ist. Die dazu notwendige Kraft wird gemessen und der so ermittelte Augeninnendruck direkt abgelesen. Vorteil dieser Methode ist, daß die Messung von der individuell verschiedenen Dehnungsfähigkeit der Hornhaut und Lederhaut weitgehend unabhängig ist.

Impressionstonometrie nach SCHIÖTZ

Der kleine Senkstift des Impressionstonometers wird auf die anästhesierte Hornhaut aufgesetzt und dellt diese ein. Je geringer der Augeninnendruck ist, desto tiefer drückt der Senkstift die Hornhaut ein. Anhand einer Eichtabelle wird über den gemessenen Wert der Augeninnendruck ermittelt. Die Impressionstonometrie wird heute nur noch selten angewandt, da die Resultate von der individuell verschiedenen Dehnungsfähigkeit der Augenhüllen beeinflußt werden. Beispielsweise sind bei Kurzsichtigkeit (☞ 14.2) Hornhaut und Lederhaut stärker dehnbar als beim Gesunden.

2.4 Beurteilung der Pupillen und Lider

2.4.1 Beurteilung der Pupillen

Normal: rund, mittelweit, isokor (gleiche Weite).

❻ Die Pupillen werden nach ihrer Größe, Form, Reaktion und Seitengleichheit beurteilt. Normalerweise ist die Pupille **rund,** bei mittlerer Beleuchtung **mittelweit** (ca. 3 mm) und beide Pupillen zeigen eine **gleiche Weite** auf, eine sog. **Isokorie.** Reagieren die Pupillen unterschiedlich, liegt eine **Anisokorie** (Seitenungleichheit) vor.

- Direkte Lichtreaktion: Verengung der beleuchteten Pupille
- Indirekte Lichtreaktion: Verengung der Pupille des nicht-beleuchteten Auges bei beleuchtetem anderen Auge
- Naheinstellungsreaktion.

❼ Bei der Pupillenreaktion wird die **direkte Lichtreaktion,** bei der sich die Pupille bei Lichteinfall prompt verengt, von der **indirekten Lichtreaktion,** bei der sich die Pupille bei Lichteinfall ins *andere* Auge verengt, unterschieden.

Naheinstellungsreaktion

Wechselt der Blick aus der Ferne zu einem Objekt in der Nähe kommt es zur

- **Konvergenz der Bulbi:** beide Augäpfel bewegen sich gleichzeitig nach innen
- **Miosis:** Verengung der Pupillen
- **Akkomodation:** Anpassung der Linsenkrümmung (Tab. 1.2).

Dadurch ergibt sich ein scharfes Bild des nahen Objektes auf der Netzhaut.

Die Naheinstellungsreaktion wird geprüft, indem der Untersucher einen Finger oder Gegenstand bis ca. 20 cm vor die Augen des Patienten führt. So können Konvergenz und Miosis beobachtet werden.

2.4.2 Beurteilung der Lidbindehaut

Ektropionieren

Zur Beurteilung der Lidbindehaut und zur Entfernung von Fremdkörpern werden Ober- bzw. Unterlid **ektropioniert:** Dabei wird das Oberlid z.B. um einen Glasstab nach oben gewendet bzw. das Unterlid mit dem Finger nach unten gezogen.

? Übungsfragen

❶ Welche Bestandteile des Auges lassen sich mit dem Augenspiegel beurteilen?

❷ Welche Bestandteile des Auges lassen sich mit der Spaltlampe beurteilen?

❸ Was ist die Dioptrie?

❹ Was ist das Gesichtsfeld und wie erfolgt die Gesichtsfeld prüfung?

❺ Wie kann der Augeninnendruck gemessen werden?

❻ Wonach wird die Pupille beurteilt?

❼ Wie unterscheiden sich direkte und indirekte Lichtreaktion?

3 Erkrankungen der Lider

3.1 Fehlstellungen und Anomalien der Lider

3.1.1 Ektropium

Formen:
- Seniles Ektropium
- Narbenektropium
- Paralytisches Ektropium.

❶ Bei einem Ektropium ist das Oberlid **auswärts** gedreht oder das Unterlid hängt herab.

Ursachen und Formen

- Erschlaffung des Bindegewebes beim senilen Ektropium (häufigste Form)
- Narbenektropium bei Narbenkontrakturen am Unterlid
- Lähmung des M. orbicularis oculi (ringförmiger Lidmuskel) bei Fazialisparese: paralytisches Ektropium und Lagophthalmus (☞ 3.1.4).

Klinik und Diagnostik

- Tränenträufeln *(Epiphora)* durch Auswärtsdrehung des Tränenpünktchens *(Eversio puncti lacrimalis)*
- Reizungen und Entzündungen der Konjunktiva
- Austrocknen der Binde- und Hornhaut, evtl. Keratitis é lagophthalmo (☞ 6.4).

Ein Ektropium kann bereits mit Blickdiagnostik beurteilt werden.

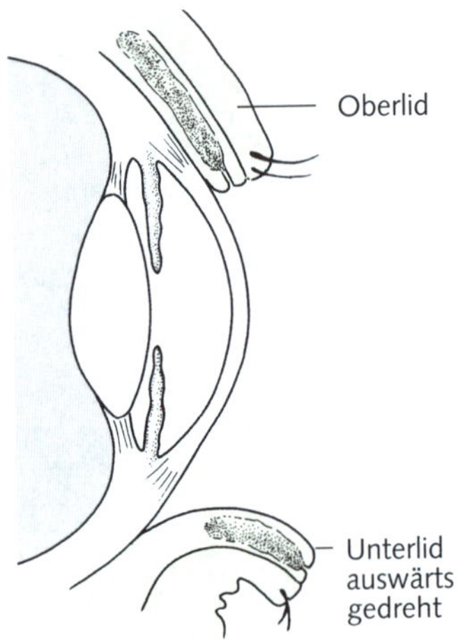

Abb. 3.1 Ektropium [L157]

Therapie und Prognose

- Operativ: keilförmige Exzision aus dem tarsalen Bindegewebe mit nachfolgender Naht, beim Narbenektropium jedoch schwierig
- Gute Prognose, jedoch relativ häufig Zweit-OP erforderlich.

3.1.2 Entropium

❶ Beim Entropium ist die Lidkante **einwärts** gedreht.

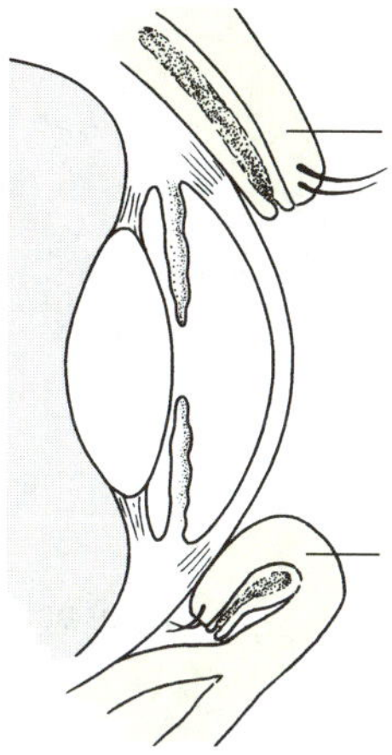

Abb. 3.2 Entropium [L157]

Formen:
- Seniles Entropium
- Narbenentropium.

Ursachen und Formen

- Erschlaffung des Bindegewebes und Spasmus des M. orbicularis oculi (oft Unterlid) beim **Entropium senile** *(spasticum)*
- Verletzungen, Verätzungen, Entzündungen oder Trachom, häufig am Oberlid: **Narbenentropium** *(Entropium cicatricium)*.

Klinik und Diagnostik

- Schmerzhafte Hornhautreizung und Epitheldefekte durch Trichiasis (☞ 3.3.4)
- Hornhautulzerationen und -vaskularisationen sind möglich
- Blickdiagnostik.

Therapie und Prognose

Die Operation ist Therapie der Wahl. Beim Narbenentropium ist die Therapie schwierig.

Die Prognose ist gut, jedoch ist relativ häufig eine zweite Operation erforderlich.

3.1.3 Ptosis

❷ Das Herabhängen des Oberlids wird als **Ptosis** bezeichnet.

Formen:
- Angeborene Ptosis
- Senile Ptosis

Ursachen und Formen

- Angeboren und meist beidseitig: **Ptosis congenita**
- **Senile Ptosis** durch Schwäche der Levatorsehne bzw. Atrophie des Levatoransatzes am Tarsus bedingt

Augenheilkunde

- Paralytische Ptosis
- Myogene Ptosis.

- Paralytisch
  - Lähmung des M. levator palpebrae (Lidheber) bei Okulomotoriuslähmung: **Ptosis paralytica**
  - Lähmung des M. tarsalis bei HORNER-Syndrom (☞ 13.1.2) durch Ausfall von Bahnen des Sympathicus: **Ptosis sympathica**
- **Myogene Ptosis:** muskuläre Ursachen, meist infolge Muskelschwäche *(Myasthenie).*

Klinik

- Gefahr der Amblyopie (☞ Glossar) bei Ptosis congenita
- Im Erwachsenenalter Einschränkungen des Gesichtsfeldes und Sehstörungen des zentralen Sehens.

Therapie und Prognose

Operation bei ungleicher Lidspalte und frühzeitige Operation, falls die Pupille verdeckt ist, um die Ausbildung einer Schwachsichtigkeit als Folge des Ausschlusses eines Auges vom Sehen *(Deprivationsamblyopie bei Ptosis congenita)* oder eines Strabismus (☞ 14.5) vorzubeugen.

3.1.4 Lagophthalmus

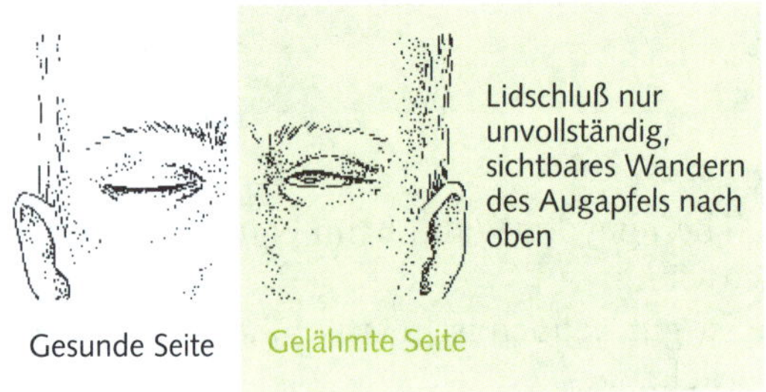

Abb. 3.3 Periphere Fazialisparese links, fehlender Lidschluß. [L190]

Ein **Lagophthalmus** bezeichnet einen inkompletten Lidschluß. Lagophthalmus bedeutet »Hasenauge«, abgeleitet von dem Irrtum, Hasen würden mit offenen Augen schlafen.

Ursachen

- Ausfall des M. orbicularis oculi (ringförmiger Lidmuskel) durch Lähmung des N. facialis
- Starker Exophthalmus
- Narbenektropium
- Koma.

Klinik

Durch den unvollständigen Lidschluß reißt der Tränenfilm ab und die Hornhaut trocknet – insbesondere nachts und im unteren Bereich – aus. Dies kann zur Keratitis é lagophthalmo (☞ 6.4) mit Gefahr des Hornhautulkus führen.

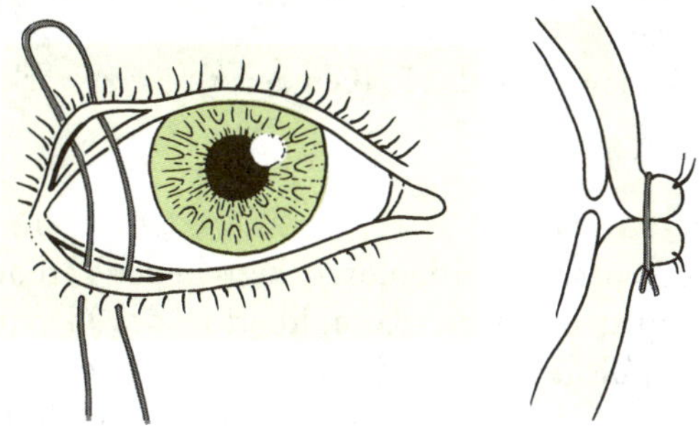

Abb. 3.4 Temporäre Blepharorrhaphie. [L157]

Therapie und Prognose

- Konservativ
  - Antibiotische und pflegende Augensalben
  - Uhrglasverband zur Bildung einer feuchten Kammer, um das Austrocknen der Hornhaut zu verhindern
- Operativ
  - Teilweiser oder vollständiger temporärer Verschluß der Lider: **Blepharorrhaphie** bzw. **Tarsorrhaphie** (Abb. 3.4).

Die Prognose ist abhängig von der Rückbildung bzw. Korrektur des Lagophthalmus.

3.2 Entzündungen der Lider

3.2.1 Gerstenkorn

- Hordeolum externum: akute Entzündung der ZEISS-Drüsen oder MOLL-Drüsen
- Hordeolum internum: akute Entzündung der MEIBOM-Drüsen.

❸ Das Gerstenkorn *(Hordeolum)* ist eine akute eitrige, meist durch Staphylokokken verursachte, Entzündung im Bereich der Lidkante.

❹ Als Formen werden die seltene Form **Hordeolum externum** in den ZEISS- oder MOLL-Drüsen von der häufigen Form **Hordeolum internum** in den MEIBOM- Drüsen (Abb. 1.5) unterschieden.

Klinik und Diagnostik

Das Lid ist geschwollen, gerötet und sehr schmerzhaft, gelegentlich ist die Bindehaut beteiligt. Später lokalisierter schmerzhafter Abszess mit oftmals spontanem Durchbruch *(Perforation)*. Bei der Diagnose müssen allergische Lidschwellung und Orbitaphlegmone (☞ Prognose) abgegrenzt werden.

Therapie

- Wärme (Infrarotstrahlung) fördert eine schnellere Abkapselung oder den Durchbruch der Entzündung
- Lokale Antibiotika verhindern die Ausbreitung auf andere Lidranddrüsen

- Evtl. Stichinzision (von innen), falls das Hordeolum nicht spontan perforiert
- Bei Kindern Verband, um das Reiben der Augen zu verhindern.

Prognose und Komplikation

Bei häufigen Rezidiven, sog. **Hordeolosen,** besteht der Verdacht auf Diabetes mellitus. Mögliche Komplikation des Gerstenkorns ist die **Orbitaphlegmone,** bei der sich die Infektion in der gesamten Orbita ausbreitet. Durch Weiterleitung der Keime kann eine Sinuscavernosus-Thrombose als lebensbedrohliche Komplikation entstehen.

3.2.2 Hagelkorn

Chronische Entzündung der MEIBOM-Drüsen.

❸ Das Hagelkorn *(Chalazion)* ist die chronische Entzündung unklarer Ursache mit Sekretstau in den MEIBOM- Drüsen.

Klinik und Diagnostik

Die Symptome entwickeln sich langsamer als beim Gerstenkorn. Beim Ektropionieren (☞ 2.4.2) fällt ein kleiner, harter, gelber Knoten im Lid auf. Differentialdiagnostisch muß an ein Talgdrüsenkarzinom der MEIBOM-Drüsen oder ein Basaliom (☞ 3.3.2) gedacht werden.

Therapie und Prognose

Im Anfangsstadium wird das Hagelkorn mit antibiotischen Salben behandelt; ansonsten operativ entfernt. Es kommt selten zur spontanen Rückbildung. Ständige Rezidive können auf einen Diabetes mellitus hinweisen.

3.2.3 Blepharitis

Schuppende Entzündung des Lidrandes.

Die Blepharitis ist eine schuppende Entzündung des Lidrandes. Die Ursachen liegen in einer seborrhoischen Disposition der Haut, Infektionen mit Bakterien (z.B. Staphylokokken), Pilzen (z.B. Candida) oder Parasiten (z.B. Filzläuse). Begünstigt wird die Blepharitis durch Staub und Rauch.

Klinik und Diagnostik

2 Formen:
- Blepharitis squamosa
- Blepharitis ulcerosa.

- **Blepharitis squamosa:** Jucken und Brennen sowie Rötung und Schwellung der Lidränder, Hautschüppchen zwischen den Wimpern
- **Blepharitis ulcerosa** (geschwüriger Zerfall): gelbliche Krusten auf den Lidrändern und der angrenzenden Haut, Wim-

pern fallen aus oder wachsen in die falsche Richtung (*Trichiasis* ☞ 3.3.4).

Therapie und Prognose

Lidrandhygiene (z.B. mit Babyshampoo) bringt Besserung, antibiotische Behandlung zur Bekämpfung der Staphylokokken-Superinfektion für zwei Wochen

- *Blepharitis squamosa:* kurzfristig Anwendung von Breitspektrumantibiotika (z.B. Erythromycin-Augensalbe), begrenzte Anwendung von lokalen Kortikosteroiden
- *Blepharitis ulcerosa:* sofortige Therapie mit Breitspektrumantibiotika (z.B. Erythromycin-Augensalbe oder Gentamycin-Augensalbe).

Bei der Blepharitis ulcerosa kommt es ohne wirksame Therapie zum raschen Ausfallen der Wimpern (wachsen nie wieder nach) und es kann eine narbig abgerundete Lidkante entstehen.

3.3 Weitere Erkrankungen der Lider

3.3.1 Lidödem

Das Lidödem ist eine Schwellung der Lidhaut. Es kann durch lokale Infektionen, allergische Reaktionen, allgemeine Infektionskrankheiten, beim Myxödem (bei Hypothyreose) und typischerweise bei Nierenerkrankungen auftreten.

3.3.2 Basaliom

- Häufigster maligner Tumor des Augenlides
- Risikofaktor: Sonnenexposition.

Das Basaliom (Basalzellkarzinom) tritt häufig bei älteren Menschen auf und ist der **häufigste maligne Tumor** des Augenlides. Starke Sonnenexposition erhöht das Risiko.

Klinik und Diagnostik

Derber schmerzloser Knoten, häufig in der Nähe des Lidrandes, mit zentraler Eindellung oder Ulzeration. Langsames zerstörendes Wachstum auch in die Tiefe. Einwachsen in die Nebenhöhlen und in das Schädelinnere möglich. Der Tumor setzt keine Metastasen.
Die Abklärung erfolgt histologisch nach einer Probeexzision.

Therapie und Prognose

Ggf. kryochirurgische Entfernung.

Wegen Gefährdung der Lidfunktion wird der Tumor möglichst früh vollständig operativ entfernt. Evtl. Kryochirurgie (Kälteverödung mit flüssigem Stickstoff), falls dadurch die Tränenpünktchen geschont werden können. Eine Bestrahlung ist schwierig.

3.3.3 Xanthelasma

- Flächenhafte Lipideinlagerung in der Lidhaut
- Pathologisch bedeutungslos.

❺ Ein Xanthelasma tritt oft bei Diabetikern oder Patienten mit Fettstoffwechselstörungen *(Hyperlipidämie)* auf. Es sind gelbliche, flächenhafte Lipideinlagerungen in der Lidhaut am Oberlid oder im Augenwinkel. Gelegentlich sind sie aus kosmetischen Gründen störend.

Therapie und Prognose

Entfernung mit CO_2- Laser.

Das Xanthelasma ist pathologisch bedeutungslos. Eine operative Entfernung ist aus kosmetischen Gründen selten notwendig und erfolgt dann mit dem CO_2-Laser. Gute Prognose, jedoch häufige Rezidive, da oft nicht alle Lipidinseln entfernt werden können.

3.3.4 Trichiasis

Scheuern Wimpern durch falsche Stellung oder Wachstumsrichtung auf der Hornhaut, liegt eine **Trichiasis** vor. Meist ist sie durch ein Entropium (☞ 3.1.2), eine Blepharitis (☞ 3.2.3), ein Chalazion (☞ 3.2.2) oder ein Hordeolum (☞ 3.2.1) bedingt. Typische Symptome sind Fremdkörpergefühl, Tränenfluß und *Erosio corneae* (Epitheldefekt der Hornhaut).

Die Therapie besteht in der **Epilation** (Haarentfernung). Falls die Haarwurzel mitentfernt wird, ist die Prognose gut.

? Übungsfragen

❶ Wie unterscheiden sich Ektropium und Entropium?

❷ Wodurch ist eine Ptosis gekennzeichnet?

❸ Wie unterscheiden sich Gerstenkorn und Hagelkorn?

❹ Welche zwei Arten des Hordeolums gibt es?

❺ Was ist ein Xanthelasma?

4 Erkrankungen der Tränenorgane

4.1 Entzündungen und Tumoren der Tränendrüse

4.1.1 Akute Dakryoadenitis

Tritt meist einseitig auf mit Druckschmerz.

❶ Eine akute Dakryoadenitis (Entzündung der Tränendrüse) tritt meist einseitig und oft in Verbindung mit **Allgemeininfekten** wie Scharlach, Masern, Mumps oder grippalen Infekten auf.

Klinik und Diagnostik

Typisch: paragraphenförmige Verformung der Lidspalte.

- Druckschmerz
- Schwellung und Rötung des oberen Lidrandes mit Ödem bis hin zur Chemosis (entzündliche Schwellung der Bindehaut)
- Vermehrte Tränensekretion
- Typisch: paragraphenförmige Verformung der Lidspalte
- Fieber.

Differentialdiagnose: Gerstenkorn (☞ 3.2.1) des Oberlides, Raumforderung in der Orbita.

Therapie und Prognose

Therapie abhängig von Grunderkrankung, anfangs milde Wärme, ggf. Antibiotika.

- Die Therapie ist abhängig von der Grunderkrankung
- Anfangs milde Wärme
- Systemische Antibiotikatherapie.

Komplikationen sind Abszeßbildung und Orbitaphlegmone (☞ 3.2.1).

4.1.2 Chronische Dakryoadenitis

Autoimmunologische Ursachen.

➊ Die chronische Dakryoadenitis hat **autoimmunologische Ursachen** und tritt bei Infektions- oder Systemerkrankungen, z.B. Trachom, Tuberkulose, Syphilis, Leukämieformen oder rheumatischen Erkrankungen auf.

- Tritt ein- oder beidseitig auf ohne Druckschmerz
- Pathologischer SCHIRMER-Test.

Klinik und Diagnostik

- Ein- oder beidseitig derb tastbare Tränendrüse
- Verschiebliche Schwellung, nicht druckschmerzhaft
- Pathologischer SCHIRMER-Test (☞ 6.2).

Therapie abhängig von Grunderkrankung.

Therapie und Prognose

Die Therapie richtet sich nach der Grundkrankheit. Spätfolge kann eine *Hyposekretion* (verminderte Sekretion) der Tränendrüse sein.

4.1.3 Tumoren der Tränendrüse

Tumoren und **Pseudotumoren** der Tränendrüse kommen in Form von Schwellungen im temporalen oberen Orbitabereich vor und treten vor allem bei Erwachsenen auf.

Klinik und Diagnostik

Sie sind meist schmerzlose, durch das Oberlid tastbare Knoten. Es kommt zur Verdrängung des Augapfels typischerweise nach nasal unten mit Einschränkung der Lidbewegung und des Lidschlusses. Evt. sehen die Patienten Doppelbilder, und es tritt eine *Pseudoptose* (scheinbares Herabhängen des Lides) auf.

Die Diagnose wird über die Echographie, das CT und die Histologie gestellt.

Therapie und Prognose

Die Therapie ist vom Tumor abhängig, evtl. operative Entfernung des gesamten Tumors. Tränendrüsenmischtumoren sind schwer im Gesunden zu entfernen, da sie weit in die Orbita vordringen.

4.2 Abflußbehinderungen der Tränenwege

Abflußbehinderungen *(Stenosen)* der Tränenwege können angeboren oder erworben sein.

Formen:
- Angeborene Tränenwegstenose
- Erworbene Tränenwegstenose.

Klinik und Diagnostik

Angeborene Tränenwegstenose

❷ Verschluß der Schleimhautmembran (HASNER-Klappe) an der Einmündung des Tränennasenganges in die Nase. Dadurch kommt es zu einem Rückstau der Tränenflüssigkeit und zum Tränenträufeln mit eitrigem Sekret im inneren Lidwinkel.

Erworbene Tränenwegstenose

Narben nach Entzündungen, Verletzungen oder Verbrennungen am Auge können zur Tränenwegstenose führen, die dann meist einseitig auftritt.

Therapie und Prognose

Angeborene Tränenwegstenose

Der Verschluß muß möglichst schnell behoben werden, da eine narbige *Obstruktion* (Verlegung) sonst sehr wahrscheinlich ist.

- Spontane Öffnung des Tränennasenganges in den ersten Lebenswochen abwarten
- Massage des Tränensackes → Druckerhöhung → Platzen der Membran
- Spülung der Tränenwege durch den Augenarzt
- Sondierung des Ganges durch das obere Tränenpünktchen mit einer BOWMAN-Sonde.

Erworbene Tränenwegstenose

Spülungsversuche sind meist erfolglos. Oft ist eine mikrochirurgische Operation mit Bildung eines neuen Abflußweges erforderlich: **Dakryozystorhinostomie** nach TOTI = Öffnung der hinteren Tränensackwand zum Nasenlumen hin.

4.3 Entzündungen des Tränensacks

Eine **Tränensackentzündung** *(Dakryozystitis)* ist oftmals Folge von Stenosen der ableitenden Tränenwege. Erreger sind meist Pneumo-, Strepto- oder Staphylokokken.

Klinik und Diagnostik

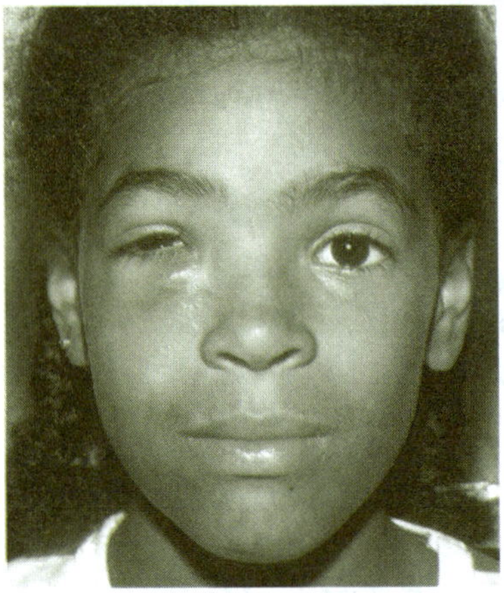

Abb. 4.1 Dakryozystitis [T132]

Akute Dakryozystitis

Oftmals vorhergehende chronische Entzündung. Begleitödem und Mitentzündung des umgebenden Gewebes *(Dakryophlegmone),* Rötung, heftiger Druckschmerz, Anschwellen der regionären Lymphknoten, konjunktivaler Reizzustand, subfebrile Temperaturen.

Chronische Dakryozystitis

Einseitiges Tränenträufeln. Gelegentlich therapieresistente sekundäre Konjunktivitis, Tränensack kann schmerzlos geschwollen sein. Entleerung von schleimig-eitrigem Sekret bei Druck auf den erweiterten Tränensack.

Therapie und Prognose

Akute Dakryozystitis

- Systemische hochdosierte Antibiotikagabe, lokale antibiotische Salben, lokale Wärme, Bettruhe
- Bei starker Schwellung Schnittöffnung *(Inzision)* des Tränensacks
- Keine Spülung der Tränenwege im akuten Stadium, um weitere Verletzungen zu vermeiden
- Nach Abklingen der akuten Symptome Lokalisation eines eventuellen Verschlusses, Sanierung des Tränensackes mit der Operation nach TOTI (☞ 4.2).

Die **chronische Dakryozystitis** wird mit der Operation nach TOTI (☞ 4.2) behoben.

Komplikationen

- Tränensackphlegmone
- Sinus-cavernosus-Thrombose (direkte Verbindung zum Sinus cavernosus über V. angularis)
- Hornhautulkus bei oberflächlichen Epithelläsionen.

Übungsfragen

❶ Bei welchen Erkrankungen kommt es zur Entzündung der Tränendrüse und wie unterscheiden sich die akute und die chronische Form der Dakryoadenitis?

❷ Woran muß bei Tränenträufeln kurz nach der Geburt gedacht werden?

5 Erkrankungen der Bindehaut

5.1 Bindehautentzündung

Ursachen:
- nichtinfektiös
- infektiös
- allergisch.

❶ Die Entzündung der Bindehaut *(Konjunktivitis)* ist eine der häufigsten Erkrankungen des Auges. Die Ursachen können **nichtinfektiös** (z.B. durch Fremdkörper, Verätzungen, Verletzungen), **infektiös** (z.B. durch Bakterien oder Viren) oder **allergisch** (z.B. durch Pollen, Kosmetika, Medikamente) sein. Wichtig ist die genaue Abklärung der Ursache, um gezielt behandeln zu können.

Klinik und Diagnostik

- Rötung der Konjunktiven
- Jucken
- Typische Abwehrtrias
- Chemosis.

Das klinische Bild wird durch Art und Intensität des pathogenen (krankheitsverursachenden) Reizes bestimmt. Die häufigsten Symptome einer Konjunktivitis sind:

- **Konjunktivale Injektion:** »rotes Auge« durch vermehrte Füllung der Bindehautgefäße, besonders Lidwinkel und Lidbindehaut *(Konjunktiva tarsi)*. Eine Rötung in der Umgebung der Hornhaut spricht für einen Hornhautprozeß.
- **Jucken** (besonders bei allergischer Ursache), Brennen, Fremdkörpergefühl (»Sand im Auge«)
- ❷ **Abwehrtrias:**
  - Lichtscheu, auch *Photophobie* genannt
  - Vermehrte Tränenbildung
  - Blepharospasmus (krampfhafter Verschluß der Lidspalte bei schweren Schmerzen)
- **Chemosis:** Schwellung der Bindehaut bis zum glasigen Ödem
- **Sekretion:** wäßrig, schleimig oder – bei bakterieller Infektion – eitrig.

! Merke

Einseitige Konjunktivitiden sind häufig gefährlicher als beidseitige, da sie auf eine Virusinfektion hinweisen.

Die Diagnostik wird anhand einer ausführlichen Anamnese und dem Lokalbefund gestellt.

5.1.1 Keratoconjunctivitis sicca

Durch Tränenmangel verursacht.

❸ Die Keratoconjunctivitis sicca wird häufig durch Tränenmangel hervorgerufen, u.a. bei verminderter Tränenproduktion im Alter, Allgemeinerkrankungen aus dem rheumatischen Formenkreis (z.B. SJÖGREN-Syndrom) oder Medikamenteneinnahme (z.B. lokale Kortisonpräparate, Hormonpräparate).

Klinik

Quälendes Brennen und Trockenheitsgefühl.

Chronische und sehr therapieresistente Bindehautentzündung mit quälendem Brennen und Trockenheitsgefühl. Ist in schweren Fällen die Hornhaut mitbeteiligt, liegt eine **Keratokonjunktivitis** vor.

Therapie und Diagnostik

Künstliche Tränen, ggf. Verödung der Tränenpünktchen.

- Künstliche Tränen in Form von Augentropfen mit leicht viskösem Zusatz
- Verödung der Tränenpünktchen oder Verschluß mit Silikonstöpseln, um die Restmenge der Tränen für die Befeuchtung zu nutzen
- In jedem Falle muß eine Infektion ausgeschlossen werden.

Prognose

Oft langwieriger Verlauf.

Der Krankheitsverlauf ist oftmals langwierig und von anhaltenden Beschwerden gekennzeichnet.

5.1.2 Allergische Konjunktivitis

Formen:
- Akute allergische Konjunktivitis
- Chronische allergische Konjunktivitis
- Riesenpapillenkonjunktivitis.

❸ Man unterscheidet die **akute** allergische Konjunktivitis (Heuschnupfen-Konjunktivitis) und die **chronische** allergische Konjunktivitis *(Conjunctivitis vernalis)*. Die **Riesenpapillenkonjunktivitis,** die z.B. bei Kontaktlinsenträgern vorkommt, gleicht in jeder Beziehung der Conjunctivitis vernalis.

Akute allergische Konjunktivitis

Die Ursachen der akuten allergischen Konjunktivitis sind sehr vielfältig, z.B. Allergien auf Pollen, Bakterientoxine, Medikamente, Kosmetika oder Tierhaare.

Klinik

- Exsudativ, starke Tränensekretion
- Rötung und Schwellung der Bindehaut mit brennenden Schmerzen
- Oft begleitet von Schnupfen und Entzündung der Rachenschleimhaut.

Therapie

Die Therapie liegt in der Gabe von Augentropfen mit Kortikosteroiden und systemischen Antihistaminika.

Chronische allergische Konjunktivitis

Bei der chronischen allergischen Konjunktivitis *(Conjunctivitis vernalis)* handelt es sich um eine **Immunreaktion** mit familiärer Häufung, wobei vorwiegend Jungen im Kindes- und Jugendalter betroffen sind. Sie tritt besonders vom Frühjahr bis zum Herbst auf.

Klinik

- Gewebeproliferationen (Gewebewucherungen) der Bindehaut am Oberlid mit »pflastersteinartigem« Aussehen
- Lichtscheu, Juckreiz und Fremdkörpergefühl
- Tränen und geringe Mengen schleimig-zähes Sekret.

Therapie

Die Therapie besteht in der Gabe von Augentropfen mit Kortikosteroiden und Antihistaminika, Acetylcystein-Gel sowie dem Tragen von Lichtschutzgläsern. Die Dauerprophylaxe erfolgt mit Cromoglycinsäure als Mittel der Wahl. Nach Allergietest kann langfristig eine Desensibilisierung gegen die auslösenden Pollen-Antigene erfolgen (☞ Dermatologie 4.2.2).

! Merke

Kortisontropfen nur zeitlich begrenzt anwenden, da sonst schwerwiegende Nebenwirkungen wie Glaukom, Hornhautulzera und Linsentrübungen auftreten können. Günstiger ist eine gezielte und zeitlich begrenzte hochdosierte Anwendung mit anschließend ausschleichender Dosierung.

Prognose

Die Prognose der chronischen allergischen Konjunktivitis ist günstig. Sie verläuft in der Regel über mehrere Wochen oder

Monate mit jährlichen Rezidiven. Schließlich kommt es zur Ausheilung.

5.1.3 Infektiöse Konjunktivitis

Bakterielle Konjunktivitis

Formen:
- Bakterielle Konjunktivitis
- Chlamydien-Konjunktivitis
- Virale Konjunktivitis: Sehr infektiös!

❸ **Erreger** der bakteriellen Konjunktivitis sind z.B. Pneumo-, Strepto-, Staphylo- und Gonokokken, Diphtheriebakterien oder Pseudomonas aeruginosa.

Klinik

Oft bretharte Lidschwellung, flockig-eitrige Sekretion, morgens verklebte Lider und verkrustete Lidränder.

Therapie

- Vor Behandlung Bindehautabstrich mit Antibiogramm
- Sofortiger Behandlungsbeginn mit lokalem Breitspektrumantibiotikum
- Nach Auswertung des Antibiogramms gezielte Therapie (tagsüber Tropfen, nachts Salben).

Bei Verdacht auf Gonokokken- oder Diphteriekonjunktivitis

- Patienten sofort isolieren
- Nichtinfiziertes Auge mit Uhrglasverband schützen
- Eiter mit lauwarmer physiologischer NaCl-Lösung wegspülen; weitere Behandlung in der Augenklinik
- **CREDÉ-Prophylaxe** bei Neugeborenen: Einträufeln von 1–2 Tropfen einer 1 %igen Silbernitratlösung in den Bindehautsack, um bakterielle Entzündungen, insbesondere die *Gonoblennorhoe,* zu verhindern, die zur Gefährdung der Hornhaut des Neugeborenen führen kann.

! Merke

Bei bakterieller Konjunktivitis (Gonokokken!) kann das gestaute Sekret beim Öffnen der Lidspalte spritzen. Gonokokken können die Hornhaut auch ohne vorhandenen Defekt penetrieren, deshalb **Schutzbrille** aufsetzen!

Chlamydien-Konjunktivitis

❸ Die durch den Erreger *Chlamydia oculogenitale* hervorgerufenen bekanntesten Formen sind die Einschlußkörperchen-Konjunktivitis der Neugeborenen (Einschlußkörperchen-*Blennorrhoe)* und die Einschlußkörperchen-Konjunktivitis der Erwachsenen (Schwimmbadkonjunktivitis, *Paratrachom*). Das in Europa selten gewordene Trachom wird durch das *Chlamydia trachomatis* hervorgerufen.

Klinik, Therapie und Prognose

Unspezifische Symptome wie chronische Rötung und Schwellung, später Follikelbildung und Vernarbung. Die **Therapie** erfolgt entsprechend der bakteriellen Konjunktivitis. Die **Prognose** der Einschlußkörperchen-Konjunktivitis ist relativ günstig. Die Trachomerkrankung hat hingegen eine ernste Prognose.

Virale Konjunktivitis

❸ **Ursachen** einer viral bedingten Konjunktivitis können die Erreger von Masern, Röteln, Influenza, Keratoconjunctivitis epidemica und Herpes sein. Die **Therapie** erfolgt symptomatisch und mit Gabe von Virostatika. Die **Prognose** ist in den meisten Fällen günstig.

Keratoconjunctivitis epidemica

Ursache der Keratoconjunctivitis epidemica ist ein gleichnamiger Adenovirus.

Klinik

- Beginn meist einseitig mit Lichtscheu, Schmerzen, Jucken und starkem Fremdkörpergefühl
- Rötung und Schwellung von Bindehaut und Lidern sowie wäßrige Sekretion
- Lymphknotenschwellung vor dem Ohr und Kieferwinkel
- Allgemeines Krankheitsgefühl.

! Merke

❹ Die Keratoconjunctivitis epidemica ist sehr ansteckend! Tröpfcheninfektion und direkte Kontakte, z.B. Augentropfen-Fläschchen, gemeinsame Benutzung von Handtüchern, Händeschütteln sollten vermieden werden.

Therapie

- Heilsalben
- Orale Schmerztherapie
- Patienten isolieren, sorgfältige Hygiene mit Händedesinfektion und Desinfektion der Instumente
- Evtl. kortisonhaltige Augentropfen – diese sind jedoch umstritten.

Die Prognose ist gut. Meist kommt es zur Abheilung innerhalb von zwei Wochen.

5.1.4 Keratoconjunctivitis photoelectrica

Entzündliche Reaktion bei ungeschütztem Blick in die Sonne, UV-Geräten oder beim Schweißen.

❸ Das Hornhautepithel absorbiert sehr stark ultraviolettes Licht. Schon nach kurzer Einwirkzeit zerfallen die oberflächlichen Epithelien, wodurch es zur entzündlichen Reaktion kommt, der Keratoconjunctivitis photoelectrica. Gefahr besteht bei ungeschütztem Blick in die Höhensonne oder UV-Geräte und im Hochgebirge bei Schnee (Schneeblindheit) oder beim Schweißen.

Klinik

Abwehrtrias, Rötung und Schwellung der Bindehaut und Lider sowie starke Schmerzen.

Die Symptome treten mit einer Latenzzeit von 6–12 Stunden auf:

- **Abwehrtrias** (☞ 5.1)
- Rötung und Schwellung von Bindehaut und Lidern
- Starke Schmerzen und Fremdkörpergefühl.

Therapie

- Lokalanästhetika
- Vitamin-B-haltige Augensalbe, um die Regeneration des Epithels zu fördern
- Antibiotische Salbe zum Schutz gegen eine Sekundärinfektion
- Je nach Grad der Schädigung: Fahrverbot, Patienten auf die Dauer der Symptomatik von bis zu 24–48 Stunden hinweisen. Evtl. beidäugiger Verband und Bettruhe für 12–24 Stunden.
- Orale Schmerztherapie.

Prognose

Unter richtiger Therapie mit Salbe und Verband erfolgt eine relativ schnelle Besserung.

Pflege

❺ Lokalanästhetika sollen nur zur Untersuchung eingesetzt werden. Auch wenn der Patient danach verlangt, da sie die Schmerzen lindern, gehören sie nicht in die Hände des Patienten, da bei längerer Anwendung die Gefahr eines Hornhautulkus besteht. Lokalanästhetika setzen die Hornhautsensibilität herab und stören den Stoffwechsel durch Ausschaltung der Nervenfunktion.

5.2 Flügelfell und Hyposphagma

5.2.1 Flügelfell

Wucherung der Bindehaut.

Das Flügelfell *(Pterygium)* ist eine dreieckige, oft von nasal in Richtung Kornea gerichtete Wucherung gefäßreicher Bindehaut. Es tritt oft bei älteren Personen im Zusammenhang mit langjähriger Einwirkung von Sonnenstrahlung, Staub und Wind auf.

Klinik und Diagnostik

Sehbeeinträchtigung und Astigmatismus bei Erreichen des Hornhautzentrums.

- Erreicht das Flügelfell das Hornhautzentrum, kommt es zu Sehbeeinträchtigungen und Astigmatismus
- Die Diagnose erfolgt durch Blickdiagnostik.

Therapie und Prognose

Nur bei Beschwerden Therapie notwendig.

- Chirurgische Therapie nur bei Sehbeeinträchtigung, Astigmatismus (☞ 14.4) oder aus kosmetischen Gründen. Rezidive sind relativ häufig.
- Bei Rezidiven mit aggressivem Wachstum ist die Therapie vor allem mit lokalen Zytostatika oder oberflächlicher β-Bestrahlung möglich.

5.2.2 Hyposphagma

Subkonjunktivale Blutung unterschiedlicher Ursache.

❻ Das Hyposphagma ist eine subkonjunktivale *(lat.: unter der Bindehaut gelegene)* Blutung unterschiedlicher Ursache:

- Spontan, z.B. bei Gerinnungsstörung, Antikoagulanzien-Therapie
- Plötzliche venöse Stauungen im Kopfbereich beim Husten, Niesen, Bücken, Pressen
- Konjunktivitiden (☞ 5.1)
- Verletzungen oder Gefäßveränderungen.

Klinik und Diagnostik

- Flächenhafte, intensiv blutrote Verfärbung der Bindehaut ohne Entzündungszeichen
- Gezielte Abklärung der Ursache (evtl. Hypertonie) und Frage nach möglicher Verletzung.

Therapie und Prognose

Ein spontanes Hyposphagma ist harmlos und muß nicht therapiert werden. Die Resorption erfolgt meist innerhalb von 1–2 Wochen.

? Übungsfragen

1. Welche Ursachen einer Konjunktivitis gibt es?
2. Was ist die Abwehrtrias bei Konjunktivitiden?
3. Welche häufigen Formen der Konjunktivitis kennen Sie?
4. Welche virale Konjunktivitis ist besonders gefährlich und warum?
5. Warum gehören Lokalanästhetika nicht in die Hände von Patienten?
6. Was ist ein Hyposphagma?

6 Erkrankungen der Hornhaut

6.1 Erregerbedingte Hornhautentzündung

Formen:
- Bakterielle Keratitis
- Virale Keratitis
- Mykotische Keratitis
- Amöben-Keratitis.

Bei einer Entzündung der Hornhaut, einer **Keratitis,** besteht z.B. die Gefahr, daß die Hornhaut durch ein Ulkus geschädigt wird *(Ulcus corneae)*.

6.1.1 Bakterielle Keratitis

❶ Zu den **Erregern** einer bakteriellen Keratitis gehören u.a. Staphylokokken *(Staph. aureus und epidermidis),* Pneumokokken, Streptokokken und Pseudomonas aeruginosa. Die Bakterien gelangen beispielsweise durch Verletzungen, Infektionen aus benachbarten Strukturen (z.B. Bindehautsack oder infizierten Tränensack bei Tränenwegsverschluß) oder durch Keime auf Kontaktlinsen infolge mangelnder Pflege auf die Hornhaut.

Klinik

Es kommt zu unspezifischen Symptomen wie Schmerzen, Lichtscheu, Sehverschlechterung und Tränenfluß.

Diagnostik

- Genaue Anamnese, um die Ursache zu ermitteln
- Antibiogramm nach Abstrich vom Ulkus
- Spaltlampe: eitriges Sekret, Infiltrat, oft Hornhautulkus, »gemischte« Injektion
- Untersuchung der Tränenwege.

Therapie

Die Therapie beginnt sofort **nach dem Abstrich** mit einem lokalen Breitspektrumantibiotikum (z.B. Gentamicin und Chloramphenicol). Sobald der Erreger bekannt ist erfolgt die Gabe des spezifischen Antibiotikums.

Prognose

Bei einem Ulcus besteht die Gefahr der Vernarbung der Hornhaut mit Hornhauteintrübung, evtl. verbunden mit Astigmatismus (☞ 14.4) oder einer weitergehenden Zerstörung der Hornhaut. Je früher das Ulkus behandelt wird und somit zum Stillstand kommt, desto günstiger ist die Prognose.

! Merke

Wegen seiner möglichen Folgen gilt ein bakteriell verursachtes Hornhautulkus als Notfall!

6.1.2 Virale Keratitis

❶ Zu den viralen Keratitiden gehören Infektionen mit Herpes-simplex-Viren, dem Herpes-zoster-Virus (Varicella-zoster-Virus) und dem Keratoconjunctivitis-epidemica-Virus (☞ 5.1.3).

! Merke

❷ Die meist einseitig auftretenden viralen Hornhautentzündungen sind oftmals besonders gefährlich, da sie sehr infektiös sein können (z.B. Keratoconjunctivitis epidemica), oft wiederkehren und die Hornhautsensibilität herabsetzen (z.B. Herpes-simplex-Keratitis) können. Damit erhöht sich z.B. die Gefahr unbemerkter Verletzungen.

Infektion mit Herpes-simplex-Viren:
- Keratitis dendritica oder
- Keratitis disciformis.

Herpes simplex

Eine durch Herpes-simplex-Viren bedingte Keratitis ist entweder eine Primärinfektion (selten) oder ein Rezidiv. Nach einer Primärinfektion »verweilen« die Viren im *Ganglion trigeminale*. Eine Reaktivirung ist z.B. durch Allgemeininfekte oder UV-Bestrahlung möglich. Es wird die **Keratitis dendritica** mit »bäumchenartigem« Defekt des Epithels von der **Keratitis disciformis** unterschieden, die durch die Entzündung des Endothels zu einer »scheibchenförmigen« Trübung des Hornhautstromas führt.

Zoster ophthalmicus durch Reaktivierung von Herpes-Zoster-Viren.

Herpes zoster

Eine Reaktivierung der Herpes-zoster-Viren nach Windpockeninfektion führt zum **Zoster opthalmicus,** auch Gesichtsrose genannt (Krankheitsentstehung ☞ Dermatologie 7.1.1).

Klinik

Unspezifische Symptome wie Schmerzen, Fremdkörpergefühl und Rötung, Lichtscheu, Tränenträufeln und herabgesetztes Sehvermögen. Schwellung der *präaurikulären* (vor der Ohrenregion gelegenen) Lymphknoten.

Herpes-simplex-Keratitis: herabgesetzte Sensibilität der Hornhaut

❸ **Zoster opthalmicus:** Die Erkrankung beginnt plötzlich mit Schmerzen entlang den betroffenen Ästen des N. trigeminus, z.B. N. ophthalmicus. Typisch ist der **streng halbseitige** Ausschlag mit eitrigen Bläschen, später Pusteln und verkrusteten Ulzera der Haut im Bereich des betroffenen Nerven.

Therapie

Herpes-simplex-Keratitis

- Bei oberflächlicher Keratitis *(Keratitis dendritica)* Hornhaut mit äthergetränktem Wattebausch abstreichen *(Abrasio corneae)*, sowie Gabe eines lokalen Virostatikums. Keine Kortison-Augentropfen, da sich die Viren so schneller ausbreiten und die Regeneration des Epithels verhindern.
- Bei tiefer Keratitis Aciclovir (Zovirax®) und Kortison-Augentropfen
- Bei Zerstörung der Hornhaut Keratoplastik (Hornhauttransplantation).

Herpes-zoster-Keratitis

- Aciclovir (Zovirax®) lokal und systemisch
- Mydriatikum (pupillenerweiterndes Medikament), um die Pupille ruhig zu stellen
- Steroide gegen die Folgen der Endothelentzündung
- Analgetika, Indomethazin, hohe Dosen Vitamin B.

Merke

Kortisontropfen zeitlich begrenzt anwenden, da sonst schwerwiegende Nebenwirkungen wie Glaukom, Hornhautulzera und Linsentrübungen auftreten können. Günstiger ist eine gezielte und zeitlich begrenzte hochdosierte Anwendung mit anschliessend ausschleichender Dosierung.

6.1.3 Mykotische Keratitis

Begünstigende Faktoren: Verletzungen, Immunsuppression,

❶ **Candida albicans** löst oftmals eine mykotische Keratitis aus. Aber auch Aspergillus, Fusarium solani und Cephalosporium können die Hornhaut besiedeln. Begünstigende Faktoren

Antibiotikatherapie und Kortikosteroidtherapie.

sind Verletzungen des Auges (z.B. durch Holz) sowie Immunsuppression, langdauernde Antibiotikatherapie und Kortikosteroidtherapie.

Klinik und Diagnostik

Meist klagen die Patienten nur über geringe Beschwerden. Oft wird die Keratitis von einer verminderten Hornhautsensibilität und eitrigem Sekret begleitet. Häufig entsteht ein Hypopyon (Eiteransammlung in der Vorderkammer), und im Stroma der Hornhaut findet sich ein weißes Infiltrat.

Ein Abstrich vom Ulkus sichert die Diagnose. Häufig bleibt eine mykotische Keratitis jedoch unerkannt und wird dann falsch behandelt.

Therapie und Prognose

- Konservativ mit Antimykotika. Keine Antibiotika und Kortikosteroide, da sie die Pilzausbreitung fördern
- Chirurgisch: Keratoplastik bei Narben der Hornhaut
- Die Infektion schreitet unbehandelt nur langsam fort.

6.1.4 Amöben-Keratitis

Übertragung häufig durch kontaminierte Fremdkörper oder Kontaktlinsen.

❶ Amöben gehören zu den Protozoen (Einzellern) und können ebenfalls eine Keratitis verursachen. Die Übertragung der Akanthamöben erfolgt z.B. durch kontaminierte Fremdkörper oder Kontaktlinsen. Häufig sind junge Patienten betroffen.

Klinik und Diagnostik

Die Symtome sind unspezifisch: oft starke Schmerzen, Lichtscheu und Sehverschlechterung.

Wichtig für die Diagnose ist die Materialentnahme an der Hornhaut zur Kultur. Kontaktlinsen, Behälter und Reinigungslösungen sollten immer miteingeschickt werden.

Therapie

- Lokale Standardtherapie: 1. Propamidin, 2. Neomycin. Bei schweren Verläufen: Ketoconazol per os sowie Atropin (Mydriatikum), um die Pupille ruhigzustellen.
- Chirurgisch: Keratoplastik.

Prognose

Die Therapie ist oft schwierig. Zu den Komplikationen zählen Perforation, Vernarbung, Nekrose oder *Descemetozele* (Hornhautulzeration bis zur Descemet-Membran). Oft ist der Verlauf chronisch.

6.2 Keratitis superficialis punctata

Verursacht durch Tränenmangel oder gestörte Zusammensetzung des Tränenfilms.

Die Keratitis superficialis punctata, eine »punktförmige oberflächliche Keratitis«, ist durch eine gestörte Benetzung der Hornhaut gekennzeichnet. Ursache ist ein Tränenmangel oder eine gestörte Zusammensetzung des Tränenfilms infolge Erkrankungen des rheumatischen Formenkreises (z.B. SJÖGREN-Syndrom) oder die Einnahme von Ovulationshemmern u.a.

Klinik und Diagnostik

- Unspezifische Symptome
- Fluoreszeinanfärbung
- SCHIRMER-Test: Test zur Messung der Tränenproduktion.

- Unspezifische Symptome wie Fremdkörpergefühl, rote und trockene Augen
- Anamnese im Hinblick auf o.g. Erkrankungen und Einnahme von Ovulationshemmern
- Fluoreszeinanfärbung der Hornhaut: Fluoreszein haftet an den epithelfreien Stellen

❹ **SCHIRMER-Test** zur Messung der Tränenproduktion: Ein Streifen Lackmuspapier wird nasal hinter das Unterlid gelegt und nach 5 Min. wird die Länge der befeuchteten Strecke gemessen (Normwert: 10 mm, pathologisch: < 5 mm). Es werden die Basissekretion (nach vorheriger Tropfanästhesie) und die Reflexsekretion (ohne Lokalanästhetikum) unterschieden.

Therapie und Prognose

Nach Absetzen der ggf. ursächlichen Ovulationshemmer ist Heilung möglich. In der Regel ist jedoch eine ständige Therapie mit Tränenersatzmittel 3 mal täglich oder häufiger notwendig.

6.3 Medikamentenbedingte Keratitis

Verursacht durch verschiedene Medikamente, aber auch durch zu langes Tragen von Kontaktlinsen oder mangelhafter Pflege.

Auch bestimmte Medikamente wie **Lokalanästhetika, Kortikosteroide, Antibiotika** oder **Virostatika** können zu einer Keratitis führen. Ebenso begünstigen zu langes Tragen oder mangelhafte Pflege von Kontaktlinsen eine Entzündung.

Klinik und Diagnostik

Die Diagnose wird über die Anamnese und die unspezifischen Symptome wie ein schmerzhafter Reizzustand und starke Rötung der Bindehaut gestellt.

Therapie und Prognose

- Lokal applizierte Medikamente absetzen
- Antibiotika zum Schutz vor Infektionen
- Epithelbildung-fördernde Augensalben
- Kortikosteroide nach Schluß der Epitheldecke.

Die **Prognose** ist abhängig vom Stadium der Hornhautschädigung. Bei einer Keratitis infolge Medikamenteneinnahme verschwinden in der Regel die Einlagerungen nach Absetzen der Medikamente. Bei Trägern weicher Kontaktlinsen sind schwere chronische Keratakonjunktivitiden möglich.

6.4 Keratitis é lagophthalmo

Expositionskeratopathie infolge Austrocknung des unteren Teils der Hornhaut.

Bei der Keratitis é lagophthalmo ist ein kompletter Lidschluß schwierig oder nicht möglich, z.B. durch Parese (Lähmung) des N. facialis mit Versagen des M. orbicularis oculi (ringförmiger Lidmuskel), Protrusion (Vorwölbung) des Auges, mechanischer Einschränkung der Lidbewegungen, ausgeprägtem Ektropium (☞ 3.1.1) oder endokrinem Exophthalmus (☞ 13.1.1). Dadurch kommt es zur Austrocknung des unteren Teils der Hornhaut und es entwickelt sich eine sog. **Expositionskeratopathie.** Dadurch kann es zur Hornhautentzündung bis zum Hornhautulkus kommen.

Klinik

- Ektropium mit Epiphora (Auswärtsdrehung des Lides mit Tränenträufeln)
- Bei Infektionen mit Bakterien, Viren oder Pilzen entsprechende Symptome (☞ 6.1).

Therapie und Prognose

- Konservativ mit künstlichen Tränen, Uhrglasverband, Brille mit Seitenschutz
- Tarsorrhaphie oder Blepharorrhaphie (☞ Abb. 3.5)
- Bei Infektionen mit Bakterien, Viren oder Pilzen: ☞ 6.1

Die Prognose ist abhängig vom Stadium der Erkrankung.

Pflege

Bewußtlosen fehlt oft der Lidschluß, sie sind deshalb auch von einer Keratitis é lagophthalmo bedroht. Deshalb ist bei diesen Patienten auf den Schutz der Hornhaut zu achten: Regelmäßige

Gabe (alle 2–4 Stunden) von Augensalbe oder -gel in den Tränensack, wenn der Lidschluß fehlt. Dabei ist transparentes Gel den Salben vorzuziehen, da so die Beurteilung der Pupillen gewährleistet bleibt.

6.5 Keratitis neuroparalytica

Bei **Ausfall des N. trigeminus** (V. Hirnnerv) durch Kompression oder Durchtrennung kommt es zu lokalen Störungen der Hornhaut (genauer Mechanismus unbekannt). Aus kleinen Epithelverletzungen oder auch ohne vorherige Schädigung der Hornhautoberfläche entwickeln sich Hornhautschäden, die sog. Keratitis neuroparalytica.

Klinik

Keratitis-Symptome wie Schmerzen, Lichtscheu, Sehminderung, Tränenfluß. Bei Lähmung des N. trigeminus ist die Sensibilität der Hornhaut herabgesetzt und oberflächliche Verletzungen der Hornhaut werden daher nicht bemerkt.

Therapie

Die Therapie gestaltet sich oft schwierig!

- Konservativ: lokale Antibiotika (Prophylaxe einer Sekundärinfektion), Augensalben (z.B. Bepanthen®-Augensalbe), Uhrglasverband, Brille mit Seitenschutz
- Chirurgisch bei Hornhautulkus: evtl. Tarsorrhaphie (Abb. 3.4).

Prognose

Eine sekundäre Infektion ist möglich (dann wie bakterielle Keratitis). Eine Hornhautinfiltration im Zentrum der Hornhaut kann zur Perforation der Hornhaut führen.

6.6 FUCHS-Endotheldystrophie

Die FUCHS-Endotheldystrophie ist eine nicht erbliche Hornhauterkrankung, bei der es zu Ausstülpungen der DESCEMET-Membran in das Endothel kommt, welches dadurch histologisch verdünnt wird *(Cornea guttata)*. Bei starker Zunahme dieser Veränderungen kommt es zur Funktionsstörung des Endothels und es kann ein Stromaödem entstehen.

Übungsfragen

1. Welche Erreger können Hornhautentzündungen auslösen?
2. Warum sind einseitige Hornhautentzündungen oftmals gefährlicher als beidseitige?
3. Welche typischen Symptome zeigt ein Zoster ophthalmicus?
4. Wie wird die Tränenproduktion geprüft?

7 Erkrankungen der Linse

Da die Linse weder durchblutet noch innerviert (mit Nerven versorgt) ist, treten in ihr **keine Entzündungen** auf. Hingegen kommen Lageveränderungen (☞ 7.2) vor sowie besonders häufig der Graue Star.

7.1 Grauer Star

Grauer Star = Katarakt = Linsentrübung.

Bei der Erkrankung Grauer Star, *die Katarakt,* kommt es zur Linsentrübung. Das Wort »Star« hat seinen Ursprung im Wort »starren«. Das Wort »Katarakt« stammt aus dem Griechischen und bedeutet Wasserfall. Die Bezeichnung »die Katarakt« wurde gewählt, da die graue Farbe, die man in der Pupille eines Patienten mit Linsentrübung sah, dem Wasser eines Wasserfalls ähnelte. In früheren Zeiten reisten sog. Starstecher durchs Land und befreiten die Patienten von ihrem grauen Star, indem sie z.B. mit starkem Daumendruck die Linse luxierten und in den Glaskörper drückten.

7.1.1 Ursachen und Formen der Katarakt

Ursachen der Katarakte:
- Senile Katarakte
- Katarakte im Zusammenhang mit anderen Erkrankungen
- Katarakte durch äußere Faktoren (Kontusion, Perforation, Nachstar).

Senile Katarakte

Die Pathogenese der **meist beidseitigen** Alterskatarakte ist noch nicht vollständig geklärt. Die häufigste Form der senilen Katarakte ist der **Rindenstar.**

- Die hintere Form entwickelt sich nach dem 45. Lebensjahr und ist gekennzeichnet durch ein nur langsames Fortschreiten.
- Die weniger häufige oberflächliche Form kann in jedem Lebensalter auftreten, und es kommt wegen des relativ schnellen Fortschreitens zu einer frühen Sehverschlechterung.

Katarakte im Rahmen von Erkrankungen

❶ Katarakte können im Laufe von Augenerkrankungen, z.B. Uveitis anterior (☞ 8.1) auftreten, ebenso wie bei Stoffwechselerkrankungen (z.B. Diabetes mellitus), genetischen Defekten (z.B. DOWN-Syndrom) oder infolge intrauteriner Infektionen, z.B. Röteln (ca. 50 % der Erkrankungsfälle).

Katarakte durch äußere Faktoren

Auch Medikamente (z.B. Kortison) können zur Katarakt führen. Bei traumatischen Katarakten werden **Kontusionskatarakte** und **Perforationskatarakte** unterschieden. Weitere Ursachen einer Katarakt sind z.B. Siderosis (Eisen-Ablagerung im Gewebe), Chalkosis (schwere Komplikation kupferhaltiger intraokularer Fremdkörper). Nach extrakapsulärer Katarakt-Operation kann auch ein sog. **Nachstar** *(Cataracta secundaria)* auftreten.

7.1.2 Klinik und Diagnostik der Katarakt

Klinik

❷ Katarakt-Patienten haben folgende Symptome:

- Der Patient sieht unscharf und verschleiert; mit dem betroffenen Auge können Doppel- oder Dreifachbilder wahrgenommen werden
- Blendungsgefühl bis Lichtscheu durch die Lichtstreuung in der getrübten Linse. Die Patienten tragen deshalb oft eine Sonnenbrille oder einen Hut zum Schutz vor Blendung und sehen in der Dämmerung oft besser
- Beim Kernstar kann die stärkere Brechung dazu führen, daß der Patient wieder ohne Lesebrille lesen kann
- Beim Katarakt durch Röteln der Mutter in den ersten drei Monaten der Schwangerschaft treten im Rahmen des GREGG-Syndroms noch Innenohrschwerhörigkeit und Herzmißbildungen des Neugeborenen auf.

Diagnostik

- Graue Trübung im auffallenden Licht
- Spaltlampe (☞ 2.1) zur Beurteilung von Form und Lokalisation der Trübung
- Direkte Opthalmoskopie: Die Linsentrübung kann hier im rückfallenden Licht als Schatten in der rot aufleuchtenden Pupille gut beurteilt werden (sog. regredientes Licht).

Einteilung der Katarakt

Einteilung der Katarakte:
- Alter des Patienten

Die Katarakt läßt sich nach **drei Kriterien** einteilen:

- Alter des Patienten:
  Es werden angeborene, kindliche, juvenile, präsenile und senile Katarakte unterschieden.

- Lokalisation der Trübung
- Stadium der Trübung.

- Lokalisation der Trübung:
  Mit der Spaltlampe läßt sich die eigentliche Trübung auf der Linse genau lokalisieren und klassifizieren, z.B. **Kapselstar** (= Pyramidenstar, wenn Kapseltrübung in Vorderkammer hineinragt), **Kernstar** *(Cataracta nuclearis)* oder **Rindenstar** *(Cataracta corticalis)*.
- Stadium der Trübung:
  Die Erkrankung verläuft in Stadien und kann danach eingeteilt werden.

Tab. 7.1 Kataraktstadien

Beginnende Katarakt *(Cataracta incipiens)*	Erste Anzeichen ohne nennenswerte Trübungen
Fortgeschrittene Katarakt *(Cataracta provecta)*	Kombination initialer (zuerst auftretender) Trübungen und Sehstörungen
Reife Katarakt *(Cataracta matura)*	Alle Schichten der Linse dicht getrübt
Überreife Katarakt *(Cataracta hypermatura)*	Verflüssigung oder Verkalkung der Linsenbestandteile; brauner sklerotischer Kern sackt in Linsenkapsel ab (MORGAGNI-Katarkt)

7.1.3 Therapie der Katarakt

Katarakt-Operation

Katarakt-Operation
- Extrakapsuläre oder intrakapsuläre Extraktion mit anschließender Hinterkammer- oder Vorderkammerlinsenimplantation
- Bei Säuglingen: Sehhilfen.

❸ Für die chirurgische Entfernung der getrübten Linse gibt es zwei Methoden:

- **Extrakapsuläre Extraktion** (gebräuchlichstes Verfahren): Die vordere Linsenkapsel wird eröffnet und das trübe Linsenmaterial entfernt. Die hintere Linsenkapsel bleibt zur Stabilisierung des Iris-Linsen-Diaphragmas stehen.
- **Intrakapsuläre Extraktion:** Die gesamte Linse inklusive Kapselsack wird entfernt.

Zur anschließenden **Implantation einer Kunstlinse** stehen ebenfalls zwei Methoden zur Verfügung: die häufigere **Hinterkammerlinsenimplantation** und die **Vorderkammerlinsenimplantation.** In der Entwicklung sind sog. diffraktive Linsen. Sie gleichen den Nachteil der festen Brennweite herkömmlicher Linsen aus und ermöglichen es, durch zwei oder mehrere optische Zonen sowohl in der Nähe als auch in der Ferne scharf zu sehen.

Komplikationen der Katarakt-Operationen sind z.B. Bildung eines Nachstares *(Cataracta secundaria)*, Verlagerung *(Luxation)* des Implantats, Irisvorfall *(Irisprolaps)*, Glaskörpervorfall, Infektion und Verwachsungen (*Synechien* ☞ 8.1). Wenn der Patient nur noch ein Auge besitzt, muß die Kataraktoperation wegen der möglichen Komplikationen genau abgewägt werden.

Sehhilfen

Bei Säuglingen erfolgt der Ersatz der fehlenden Brechkraft vorerst durch Sehhilfen. Eine Starbrille von +12 bis +17 Dioptrien kann bei beidseitiger Linsenlosigkeit *(Aphakie)* verordnet werden.

Prognose

Kataraktoperationen sind in den meisten Fällen unproblematisch. Angeborene Katarakte müssen in den ersten 3 Lebensmonaten operiert werden, da sonst die Gefahr der irreversiblen Schwachsichtigkeit besteht.

7.2 Lageveränderungen der Linse

Lageveränderungen der Linse *(Linsenluxation)* können durch ein Trauma verursacht werden. Hierbei kann die Linse entweder nach hinten oder bei **Glaskörpervorfall** *(Glaskörperprolaps)* nach vorne verschoben werden. Hierbei wölbt sich die Iris nach vorne und kann den Kammerwinkel verlegen, wodurch ein akuter Glaukomanfall (☞ 9.2) möglich ist. Beim **Marfan-Syndrom,** einer systemischen Erkankung des Bindegewebes, kann die Linse durch die Bindegewebsschwäche ihre Lage verändern.

Wenn die Linse bei der Verlagerung aus der optischen Achse ihre Funktion verliert, wird sie meist operativ entfernt.

? Übungsfragen

1. Welche Erkrankung der Mutter in der Schwangerschaft kann beim Kind eine angeborene Linsentrübung zur Folge haben?
2. Welche Symptome hat ein Patient mit Katarakt?
3. Beschreiben Sie das Prinzip einer Katarakt-Operation!

8 Erkrankungen der Gefäßhaut

8.1 Uveitis, Iritis und Iridozyklitis

8.1.1 Formen und Ursachen

Entzündungen der Gefäßhaut *(Uvea)* werden anatomisch unterschieden in:

- **Vordere Uveitis** *(Uveitis anterior):* **Iritis** (Entzündung der Iris) oder **Iridozyklitis** (Entzündung von Iris und Ziliarkörper: ☞ 1.2)
- **Intermediäre Uveitis:** Pars planitis (Entzündung der Pars plana des Ziliarkörpers)
- **Hintere Uveitis** *(Uveitis posterior):* Chorioiditis (Entzündung der Aderhaut) und/oder Retinitis (Entzündung der Netzhaut)
- Bei der **diffusen Uveitis** sind alle Strukturen der Uvea entzündet.

In den meisten Fällen sind sowohl Iris als auch Ziliarkörper von der Entzündung betroffen.

Ursachen

Endogene und exogene Ursachen.

Zu den häufigeren **endogenen Ursachen** zählen hämatogene Keimverschleppung bei Systemerkrankungen (z.B. Toxoplasmose, Syphilis, Tuberkulose), Immumreaktionen (Antigen-Antikörper-Reaktionen), rheumatische Erkrankungen und Vaskulitiden sowie virale Infektionen (z.B. Herpes simplex, Zoster, AIDS, Grippe).

Exogene Ursachen wie Infektionen nach Entzündungen der Lederhaut bzw. Hornhaut oder perforierenden Verletzungen sind selten.

8.1.2 Klinik, Diagnostik und Therapie

Klinik und Diagnostik

- Lichtscheu
- Dumpfer Schmerz in der Tiefe des Auges (besonders bei der Akkomodation des Auges, z.B. beim Lesen)
- Tränenfluß
- Patienten sehen Schleier, da das Kammerwasser durch Exsudation von Fibrin und Leukozyten getrübt ist.

Wichtig ist die genaue Abklärung, um eine akute Iridozyklitis, ein akutes Glaukom und eine Konjunktivitis voneinander abzugrenzen und die Therapie entsprechend zu gestalten.

Therapie

Exogene Form

Antibiotika, Glukokortikoide und Zytostatika.

Endogene Form

- Lokale Kortikosteroide
- Bei schweren Fällen systemische Gabe hochdosierter Kortikosteroide (zeitlich begrenzte Anwendung!). Bei Versagen immunsuppressive Therapie und nichtsteroidale Entzündungshemmer
- Behandlung der Grundkrankheit
- Mydriatikum (z.B. Atropin, Scopolamin), um Iris durch maximale Weitstellung der Pupille ruhig zu stellen und so Synechien zu vermeiden (☞ Komplikationen)
- Bei chronischen Formen bessern auch trockene Wärme (z.B. Rotlicht) und Mittelgebirgsklima (Klimakur) den Verlauf.

! Merke

❶ Mydriatika dürfen nur nach Ausschluß eines engen Kammerwinkels gegeben werden, da sonst ein akuter Glaukomanfall (☞ 9.2) ausgelöst werden kann. Weiterhin muß unter der Therapie der Augeninnendruck kontrolliert werden.

8.1.3 Komplikationen

❷ Komplikationen der exogenen Form

- Glaskörperabszesse
- Einschmelzen von Choroidea und Retina
- Panophthalmie (eitrige Entzündung des gesamten Auges).

❷ Komplikationen der endogenen und exogenen Form

- Synechien
  - Verwachsungen der Iris mit Hornhaut oder Linse aufgrund von Fibrinabsonderungen (vordere Synechie: zwischen Hornhaut und Iris; hintere Synechie: zwischen Linse und Iris)
  - Seclusio pupillae: Synechien liegen rund um die Pupille
  - Iris bombata: napfkuchenähnliche Vorwölbung der Iris infolge ringförmiger hinterer Synechien mit akutem Sekundärglaukom
- Occlusio pupillae: membranöser Verschluß der Pupillenöffnung
- Anstieg des Augeninnendruckes infolge Verlegung des Abflußsystems durch Fibrinabsonderungen (Glaukom)
- Irisatrophie
- Linsentrübung *(Cataracta complicata).*

Chronische Iridozyklitis

Akute Iridozyklitiden gehen häufig in eine chronische Form über, die zur Linsentrübung führen kann. In diesen Fällen treten relativ häufig Rezidive auf. Die Symptome sind meist weniger deutlich ausgeprägt. Ursachen, Diagnostik und Therapie entsprechen der akuten Form.

8.2 Chorioretinitis

Gemeinsame Entzündung von Aderhaut und Netzhaut.
Formen:
- Chorioretinitis disseminata
- Diffuse Chorioretinitis.

Eine Entzündung der Choroidea *(Chorioiditis)* tritt meist zusammen mit einer Entzündung der Retina *(Retinitis)* und umgekehrt auf, da beide Gewebe eng zusammenliegen. Man spricht dann von einer Chorioretinitis. Es wird die häufige Form **Chorioretinitis disseminata** (herdförmig) von der seltenen **diffusen Chorioretinitis** (flächenhaft) unterschieden.

Ursachen

❸ Verschiedene Erreger können eine Infektion der betroffenen Stukturen hervorrufen.

Chorioretinitis disseminata

Toxoplasmen, Pilze (z.B. Candida albicans, gelegentlich Aspergillus). Meistens sind Patienten mit geschwächtem Abwehrsystem und reduziertem Allgemeinzustand (z.B. Drogenabhängige) sowie mit Histoplasmose, Sarkoidose, Tuberkulose oder rheumatischen Erkrankungen betroffen.

Diffuse Chorioretinitis

Röteln-Infektion des Embryos oder des Kindes, Zytomegalievirus oder Herpes simplex, Borreliose, Syphilis, AIDS (mit sekundären Infektionen), oft sind auch Patienten unter Immunsuppression betroffen.

Klinik

Da die *Choroidea* (Aderhaut) keine sensiblen Nerven besitzt, treten Schmerzen nur auf, wenn der Ziliarkörper beteiligt ist oder der Augeninnendruck steigt.

Die diffuse Chorioretinitis bewirkt einen plötzlichen starken Sehverlust. Die Sehstörungen bei der Chorioretinitis disseminata sind hingegen von der Lokalisation der Schäden am Augenhintergrund abhängig.

Therapie

Chorioretinitis disseminata Symptomatisch, z.B. mit systemischer Gabe von Kortikosteroiden, um die Entzündung zu verringern und Narben möglichst klein zu halten. Zusätzlich Behandlung der Grunderkrankung.

Diffuse Chorioretinitis Bei Herpes-Infektion Aciclovir, bei Zytomegalie-Infektion Ganciclovir.

Prognose

Chorioretinitis disseminata Das entzündliche Ödem verschwindet meist nach 1–3 Wochen. Bleibt eine helle Narbe (Sklera schimmert durch) zurück, kommt es zum Gesichtsfeldausfall an dieser Stelle. Der Glaskörper hellt sich meist wieder auf. Rezidive sind häufig.

Diffuse Chorioretinitis

- **Röteln:** meist erhebliche Herabsetzung der Funktion (oftmals angeborene, genetisch bedingte Katarakt)
- **Zytomegalie, Herpes simplex:** Abklingen des Ödems nach einigen Wochen, flächenhafte Netz- und Aderhautatrophie
- **Syphilis:** häufige Optikusatrophie mit erheblicher Funktionseinschränkung.

8.3 Tumoren der Gefäßhaut

8.3.1 Gutartige Tumoren

Zu den gutartigen Tumoren der Gefäßhaut zählen

- **Iristumoren** in Form von Zysten, entzündlichen Granulomen oder braunen *Naevi* (☞ Dermatologie 9.2)

- **Tumoren der Chorioidea** als umschriebene Hyperplasie (verstärktes Wachstum) des Pigmentepithels, Osteome (von der Orbita ausgehend), Hämangiome, Naevi, Neurofibrome, Leiomyome (von der Muskulatur ausgehend).

8.3.2 Bösartige Tumoren

❹ Der **häufigste bösartige intraokulare Tumor** (oft in der Aderhaut, seltener in der Iris) ist das **maligne Melanom** (☞ Dermatologie 9.3.1), welches meist nur an einem Auge auftritt. Meist primäre Entstehung. Häufig sind Blauäugige betroffen, der Altersgipfel liegt zwischen dem 40.–60. Lebensjahr.

Metastasen im Auge gehen vorwiegend vom Mammakarzinom oder Bronchialkarzinom aus.

Klinik

Aderhauttumoren verursachen oft erst sehr spät Symptome (z.B. Sekundärglaukom oder eine Netzhautvorwölbung oder -ablösung), wenn der Tumor die Netzhautmitte erreicht hat.

Therapie

Im Frühstadium sektorförmige operative Entfernung von Regenbogenhaut *(Sektor-Iridotomie)* bzw. Regenbogenhaut und Strahlenkörper *(Irido-Zyklektomie)*. Mit Lasertherapie oder Radionuklid-Therapie kann das Auge evtl. gerettet werden.

Große Tumoren sind oftmals eine Indikation zur *Enukleation* (Entfernung) des Augapfels. Bei Skleradurchbruch operative Entfernung des gesamten Orbitainhalts einschließlich des Auges *(Exenteratio orbitae)*.

Prognose

Die Prognose der bösartigen Tumoren ist mäßig bis schlecht. Es kommt zur frühzeitigen Metastasierung in Lunge und Gehirn. Irismelanome sind selten, zeigen meist kein Wachstum, metastasieren nicht und werden – im Gegensatz zu den Melanomen des Ziliarkörpers und der Aderhaut – oft früh entdeckt.

? Übungsfragen

❶ Was ist bei der Behandlung mit Parasympatholytika/Mydriatika zu beachten?

❷ Was sind Synechien, Seclusio pupillae, Iris bombata und Occlusio pupillae?

❸ Welche Ursachen einer Chorioretinitis gibt es?

❹ Welches ist der häufigste bösartige Tumor im Auge im Erwachsenenalter?

9 Glaukom (Grüner Star)

4 Formen des Glaukoms.

❶ Typisch für das Glaukom, den Grünen Star, ist ein erhöhter Augeninnendruck *(intraokularer Druck)*, meist infolge einer Abflußbehinderung des Kammerwassers. Die daraus resultierende Druckschädigung des Sehnerven kann zu Gesichtsfeldausfällen bis zur Erblindung *(Glaucoma absolutum)* führen. Es werden folgenden Formen des Glaukoms unterschieden:

- Chronisches Glaukom
- Akutes Glaukom
- Angeborenes Glaukom
- Sekundäres Glaukom.

! Merke

Aufgrund des erhöhten intraokularen Druckes reicht der arterielle Perfusionsdruck nicht mehr aus und es kommt zur Minderdurchblutung (Ischämie) des Sehnervenkopfes. Deshalb darf der Blutdruck bei Glaukompatienten nur vorsichtig gesenkt werden.

9.1 Chronisches Glaukom (Offenwinkelglaukom)

Weitwinkelglaukom bzw. Offenwinkelglaukom.

Das chronische Glaukom *(Glaucoma simplex)* mit weitem oder offenen Kammerwinkel *(Weitwinkelglaukom bzw. Offenwinkelglaukom)* ist die häufigste Form des grünen Stars und eine der häufigsten Ursachen für Erblindung in den westlichen Industrieländern.

Ursachen

Behinderung des Kammerwasserabflusses oder Überproduktion von Kammerwasser.

Beim chronischen Offenwinkelglaukom ist der Abfluß des Kammerwassers im Trabekelwerk behindert und/oder Kammerwasser wird überproduziert. Der erhöhte Augeninnendruck führt zur Ischämie und somit zur Schädigung des Sehnerven. Gleichzeitig werden Durchblutungsstörungen als weiterer schädigender Faktor diskutiert.

Klinik und Diagnostik

Oft fehlende Symptome, erst beim Eintreten irreversibler Schäden Gesichtsfeldausfälle.

❷ Das chronische Offenwinkelglaukom ist durch folgende Symptome gekennzeichnet:
- Oft fehlen Symptome, erst beim Eintreten irreversibler Schäden treten hochgradige Gesichtsfeldausfälle oder gar Erblindung eines Auges auf
- Durch den erhöhten Augeninnendruck kommt es zur **Exkavation** (Aushöhlung der Papille) und zum Abknicken der Optikusfasern an den Papillenrändern
- Tagesschwankungen des Augeninnendruckes (☞ 2.4) liegen weit über der Norm.

Therapie

Medikamentöse Therapie

Ziele der medikamentösen Therapie:
- Kammerwasserproduktion senken
- Kammerwasserabfluß fördern.

❸ Ziel der medikamentösen Therapie ist die Senkung des Augeninnendruckes
- Kammerwasserproduktion senken
  - Sympatholytika (β-Blocker) senken die Kammerwasserproduktion, aber auch die Tränensekretion (evtl. Problem bei Kontaktlinsenträgern)
  - Carboanhydrasehemmer wie Acetazolamid (Diamox®)
- Kammerwasserabfluß fördern
  - Latanoprost (Erhöhung des uveoskleralen Abflusses)
  - Pilocarpin
  - Adrenergika (Adrenalin, Sympathomimetika).

! Merke

Da es bei Anwendung von Sympathomimetika als Nebenwirkung zur Erweiterung der Pupille kommt, dürfen sie nur bei weitem Kammerwinkel eingesetzt werden.

Operation

❸ Falls die medikamentöse Therapie den Augeninnendruck nicht dauerhaft senkt oder die Gesichtsfeldausfälle zunehmen, ist eine **Goniotrepanation** indiziert: Unter die Bindehaut wird ein Abflußweg für das Kammerwasser geschaffen, indem ein kleines Stück Sklera mit Anteilen des Trabekelwerkes entfernt wird.

Prognose

In der Regel ist die Prognose bei rechtzeitiger Therapie gut. Deshalb ist zur Prophylaxe spätestens ab dem 40. Lebensjahr (insbesondere bei familiärer Belastung) die **regelmäßige Kontrolle** des Augeninnendruckes anzuraten.

9.2 Akutes Glaukom

Engwinkelglaukom oder Winkelblockglaukom.

Ursache für ein akutes Glaukom ist eine zu flach angelegte vordere Augenkammer, starke Weitsichtigkeit *(Hyperopie)* oder eine zu dicke Linse. Dadurch ist der Abfluß des Kammerwassers durch das Trabekelwerk im Winkel zwischen Hornhaut und Iris beim sog. **Engwinkelglaukom** (drohendes Glaukom, *Glaucoma congestivum)* **teilweise** oder beim **Winkelblockglaukom** *(Glaucoma acutum)* **komplett** verlegt. Auslösende Faktoren für ein Winkelblockglaukom sind z.B. psychischer Streß, Mydriatika, Narkose, Einnahme anticholinerger Substanzen.

Klinik

❷ Beim akuten Glaukom treten folgende Symptome auf:

Engwinkelglaukom

- Augen- und Kopfschmerzen
- Wahrnehmung von Schleiern vor den Augen sowie von farbigen Ringen um Lichtquellen durch das Epithelödem der Hornhaut (veränderte Lichtbrechung).

Winkelblockglaukom

- Heftige Augen- und Kopfschmerzen
- Sehverschlechterung
- Wahrnehmung von farbigen Ringen um Lichtquellen (die Symptomatik kann vorübergehend abfallen und wiederkehren)
- Bei Übergang in den akuten Anfall kommt es zu einem massiven Sehverlust mit stärksten pulsierenden Augenschmerzen, die in den Trigeminusbereich ausstrahlen können
- Übelkeit und massives Erbrechen (kann akutes Abdomen vortäuschen).

Diagnostik

Engwinkelglaukom

- Stark schwankende Werte des Augeninnendrucks (normal bis erhöht)
- Flache Vorderkammer, vorgewölbte Iris
- Gerötete Augen durch Injektion
- Papillenexkavation, Gesichtsfelddefekte.

Winkelblockglaukom

- Extrem erhöhte Werte des Augeninnendrucks (bis über 60 mmHg)
- Steinharter Bulbus bei Palpation
- Pupille mittelweit, ohne Reaktion.

Differentialdiagnostisch muß eine Iritis ausgeschlossen werden (☞ 8.1).

Therapie

Engwinkelglaukom

- **Medikamentöse Therapie:** Miotika als Prophylaxe, um einen akuten Anfall und eine Sehnervenschädigung durch gelegentliche Druckspitzen zu verhindern
- **Operation:** Zwischen Hinterkammer und Trabekelwerk wird ein kleines Stück der Irisbasis (z.B. mit dem Laser) entfernt und ein Kurzschluß für den Kammerwasserabfluß geschaffen, sog. **periphere Iridektomie.**

Winkelblockglaukom

! Merke

Das Winkelblockglaukom ist ein Notfall! Sofortige Einweisung in eine Augenklinik.

- **Medikamentöse Therapie:**
  - Miotikum, z.B. Pilocarpin-Augentropfen
  - Acetazolamid (oral oder i.v.)
  - Glycerin per os oder Mannit i.v., um osmotische Diurese zu erzielen (osmotische Resorption von Wasser ins Blut)
  - Schmerztherapie
  - Hochprozentiger Alkohol kann Augeninnendruck ebenfalls senken (z.B. Weinbrand).
- **Operation:**
  Nach Senkung des Augeninnendruckes wird eine periphere Iridektomie angestrebt (☞ Engwinkelglaukom), um rezidivierende Blockierungen des Kammerwinkels zu verhindern.

Prognose

Bei sofortiger Therapie ist die Prognose gut.

9.3 Angeborenes Glaukom

Beim angeborenen Glaukom *(Hydrophthalmus, Buphthalmus* = Ochsenauge) liegt ein – häufig beidseits – vergrößerter Bulbus vor. Dieser ensteht während der Entwicklung des Auges, wenn das Trabekelwerk und der SCHLEMMsche Kanal mit unreifem embryonalen Gewebe (BARKAN-Membran) verlegt werden und so der Abfluß des Kammerwassers behindert ist.

Klinik und Therapie

❹ Die Kinder sind lichtscheu, zeigen Tränenträufeln und sind stark kurzsichtig (☞ 14.2.1).
Die Therapie besteht in der **Goniotomie** (Durchtrennung des unreifen embryonalen Gewebes), um den Abflußweg für das Kammerwasser zu schaffen. Ohne Operation besteht die Gefahr der Erblindung des betroffenen Auges.

9.4 Sekundäres Glaukom

Immer Folge anderer Erkrankungen.

❺ Ein sekundäres Glaukom *(Glaucoma secundarium)* entsteht als Folge anderer Erkrankungen, z.B.:

- Verletzungen (Perforation, Prellung oder Verätzung) mit nachfolgender Vernarbung des Trabekelwerkes
- Entzündungen, die zu Ödemen führen oder bei denen Eiweiße das Trabekelwerk verstopfen
- Iridozyklitis (☞ 8.1) mit Verwachsungen des Kammerwinkels
- Gefäßneubildungen auf der Iris *(Rubeosis iridis)* und im Kammerwinkel z.B. bei Diabetes mellitus oder Zentralvenenverschluß (☞ 11.2). Die Ischämie der Netzhaut bewirkt die Bildung einer fibrovaskulären Membran, die den Kammerwinkel auskleiden kann. Außerdem kann nach Blutungen aus den pathologischen Gefäßneubildungen das Trabekelwerk verstopft werden.
- Kortison (lokale oder systemische Gabe)
- Pigmentglaukom infolge Verstopfung des Kammerwinkels durch abgelöste Pigmentgranula der Iris
- Intraokulare Tumoren mit Behinderung des Kammerwinkels
- Linsenluxation (☞ 7.2).

! Merke

Kortisontropfen zeitlich begrenzt anwenden, da sonst – neben dem Sekundärglaukom – noch weitere schwerwiegende Nebenwirkungen wie Hornhautulzera und Linsentrübungen auftreten können. Günstiger ist eine gezielte und zeitlich begrenzte hochdosierte Anwendung mit anschließend ausschleichender Dosierung.

Klinik und Diagnostik

Symptome und diagnostische Maßnahmen entsprechen denen der primären Glaukomformen.

Therapie und Prognose

- Behandlung der Grundkrankheit
- Medikamentöse Senkung des Augeninndruckes.

Da Medikamente bei der Behandlung der Sekundärglaukome oft versagen, erfolgt meist eine Operation (z.B. *Goniotrepanation* ☞ 9.1). Die Prognose ist schlechter als beim Offenwinkelglaukom, besonders schlecht beim Sekundärglaukom infolge von Gefäßneubildungen.

Übungsfragen

1. Wodurch ist ein Glaukom gekennzeichnet und warum ist es so gefährlich?
2. Wie unterscheiden sich die Symptome des chronischen und akuten Glaukoms?
3. Welches ist das Ziel der Glaukomtherapie?
4. Durch welches klinische Bild ist das angeborene Glaukom gekennzeichnet?
5. Welche Ursachen für die Entstehung eines Sekundärglaukoms gibt es (Beispiele)?

10 Erkrankungen des Glaskörpers

10.1 Glaskörpertrübungen

Können auf eine Netzhautablösung hinweisen!

❶ Mouches volantes (frz.: »fliegende Mücken«) sind Trübungen des Glaskörpers, die insbesondere im Alter und bei Kurzsichtigkeit (☞ 14.2.1) auftreten. Sie entstehen durch Verdichtungen und/oder hintere Ablösung der Glaskörperstruktur von der Retina.

Klinik und Diagnostik

Mouches volantes werden als verzögert mitschwimmende Trübungen bei Blickbewegungen insbesondere bei Sicht gegen einen hellen Hintergrund wahrgenommen. Neu entstandene Mouches volantes sind oft vor dem Netzhautzentrum lokalisiert und werden deshalb oft als besonders störend empfunden.

Therapie und Prognose

Eine Therapie ist nicht erforderlich, da Mouches volantes nach einiger Zeit absinken. Ein vermehrtes Auftreten von Mouches volantes kann jedoch auch ein **Hinweis auf eine Netzhautablösung** sein (☞ 11.5).

10.2 Glaskörperblutung

Bei stärkeren Blutungen Gefahr des Sehverlustes.

❷ Blutungen des Glaskörpers können vielfältige **Ursachen** haben:

- Pathologische Gefäße der Retina (z.B. bei *diabetischer Retinopathie)*, der Papille oder Gefäßneubildungen in den Glaskörper *(Retinopathia proliferans)*
- Arterielle Hypertonie
- Gerinnungsstörungen oder Gabe von Antikoagulantien
- Netzhautablösungen bzw. -risse, z.B. bei akuter hinterer Glaskörperabhebung
- *Periphlebitis retinae* (Entzündung im Bereich der Netzhautvenen)

- Zentralvenenastverschlüsse (☞ 11.2)
- Intraokulare Verletzungen oder Tumoren.

Klinik und Therapie

Der Patient bemerkt plötzlich auftretende schwarze Trübungen (»Rußregen«), die bei einer stärkeren Blutung bis zum plötzlichen Sehverlust führen können.

Der Patient muß einige Tage im Bett sitzen und eine Lochbrille tragen, um die Augen ruhig zu halten. Frische Blutungen sinken nach unten ab. Milde Wärme fördert die Resorption. Die weitere Therapie ist abhängig von der Ursache.

Prognose

Meist langsame Resorption im Verlaufe von Monaten. Als Komplikation kann ein Sekundärglaukom auftreten (☞ 9.4).

10.3 Entzündungen des Glaskörpers

- Entzündung des Glaskörpers meist bakteriell bedingt
- Oft sind abwehrgeschwächte Patienten betroffen
- Breitbandantibiotika, ggf. Vitrektomie.

❸ Eine **Endophthalmitis,** die Entzündung des Glaskörpers, wird häufig durch Bakterien, seltener durch Pilze oder Parasiten hervorgerufen. Die Keime gelangen oft bei Verletzungen oder bei intraokularen Operationen in den Glaskörper, können aber auch von einer Uveitis (☞ 8.1) auf den Glaskörper übergreifen. Von einer **metastatischen Endophthalmitis** spricht man, wenn Keime – wie Bakterien, Pilze (Candida!) oder Parasiten – von der Blutbahn in den Glaskörper gelangen.

Oftmals sind abwehrgeschwächte Patienten, z.B. mit AIDS, unter Zytostatikatherapie oder Intensivtherapie von einer viralen oder metastatischen Endophthalmitis betroffen.

Klinik

- Akute Sehverschlechterung
- Tiefer und dumpfer, auf Analgetika kaum ansprechender, Schmerz
- Erheblich eingeschränktes Allgemeinbefinden.

Therapie

- Breitbandantibiotika (i. v. und/oder intraokular) und Kortikosteroide
- Oftmals ist eine sofortige **Vitrektomie** (mikrochirurgische Entfernung des Glaskörpers) unumgänglich, da dem betroffenen Auge eine Erblindung droht. Anschließend intraokulare Spülung mit Antibiotika.

Prognose

Die Prognose ist **erregerabhängig.** Infektionen durch Bakterien zeigen oft einen plötzlich einsetzenden schweren Verlauf mit Zerstörung der Bulbusstruktur. Infektionen mit Pilzen verlaufen hingegen schleichender. Das Bild ähnelt einer chronischen Uveitis (☞ 8.1).

! Merke

Oftmals handelt es sich bei der Endopthalmitis um eine Notfallsituation, bei der auch durch sofortige Vitrektomie nur in einem Teil der Fälle ein akzeptables Sehvermögen erhalten werden kann.

? Übungsfragen

1. Wodurch sind Mouches volantes gekennzeichnet?
2. Welche Ursachen für Glaskörperblutungen gibt es? Beispiele?
3. Was ist eine Endophthalmitis (Ursachen, Verlauf, Prognose)?

11 Erkrankungen der Netzhaut

11.1 Zentralarterienverschluß

Ischämischer Infarkt durch Embolien oder Gefäßspasmen.

Der Zentralarterienverschluß ist ein **ischämischer Infarkt** der Zentralarterie (*A. centralis retinae* ☞ 1.2.3) durch Embolien oder Gefäßspasmen. Zu den gefährdeten Patienten gehören Patienten mit Arteriosklerose, Hypertonie, kompletten oder inkompletten Verschlüssen der A. carotis interna oder entzündlichen Gefäßerkrankungen wie *Endarteriitis obliterans* und *Riesenzellarteriitis* (☞ 12.4).

Klinik und Diagnostik

❶ Folgende Symptome sind kennzeichnend:

- Schmerzlose, **schlagartige Erblindung** meist eines Auges (»Licht wird ausgeschaltet«)
- Bei Verschluß eines Astes: Gesichtsfeldausfälle, Sehverschlechterung, Patient kann evtl. nur noch geringe Lichtschimmer von temporal wahrnehmen.

Amaurosis fugax

Vorübergehende meist einseitige Erblindung.

Eine Amaurosis fugax ist eine nur wenige Sekunden bis Minuten anhaltende, meist einseitige und reversible Erblindung. Sie entsteht infolge einer vorübergehenden Ischämie, z.B. durch kleine Embolien aus Arterioskleroseplaques der Karotisgabel, die in die Netzhautarterien eingeschwemmt werden. Die **Diagnostik** erfolgt über die Carotis-Angiographie oder Dopplersonographie.

! Merke

Die oftmals rezidivierende Amaurosis fugax kann auf eine hochgradige Carotisstenose deuten und ein Vorzeichen für einen drohenden Zentralarterienverschluß oder Schlaganfall *(Apoplex)* sein.

Therapie

- Hämodilution (Blutverdünnung), Antikoagulantien (Gerinnungshemmung), Fibrinolyse (Auflösung von Fibringerinnseln), Thrombolyse (Auflösung von frischen Thromben), Vasodilatation (Gefäßerweiterung)
- Senkung des Augeninnendruckes durch Bulbusmassage: Hierdurch soll der Augeninnendruck vorübergehend gesenkt werden. Der Druck auf die Arterie kann somit vermindert werden und der Blutfluß verbessert.
- Gabe von Kortikosteroiden.

Ein Zentralarterienverschluß kann ein Symptom einer zerebrovaskulären Erkrankung sein und erfordert eine intensive Suche nach Emboliequellen. In jedem Fall muß der Ausschluß einer Arteriitis temporalis (☞ 12.4) erfolgen.

! Merke

Ein Zentralarterienverschluß ist ein Notfall! Die Ganglienzellen (☞ 1.2) der Netzhaut überleben höchstens 60 Minuten, dann kommt es zur Atrophie des Sehnerven. Deshalb sollte die Therapie in jedem Fall sofort beginnen.

Prognose

- **Arterienastverschluß:** *Skotom* im entsprechenden Bereich, manchmal Erhaltung der zentralen Sehschärfe.
- **Zentralarterieninfarkt:** meist irreversible Erblindung innerhalb weniger Minuten. Das ischämische Netzhautödem verschwindet innerhalb einiger Wochen, wenn die innere Netzhaut atrophiert und die Arterien wieder durchblutet sind. Nach 6–8 Wochen kommt es mit dem Untergang der Neuroretina zu einer aufsteigenden Optikusatrophie.

11.2 Zentralvenenverschluß

Hämorrhagischer Infarkt durch vielfältige Ursachen.

Die **Ursachen** eines Zentralvenenverschlusses sind sehr vielfältig, z.B. Hypertonie, Arteriosklerose, hämodynamische Insuffizienz, Vaskulitiden (entzündliche Veränderungen der Gefäßwände), Gerinnungsstörungen, Veränderung der Blutviskosität (z.B. bei Einnahme oraler Antikonzeptiva), Tuberkulose, Sichelzellanämie u.a. Der entstehende hämorrhagische Infarkt (Blutstauung) der Netzhaut wird durch einen erhöhten Augeninnendruck (Offenwinkelglaukom ☞ 9.1) begünstigt.

Ein Zentralvenenverschluß ist eine der häufigsten Erblindungsursachen des älteren Menschen.

Klinik

- Schleierartige Verdunkelung des Gesichtsfeldes innerhalb von Stunden bis Tagen
- Bei einer Astvenenthrombose ist jeweils nur der betroffene Bereich pathologisch verändert. Ist der Makulabereich betroffen, kommt es zur starken Abnahme der Sehschärfe.

Therapie

- Hämodilution (Verdünnung des Blutes) als Standardtherapie
- Thrombolyse nur bis zum 6. Tag anwendbar
- Laserkoagulation, z.B. bei Gefäßproliferationen und Glaskörperblutungen. Damit können evtl. ein Sekundärglaukom und eine Netzhautablösung nach Gefäßneubildungen vermieden werden.

Prognose

Bei einer **Astvenenthrombose** können sektorförmige Ausfälle des Gesichtsfeldes zurückbleiben. Bei einer **Zentralvenenthrombose** ist die Prognose schlecht, meist bleiben die Patienten blind.

Spätkomplikationen sind Glaskörpereinblutungen, Sekundärglaukom durch Gefäßneubildungen an der Iris und im Kammerwinkel. Die Prognose des **Sehvermögens** wird durch das Makulaödem und die Gefäßneubildungen bestimmt.

11.3 Netzhautveränderungen bei Allgemeinerkrankungen

- Hypertonie
- Diabetes mellitus
- Toxoplamose.

❷ Bestimmte Allgemeinerkrankungen können zur Schädigung der Netzhaut führen.

11.3.1 Hypertonie

Hochgradige Hypertonie führt vorwiegend zur Gefäßengstellung, lang andauernde Hypertonie hingegen zur Sklerose der Netzhautarterien (bei älteren Menschen auch ohne Blutdrucksteigerung), die sog. **hypertensive Retinopathie.**

Eine Sonderform stellt die **Retinopathia angiospastika** dar, die bei extremer Hypertonie, insbesondere bei jüngeren Patienten mit renaler Hypertension bzw. Phäochromozytom (Tumor, der Adrenalin oder Noradrenalin produziert) auftritt.

Klinik und Diagnostik

Die Veränderungen der Netzhaut verlaufen in Stadien, es finden sich Blutungen und Mikroinfarkte in der Netzhaut. Im Endstadium kann es zu einer Schwellung der Papille mit nachfolgend deutlicher Sehverschlechterung kommen. Diese typischen Netzhautveränderungen werden anhand der Fundusuntersuchung (☞ 2.1) festgestellt. Ähnliche Veränderungen können auch bei einer Eklampsie in der Schwangerschaft (Komplikation einer EPH-Gestose) auftreten.

Therapie und Prophylaxe

Die beste Prophylaxe besteht in einer guten **Einstellung des Blutdruckes!** Damit kann in den ersten beiden Stadien eine Erholung *(Remission)* der Veränderungen herbeigeführt werden, was später in der Regel nicht mehr möglich ist.

Prognose

Unter guter Kontrolle und Therapie ist die Prognose gut, z.T. bilden sich die Veränderungen zurück.

11.3.2 Diabetes mellitus

Formen:
- Proliferative Retinopathie
- Nicht-proliferative Retinopathie.

Die Häufigkeit der **diabetischen Retinopathie** hängt vor allem von der Krankheitsdauer des Diabetes mellitus ab. Eine Unterteilung findet in die **proliferative** (oft bei jugendlichen Typ-I-Diabetikern) und die **nicht-proliferative** Retinopathie statt. Es kommt zu

- Gefäßneubildungen auf der Retina *(Retinopathia diabetica)* mit Blutungen in Retina und Glaskörper
- Mikroangiopathie (Veränderungen von Arteriolen, Kapillaren und Venolen)
- Gefäßsklerose mit Kapillarverschlüssen und Ischämie
- Netzhautödem und anschließend Gewebszerstörung.

Klinik

Eine Verminderung der Sehkraft wird erst im Spätstadium bemerkt, beim Altersdiabetes (Typ II) kann ein Ödem am hinteren Augenpol, das sich auf den Makulabereich ausdehnt, einen plötzlichen Visusabfall hervorrufen.

Therapie und Prophylaxe

- Das Fortschreiten der Erkrankung kann mit Laserkoagulation verlangsamt werden. Dabei werden, über die ganze Netzhaut verteilt, kleine Herde koaguliert (außer Makula und Papillenumgebung)
- Vorliegende Hypertonie konsequent einstellen
- Bei Membranbildung auf der Netzhautoberfläche, Traktionsablatio (☞ 11.5) und wiederholten Glaskörperblutungen: **Vitrektomie** (Entfernung des Glaskörpers)
- Die wichtigste Prophylaxe ist eine gute diätetische und medikamentöse Einstellung des Blutzuckers. Bei jedem Diabetiker sollte vierteljährlich bis jährlich der Augenhintergrund untersucht werden.

Prognose

Die diabetische Retinopathie ist **eine der häufigsten Erblindungsursachen** im Alter zwischen 20 und 65 Jahren. Hypertonie und Rauchen verschlechtern zusätzlich den Verlauf. Die proliferative diabetische Retinopathie schreitet in Phasen hormoneller Umstellung (Schwangerschaft, Pubertät) schneller voran.

Mögliche **Komplikationen** sind z.B.:

- Proliferationen in den Glaskörper und Glaskörpereinblutungen (☞ 10.2)
- Traktionsablatio (☞ 11.5)
- Gefäßneubildungen sind auch an der Iris *(Rubeosis iridis)* und im Kammerwinkel möglich, wodurch ein sekundäres Glaukom (☞ 9.4) entstehen kann.

11.3.3 Toxoplasmose

Die Erreger der Toxoplasmose *(Toxoplasma gondii)* rufen am Auge eine fokale Entzündung von Netzhaut und Aderhaut, oft im Makulabereich oder der Papille, hervor. Gefährdet ist v.a. der Embryo im 5.–7. Schwangerschaftsmonat. Die Erreger werden durch Katzen und deren Kot oder rohes Fleisch übertragen. Bei Erstinfektion der Mutter (ohne Antikörper-Schutz) gelangen die Erreger über die Plazenta zum Embryo.

Klinik und Diagnostik

- Entzündungsherde befinden sich in Netz- und Aderhaut, oft im Makulabereich oder neben der Papille
- Bei narbiger Abheilung der Entzündung im Makulabereich kommt es zur drastischen Sehverschlechterung

- Bei dem meist einseitigen Verlauf kann oft Begleitschielen (*Strabismus concomitans* ☞ 14.5.1) folgen
- Bei beidseitigem Verlauf Nystagmus (☞ HNO 2.2.3) möglich.

Therapie

- Kausale Therapie mit Pyrimethamin (Daraprim®), Clindamycin oder Trimethoprim
- Kortikosteroide zur Verminderung der Narbenbildung, nur in Verbindung mit Antibiotikum.

Bei Infektion des Embryos können die Kinder wegen der Narbe im Makulabereich kein zentrales Sehen entwickeln und es kommt oft noch jahrelang zu Rezidiven.

11.4 Makula-Degenerationen

Formen:
- Erworbene Makula-degeneration: z.B. senile Makula-Degeneration
- Vererbte Makula-degeneration: z.B. juvenile Makula-Degeneration.

❸ Makuladegenerationen als **Erkrankungen des Netzhautzentrums** sind entweder erworben oder vererbt:

Erworben

z.B. **senile Makula-Degeneration** (meist nach dem 60. Lebensjahr). Pigmentepithel und Sinnesepithel der zentralen Netzhaut (☞ 1.2) gehen durch Alterungsvorgänge zugrunde. Sie ist eine der häufigsten Erblindungsursachen jenseits des 65. Lebensjahres.

Vererbt

z.B. **juvenile Makula-Degeneration** (Morbus STARGARDT, *Fundus flavimaculatus)*, welche in jedem Alter auftreten kann und meist beide Augen befällt. Im Laufe des 2. bis 3. Lebensjahrzehnts nimmt die Sehschärfe ab (der Patient kann dann nicht mehr lesen) und die Netz- und Aderhaut atrophiert später zunehmend.

Klinik

Die Sehverschlechterung ist schmerzlos und kann entweder schleichend oder plötzlich einsetzen. Dann kommt es meist zu einer erheblichen und irreversiblen Störung der zentralen Sehschärfe. Oft ist eine **Metamorphopsie** (Verzerrtsehen) das erste typische Symptom, später kommen Ausfälle des zentralen Gesichtsfeldes hinzu.

Therapie

Eine erfolgversprechende Therapie ist für beide Formen nicht bekannt. Bei der senilen Makula-Degeneration wird versucht, mit Kortikosteroiden oder Hemmstoffen der Prostaglandinsynthese das Forschreiten zu verhindern. Mit Hilfe der Laserkoagulation wird versucht, die Gefäßneubildungen aufzuhalten; jedoch ist ihr Einsatz gerade im Bereich der Makula begrenzt. Außerdem werden vergrößernde Sehhilfen eingesetzt.

11.5 Netzhautablösung

Führt zur Mangelversorgung der Sinnesrezeptoren.

Die Netzhautablösung *(Ablatio retinae* bzw. *Amotio retinae)* ist eine Abhebung der Netzhaut vom mit ihr nicht verwachsenen Pigmentepithel (☞ 1.2) durch z.B. seröse Flüssigkeit (verflüssigter Glaskörper), Exsudat, Blut oder Tumorgewebe. Die Ablösung verursacht eine Mangelversorgung und damit den Zerfall der Sinnesrezeptoren.

11.5.1 Einteilung und Ursachen der Netzhautablösung

Formen der Netzhautablösung:
- Rhegmatogene
- Nicht-rhegmatogene
- Linsenlosigkeit.

❹ Netzhautablösungen werden entsprechend der Krankheitsentstehung eingeteilt:
- **Rhegmatogene** (rißbedingte) Netzhautabhebung. Eine Sonderform ist die Riesenrißablatio: Glaskörperzug setzt am zentralen Rißrand an und die Risse erstrecken sich über mehr als 1 Quadranten
- **Nicht-rhegmatogene** Netzhautabhebung: Traktionsablatio und exsudative Ablatio
- Netzhautabhebung bei **Linsenlosigkeit.**

Ursachen

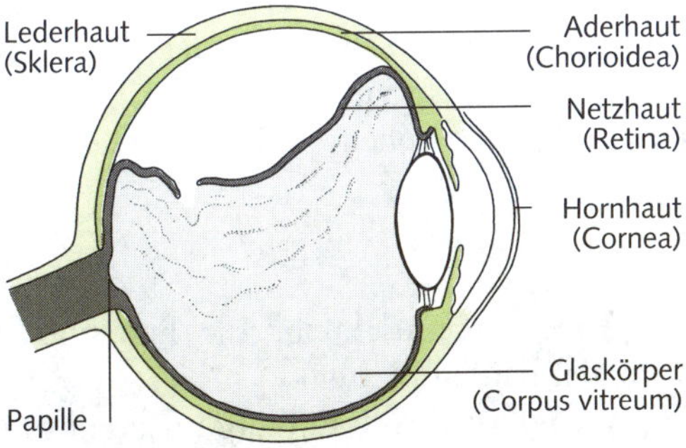

Abb. 11.1 Netzhautablösung [L157]

Rhegmatogene Netzhautabhebung (häufigste Form)

Aufgrund degenerativer Prozesse (insbesondere im Alter, bei Myopie und bei Linsenlosigkeit) bilden sich in der Netzhaut Risse oder Löcher. Diese Netzhautdefekte verbinden den Subretinalraum (Raum unter der Retina) mit dem Subvitrealraum (zwischen Glaskörper und Uvea), wodurch flüssiger Glaskörper unter die Netzhaut gelangt und diese von der Unterlage abhebt.

Sekundär kann eine Ablatio auch nach Netzhautrissen infolge Prellung, perforierender Verletzung, Entzündung oder Aderhautmelanom auftreten.

Nicht rhegmatogene Netzhautabhebung

- **Traktionsablatio**
  Zug aus dem Glaskörperraum durch Verwachsungsstränge oder Membranen, die an der Netzhaut anheften, z.B. nach Iridozyklitis (☞ 8.1), diabetischer Retinopathie, perforierenden Verletzungen, Glaskörperschrumpfung bzw. -verlust, Periphlebitis retinae (☞ 10.2), Aderhauttumoren (☞ 8.3).
- **Exsudative Ablatio**
  Die Exsudate entstehen meist auf dem Boden einer Entzündung oder als Begleiterscheinung von Tumoren, wodurch sich größere Netzhautbezirke flächenhaft abheben.

Netzhautabhebung bei Linsenlosigkeit

Nach intrakapsulärer Staroperation (☞ 7.1.3) wird die Netzhautabhebung durch zwei Faktoren begünstigt: ständige mechanische Irritationen durch die verminderte Stabilität in der Irisebene sowie das Eindringen des Glaskörpers in den vorher von der Linse eingenommenen Raum, verbunden mit möglichen Schleuderbewegungen.

11.5.2 Klinik, Therapie und Prognose

Klinik

Unterscheidung von Früh- und Spätsymptomen.

❺ Man unterscheidet Früh- von Spätsymptomen:

- **Frühsymptome** durch Einreißen der Netzhaut und Blutung in den Glaskörper
  - »**Lichtblitze**« in der Peripherie des Gesichtsfeldes (auch im Dunkeln oder bei geschlossenen Augen)
  - Verstärkt auftretende Mouches volantes (☞ 10.1)
  - Schwarm schwarzer Punkte (»Rußwolken«)
- **Spätsymptome** bei Ablösung der Netzhaut
  - Allmählich sich über das Gesichtsfeld ausbreitender **Schatten;** bei oberer Ablatio: »von unten aufsteigende Mauer«; bei unterer Ablatio: »sich senkender Vorhang«
  - Abhängig von Lage und Ausprägung der Ablatio: starke Seheinschränkung, Verzerrtsehen, peripherer Gesichtsfeldausfall.

Therapie

- **Ruhigstellung** des Auges mit einer Lochbrille, Bettruhe
- **Wiederannäherung** der beiden Blätter
  - Mit Kälte *(Kryopexie)* wird eine Entzündungsreaktion induziert, wodurch die Schichten wieder miteinander verwachsen (Vernarbung des Netzhautrisses)

  - Tamponade von außen (z.B. Plombenaufnähung bzw. *Cerclage*) oder durch Tamponade von innen (z.B. mit Hilfe eines expandierenden Gases)
- **Vitrektomie:** wenn Membranen die Netzhaut am Anliegen hindern bzw. bei Riesenriß oder Ablatio durch ein am hinteren Augenpol gelegenes Netzhautloch.

Kleinere Herde lassen sich durch eine kreisförmige **Laserkoagulation** abriegeln und die Netzhautablösung kann sich an diesen Stellen nicht mehr fortsetzen. Diese Methode kann auch prophylaktisch bei Foramen und Rissen eingesetzt werden.

Prognose

Ohne Therapie schreitet die Netzhautablösung fast immer bis zur Erblindung fort. Die Prognose wird mit zunehmender Grösse der Ablösung schlechter. Eine ungünstige Prognose haben auch komplizierte Netzhautablösungen mit Voroperationen oder Linsenlosigkeit, Riesenrißablatio und sekundäre Netzhautablösungen.

? Übungsfragen

1. Welche Symptome kennzeichnen einen Zentralarterienverschluß bzw. den Verschluß eines Arterienastes?
2. Welche Allgemeinerkrankungen können Netzhautveränderungen hervorrufen?
3. Welche Arten der Makula-Degeneration gibt es?
4. Wie können Netzhautablösungen entstehen?
5. Welches sind die Früh- bzw. Spätsymptome einer Netzhautablösung?

12 Erkrankungen des Sehnerven

Beurteilung des Sehnerven über Papille.

Bei der Diagnose von Erkrankungen des Sehnerven spielt die Papille (☞ 1.2.1) eine entscheidende Rolle. Die **normale Papille** ist scharf begrenzt, nicht prominent, schläfenwärts etwas blasser als nasal, mit trichterförmiger Vertiefung in der Papillenmitte.

Als krankhafte Veränderungen kommen vor:

- **Papillenödem:** Papille ist prominent (erhaben) und unscharf begrenzt
- **Papillenatrophie:** Papille ist abgeblaßt und scharf bzw. unscharf begrenzt, evtl. mit Exkavation (☞ 9.1).

12.1 Entzündungen des Sehnerven

Formen:
- Papillitis
- Retrobulbärneuritis.

❶ Je nach Lokalisation der Entzündung des Sehnerven werden zwei Formen unterschieden:

Papillitis *(Neuritis nervi optici):* Bei dieser ist der vordere Teil des Sehnerven betroffen (Sehnervenkopf), welcher ophthalmoskopisch sichtbar ist. Sie kann durch Infektionen (z.B. Diphtherie, Masern, Malaria, Typhus), Entzündungen (z.B. Arteriitis temporalis ☞ 12.4, Tonsillitis) oder bei Vergiftungen (z.B. mit Blei, Tabak oder Alkohol) hervorgerufen werden.

Retrobulbärneuritis, bei welcher der orbitale Abschnitt des Sehnerven betroffen ist. Diese Enzündung ist ophthalmoskopisch nicht sichtbar. Sie besitzt die gleichen Ursachen wie die Papillitis, tritt häufig bei Multipler Sklerose auf, deren Frühsymptom sie sein kann, oder als Begleitentzündung bei *Sinusitis* (☞ HNO 4.2) oder *Meningitis* (Entzündung der Hirnhäute).

Klinik

Papillitis

- Frühzeitige und plötzliche Sehstörung durch Zentralskotom bis zur vorübergehenden Erblindung, bei mehr vorne lokalisierter Entzündung auch parazentrale Skotome (☞ 12.3)
- Leichter dumpfer Schmerz nimmt bei Druck auf Bulbus zu
- Augenbewegungen eingeschränkt und schmerzhaft
- Meist einseitig.

Retrobulbärneuritis

- Akutes Stadium: hochgradige und plötzliche Verschlechterung der Sehschärfe, meist mit Zentralskotom
- Brauenschmerz oder tiefe orbitale Schmerzen, die sich bei Druck auf den Bulbus bzw. bei Augenbewegungen verstärken
- Augenbewegungen sind eingeschränkt und schmerzhaft (wie bei Papillitis)
- Flüchtige Augenmuskellähmung
- Beim Erwachsenen meist einseitig.

Diagnostik

Außer mit dem Augenspiegel erfolgt die Diagnose einer Sehnerventzündung mit der Visusbestimmung, Gesichtsfeldbestimmung, Fluoreszenzangiographie (zur Beurteilung der Durchblutung) und dem Elektroretinogramm (zur Beurteilung der Retinafunktion) sowie bildgebenden Verfahren.

Prognose

In vielen Fällen bessert sich die Sehschärfe und die Entzündung heilt vollständig ab. Bei zu spät eingeleiteter Therapie ist jedoch eine Atrophie des Sehnerven mit entsprechenden Sehstörungen möglich.

12.2 Stauungspapille

Formen:
- Stauungspapille
- Pseudotumor cerebri.

❷ Als Stauungspapille wird ein »passives« nicht entzündliches Papillenödem bezeichnet, das zunächst zu keiner Schädigung der Axone führt. Hirntumoren sind infolge des mit ihnen einhergehenden erhöhten Hirndrucks die häufigste Ursache einer Stauungspapille. Weitere Ursachen sind z.B. Störungen der Liquorzirkulation, venöse Abflußstörungen (z.B. bei Herzinsuffizienz) und arterielle Hypertonie.

Der **Pseudotumor cerebri** ist ein Krankheitsbild, das mit einer chronischen Stauungspapille und langfristig einer Optikusatrophie einhergeht. Es kommt zum erhöhten Hirndruck, z.B. infolge Resorptionsstörungen des Liquors oder einer Thrombose der großen Venen des Gehirns.

Klinik und Diagnostik

- Stauungspapille
  - Sehstörungen im Gegensatz zur Papillitis oder Retrobulbärneuritis erst sehr spät
  - Vorkommen meist beidseitig (einseitiges Auftreten spricht für einen Orbitatumor).
- Pseudotumor cerebri
  - Kopfschmerzen
  - Mäßige Sehverschlechterung und fortschreitende konzentrische Einschränkung des Gesichtsfeldes.

Prognose

Bei Beseitigung der Ursache(n) ist die Prognose gut. Beim Pseudotumor cerebri oftmals auch nach Entlastung keine Besserung und manchmal ungünstige Prognose.

12.3 Gesichtsfeldausfälle

Formen:
- Physiologische Skotome: Papille, Angioskotome
- Pathologische Skotome: Positive und negative Skotome.

❸ Der Gesichtsfeldausfall *(Skotom)* ist ein innerhalb der Gesichtsfeldgrenzen gelegener relativer (unvollständiger) oder absoluter (vollständiger) **Ausfall der Lichtempfindung.** Zu den physiologischen Skotomen zählen der blinde Fleck (Papille) und die sog. *Angioskotome* als Abbild der Netzhautgefäße. Krankhafte Skotome werden nach ihrer Lage (z.B. zentrale oder parazentrale Skotome) und nach der Wahrnehmung unterschieden:

- **Positive Skotome** sind Gesichtsfeldausfälle, die vom Patienten selbst bemerkt werden (z.B. Mouches volantes und andere Glaskörpertrübungen ☞ 10)
- **Negative Skotome** werden nicht wahrgenommen.

Ursachen

Häufig ist eine Läsion im Verlauf der Sehbahn (☞ 1.2.1) z.B. infolge Tumor, Aneurysma der A. communicans anterior oder Verkalkungen der A. carotis interna Ursache für einen Gesichtsfeldausfall. Ebenso können z.B. ein Glaukom (☞ 9) oder eine Zentralvenenthrombose zu Gesichtfeldausfällen führen.

Klinik und Diagnostik

- Wahrnehmung von Ort und Schädigung abhängig
- Als Sonderformen: Farben-Skotome und Flimmer-Skotome.

Die Wahrnehmung der Skotome durch die Patienten ist in erster Linie von Ort und Größe der Schädigung abhängig. Ein Defekt im Bereich der Makula – der Stelle des schärfsten Sehens – wird als störender empfunden, als Skotome, die eine mehr periphere Ursache haben und sogar unbemerkt bleiben können. In den meisten Fällen besteht in den Skotombereichen keine Lichtempfindung mehr.

Sonderformen sind:

- **Farben-Skotome:** Ausfall der Farbwahrnehmung im Skotombereich
- **Flimmer-Skotome:** vorübergehender Gesichtsfeldausfall mit flimmerndem gezackten Rand bei Migräne.

Therapie und Prognose

Therapie und Prognose sind in erster Linie abhängig von Ursache, Art und Lokalisation des Schadens. Gehirntumoren (z.B. Hypophysenadenom) können neurochirurgisch entfernt werden, die Gesichtfeldausfälle sind jedoch meist irreversibel.

12.4 Durchblutungsstörungen des Sehnerven

Papilleninfarkte durch
- Arteriosklerose
- Riesenzellarteriitis.

❹ Durch Durchblutungsstörungen kommt es zu **Papilleninfarkten** des Sehnerven. Ursachen dafür können sein:

- **Arteriosklerose** der für die Versorgung des Sehnerven wichtigen Gefäße
- **Riesenzellarteriitis** (Entzündung der A. temporalis: *Arteriitis temporalis, Morbus HORTON)* vermutlich eine Autoimmunerkrankung des höheren Lebensalters, die auf die A. ophthalmica übergreifen kann. Leitsymptome sind sicht- oder tastbare Verdickung der A. temporalis, Druckschmerz, Rötung, heftige Kopfschmerzen. Gefahr der Erblindung auch für das andere Auge.

Klinik

Die Sehschärfe ist plötzlich stark herabgesetzt und Gesichtsfeldausfälle (typischer Ausfall der unteren Gesichtsfeldhälfte) treten auf bis hin zur Amaurose (vollständige Erblindung).

Vorboten der Riesenzellarteriitis sind kauabhängige Schläfenschmerzen, mehrtägige Kopfschmerzen und Fieber. Schließlich kommt es zur plötzlich einsetzenden Erblindung.

Therapie

- Arteriosklerotisch bedingter Papilleninfarkt
  - Hochdosierte Kortikosteroide, um die Ödembildung zu reduzieren
  - Hämodilution, um Fließeigenschaft des Blutes zu verbessern.
- Riesenzellarteriitis
  - Sofort hochdosierte und langdauernde Gabe von Kortikosteroiden, auch um Befall des zweiten Auges zu verhindern.
  - Maßnahmen zur Verbesserung der Fließeigenschaften des Blutes, z.B. Hämodilution und Gabe von Antikoagulantien.

Prognose

Papilleninfarkt Die volle Funktion des Sehnerven läßt sich durch eine Therapie selten wiederherstellen. Nur in den ersten 12–24 Stunden besteht die Chance, einige Gesichtsfeldbereiche zurückzugewinnen.

Arteriitis temporalis Gelegentlich ist bei rechtzeitiger Therapie eine Verbesserung des Sehens möglich. Oft können jedoch nur einige periphere Gesichtsfeldreste wiedergewonnen werden.

Übungsfragen

1. Wie werden Entzündungen des Sehnerven nach ihrer Lokalisation unterschieden?
2. Was kennzeichnet eine Stauungspapille, was ist ein Pseudotumor cerebri?
3. Was sind Skotome und wie nimmt der Patient sie wahr?
4. Welche Ursachen für Papilleninfarkte gibt es?

13 Erkrankungen der Augenhöhle

13.1 Exophthalmus und Enophthalmus

13.1.1 Exophthalmus

Exophthalmus als Leitsymptom.

❶ Das **Leitsymptom** für Erkrankungen der Orbita ist der Exophthalmus, das Hervortreten des Augapfels *(Protrusio bulbi)*. Ursachen können eine Infiltration und Volumenvermehrung des Orbitagewebes und Verdickung der äußeren Augenmuskeln sein.

Diagnostik

Alte Fotografien des Patienten können für die Anamnese verdeutlichen, wie lange der Exophthalmus etwa schon besteht. Behelfsmäßig wird ein Exophthalmus beurteilt, indem sich der Untersucher hinter den sitzenden Patienten stellt, die Oberlider anhebt und dann die Augenbulbi über die Stirn vergleicht. Eine genaue Beurteilung ist mittels vergleichender Untersuchung mit dem **Exophthalmometer** möglich, welches die Prominenz der Bulbi mißt. Zur Diagnostik eines Exophthalmus gehören weiterhin Visusprüfung, Gesichtsfelduntersuchung, Motilitätsprüfung und Fundusuntersuchung.

13.1.2 Enophthalmus

Typische Trias beim HORNER-Syndrom.

❶ Ein Enophthalmus (Einwärtssinken des Orbitainhalts) kann bei Verletzungen der Orbita (☞ 13.3) oder als Pseudo-Enophthalmus beim **HORNER-Syndrom** auftreten. Bei diesem führt eine Störung des Sympathikus unterschiedlicher Ursache zur typischen Trias

- **Miosis** infolge Lähmung des M. dilatator pupillae
- **Ptosis** (☞ 3.1.3) durch Lähmung des MÜLLERschen Lidhebers
- **Enophthalmus,** der jedoch durch die Ptosis vorgetäuscht sein kann.

13.2 Endokrine Orbitopathie

❷ Die endokrine Orbitopathie (Morbus BASEDOW) tritt in über 50 % der Fälle bei *Hyperthyreosen* (Überschuß an Schilddrüsenhormonen) und in 90 % der Fälle beidseitig auf. Ihre Ursache liegt wahrscheinlich in autoimmunologischen Prozessen.

Klinik

- Allgemeinsymptome der Hyperthyreose (Schweißausbrüche, Nervosität, Tachykardie)
- Exophthalmus
- Bewegungsstörungen des Auges, Diplopie (Sehen von Doppelbildern)
- Geschwollene und gerötete Konjunktiven, sog. Glanzauge
- Erweiterte Lidspalte
- Typische Zeichen: **GRAEFE-Zeichen** (Oberlid bleibt bei Blicksenkung zurück), **STELLWAG-Zeichen** (seltener Lidschlag), **DALRYMPLE-Zeichen** (Sklera am oberen *Limbus,* Übergangslinie zwischen Hornhaut und Sklera, sichtbar), **MÖBIUS-Zeichen** (Konvergenzschwäche)
- Lagophthalmus (☞ 3.1.4) und der seltene Lidschlag können zum Ulcus corneae führen
- Kompression des Sehnerven führt zu Einschränkungen des Gesichtsfeldes.

Diagnostik

- Inspektion des Auges, Gesichtsfeldprüfung, Schilddrüsendiagnostik
- CT oder MRT verdeutlichen Augenmuskelverdickungen
- Verlaufskontrollen (ggf. mit dem Exophthalmometer).

In der Differentialdiagnose müssen z.B. ein Orbitatumor (bei einseitigem Auftreten), Pseudotumoren und eine Orbitaphlegmone (☞ 3.2.1) abgeklärt werden.

Therapie

- Behandlung der Grundkrankheit
- Tränenersatzmittel
- Bei extremem Exophthalmus (maligner Exophthalmus) verhindern Uhrglasverbände das Austrocknen der Hornhaut (evtl. zusätzlich antibiotische Augensalbe)
- Kortikosteroide

- Bei Versagen der medikamentösen Therapie Röntgenbestrahlung der Orbitaspitze oder Entlastungsoperation der Augenhöhle
- Schieloperation bei Motilitätsstörungen und Doppelbildern.

Prognose

Bei einigen Patienten ist die Prognose gut; häufig besteht eine psychische Belastung durch den Exophthalmus.

13.3 Verletzungen der Augenhöhle

Blow-out-Fraktur: Bruch des Orbitabodens infolge frontaler Gewalteinwirkung.

❸ Die häufigste traumatische Verletzung der Orbita ist die **Blow-out-Fraktur.** Ursache ist eine frontale Gewalteinwirkung (z.B. Faustschlag, Squashball) direkt auf die Orbita, wobei ihre schwächste Struktur, der Orbitaboden, zertrümmert wird.

Klinik und Diagnostik

- Doppelbilder
- Enophthalmus (oft schwer zu erkennen, da Lidschwellung und Bluterguß) durch traumatische Vergrößerung der Orbita möglich
- Bewegungsstörungen des Bulbus nach oben und unten bei Einklemmung des M. rectus inferior
- Evtl. Sensibilitätsstörungen im Bereich des *N. maxillaris* möglich
- Die Diagnose wird über eine Röntgenaufnahme des Schädels gesichert.

Therapie und Prognose

Die Indikation zur Operation stellen manifeste Bewegungsstörungen des Auges dar. Die operative Versorgung muß innerhalb von zwei Wochen erfolgen, danach wird die Einklemmung irreversibel und die Doppelbilder bleiben. Die Prognose ist gut bei sonst erhaltener Augenfunktion und rechtzeitiger operativer Versorgung.

Übungsfragen

❶ Wodurch sind Exophthalmus und Enophthalmus gekennzeichnet? Was ist das »HORNER-Syndrom«?

❷ Was ist der Morbus BASEDOW, welche Symptome haben die Patienten (Beispiele)?

❸ Welche Symptome zeigt eine Blow-out-Fraktur?

Augenheilkunde

14 Sehfehler

14.1 Hyperopie

Formen der Hyperopie:
- Achsenhyperopie
- Brechungshyperopie.

➊ Bei einer Hyperopie, der **Weitsichtigkeit** (*Hypermetropie,* Übersichtigkeit), liegt der Vereinigungspunkt der einfallenden Strahlen hinter der Netzhaut. Dabei können zwei Formen unterschieden werden:
- **Achsenhyperopie:** Augapfel für Brechkraft zu kurz (häufig)
- **Brechungshyperopie:** Brechkraft des optischen Systems zu gering (selten).

Korrektur

Therapie über Konvexgläser = Plusgläser = Sammellinsen.

In der Jugend wird der Brechungsfehler meist durch eigenständige Akkomodation des Auges ausgeglichen, was oft Kopfschmerzen hervorruft. Dieser Ausgleich durch ständige Akkomodation kann außerdem zu einer überschießenden Konvergenz (☞ 2.5) und zum Einwärtsschielen führen, da Akkomodation und Konvergenz zentral zusammen gesteuert werden (mögliche Entstehung eines *Strabismus convergenz* ☞ 14.5). Desweiteren besteht die Gefahr eines Winkelblockglaukoms (☞ 9.2): Da der Augapfel oft so kurz ist und damit Iris und Linse sehr weit vorne liegen, ist der Kammerwinkel eingeengt.

Eine Weitsichtigkeit wird mit **Sammellinsen** (Plusgläser, Konvexgläser) korrigiert. Dabei wird das stärkste Glas verordnet, das der Patient noch verträgt.

Die Linse ist funktionsfähig, der Augapfel aber zu kurz. Das scharfe Bild naher Objekte liegt hinter der Netzhautebene.

Eine Sammellinse verlegt das scharfe Bild auf die Netzhaut

Abb. 14.1 Strahlengang bei Weitsichtigkeit. [B101]

14.2 Myopie

14.2.1 Myopie

Formen der Myopie:
- Achsenmyopie
- Brechungsmyopie.

Bei der Myopie, der **Kurzsichtigkeit,** liegt der Vereinigungspunkt der einfallenden Strahlen vor der Netzhaut. Nur nahe Gegenstände können scharf auf der Netzhaut abgebildet werden, ferne Objekte erscheinen verschwommen.

Formen

❶ Auch bei der Myopie werden zwei Formen unterschieden:
- **Achsenmyopie:** Häufig ist der Augapfel für die Brechkraft zu lang. Ist beispielsweise der Augapfel 1 mm zu lang, beträgt der Brechungsfehler ca. 3 dpt. Die Achsenmyopie wird auch als Myopia simplex oder als Schulmyopie bezeichnet, da sie oft erst bei der Einschulung bemerkt wird. Sie bleibt meist nach dem 20. Lebensjahr stabil.
- **Brechungsmyopie:** Seltener ist die Brechungskraft des optischen Systems zu hoch, z.B. bei *Keratokonus* (kegelförmige Verformung der Hornhaut), Katarakt oder Linsenverlagerung nach vorne.

Die Entstehungsursache der Myopie ist unbekannt, es tritt jedoch eine familiäre Häufung auf. Andere Erkrankungen des Auges können ebenfalls zur Myopie führen, wie ein vergrößerter axialer Linsendurchmesser, die Verlagerung der Linse, ein verkleinerter Krümmungsradius der Hornhaut oder ein beginnender Altersstar.

Korrektur

Bei einer Myopie von ca. 3 dpt wird im Alter keine Lesebrille benötigt, da man im Fernpunkt des Auges (Punkt, der bei größtmöglicher Entspannung der Akkomodation noch scharf gesehen wird) liest.

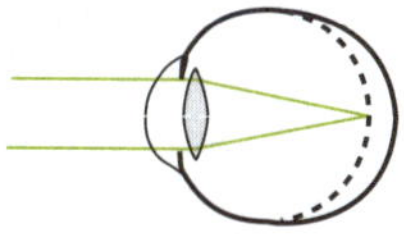

Die Linse ist funktionsfähig, der Augapfel aber zu lang. Das scharfe Bild ferner Objekte liegt vor der Netzhautebene.

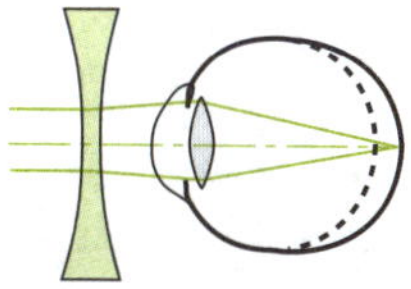

Eine Zerstreuungslinse verlegt scharfes Bild auf die Netzhaut

Abb. 14.2 Strahlengang bei Kurzsichtigkeit. [B101]

Therapie über Konkavgläser = Minusgläser.

Konkavgläser (Minusgläser) zerstreuen die einfallenden Strahlen. Dabei soll immer das schwächste Glas verwendet werden, mit dem der Kurzsichtige gut sieht. Bei hoher Myopie ab rund 8 dpt wird eine Haftschale (Kontaklinse) empfohlen, da eine Brille dann zu schwer und das Gesichtsfeld sehr eingeengt ist.

14.2.2 Progressive Myopie

Fortschreitende, krankhafte Kurzsichtigkeit mit Gefahr der Netzhautablösung und Blutungen.

❷ Falls die Verschlechterung der Kurzsichtigkeit nicht zum Stillstand kommt handelt es sich um eine progressive (maligne) Myopie *(Myopia maligna)*, die – im Gegensatz zur Schulmyopie – eine Krankheit ist. Der Augapfel dehnt sich kontinuierlich und die Gläserstärken müssen immer weiter erhöht werden. Da sich jedoch Aderhaut und Netzhaut nicht weiter dehnen können, führt die maligne Myopie zu schweren Komplikationen, wie z.B. eine Ablösung der Netzhaut (☞ 11.5).

Diagnostik

Augenhintergrund: Als Folge der starken Dehnung schimmert um die Papille die Sklera als weißer Ring durch, die Netzhautgefäße sind gestreckt. Der sichtbare sog. FUCHSsche Fleck ist eine Pigmentnarbe der Makula nach Riß und Blutung aus der Aderhaut, die zu starkem Visusverlust führt.

Komplikationen

Bei einer hinteren Glaskörperabhebung kann es zu einer Netzhautablösung (☞ 11.5) und zu rezidivierenden Blutungen der Netzhaut kommen.

14.3 Presbyopie

❸ Als Presbyopie, die **Alterssichtigkeit,** wird der Verlust der Akkomodationsfähigkeit der Linse infolge Sklerosierung im Alter verstanden. Eine Lesebrille wird benötigt, falls die Akkomodationsfähigkeit weniger als ca. 3 dpt beträgt.

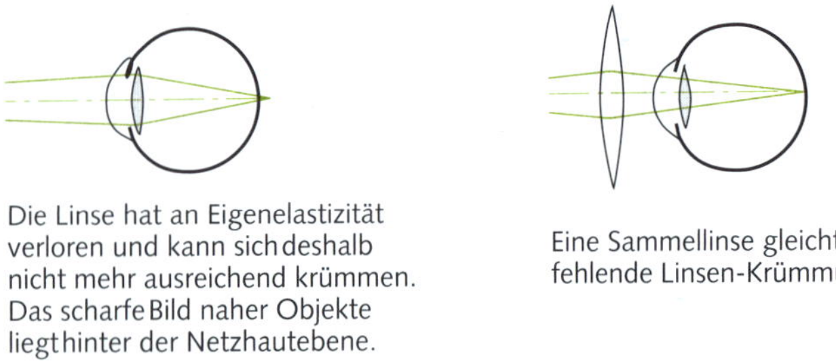

Abb. 14.3 Strahlengang bei Alterssichtigkeit. [B101]

14.4 Astigmatismus

Formen:
- Regulärer Astigmatismus
- Irregulärer Astigmatismus oder Narben-Astigmatismus.

Das Wort »Stigma« ist griechisch und bedeutet »Punkt«. »A-stigma-tismus« bedeutet wörtlich (Brenn-)Punktlosigkeit. Im medizinischen Sprachgebrauch wird der Astigmatismus auch als Hornhautverkrümmung bezeichnet.

❹ Beim Astigmatismus weicht die Hornhaut von ihrer idealerweise kugeligen Form ab und hat eine mehr zylindrische Gestalt. Beim **regulären Astigmatismus** werden die Lichtstrahlen nicht mehr in einem Punkt gebündelt, sondern in einer Achse linienförmig verzerrt. Als Folge von Verletzungen und der damit einhergehenden unregelmäßigen Hornhautoberfläche kommt es zum **irregulären** oder **Narben-Astigmatismus.**

Korrektur

- Regulärer Astigmatismus: zylindrisch geschliffene Gläser wirken der Abweichung der Hornhaut entgegen
- Irregulärer Astigmatismus: Kontaktlinsen, Hornhauttransplantation.

14.5 Strabismus

Formen des Strabismus:
- Begleitschielen
- Lähmungsschielen.

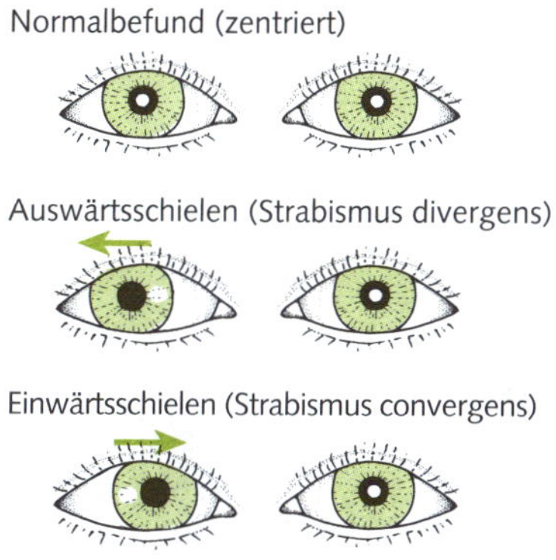

Abb. 14.4
Formen des Schielens: Beim jeweils abweichenden Auge ist das Reflexbild auf der Hornhaut verändert. [L157]

❺ Das Schielen *(Strabismus)* ist die Unfähigkeit, die Blickachsen beider Augen auf einen Punkt zu richten. Damit geht die Fähigkeit zum beidseitigen Sehen mehr oder weniger verloren.

Diagnostik

- Prüfung des Parallelstandes, *Orthophorie:* Der Patient betrachtet mit beiden Augen eine 5 m entfernte Lichtquelle. Der Untersucher beobachtet die Reflexbildchen auf der Hornhaut, die im Normalfall auf beiden Augen in der Mitte der Pupille liegen müssen (Abb. 14.4).
- Abdeckprobe, *Cover-Test:* Einstellbewegungen des Auges werden bestimmt.

14.5.1 Begleitschielen

Häufig beginnt das Begleitschielen *(Strabismus concomitans)* in den ersten 4 Lebensjahren. Später handelt es sich meist um ein Lähmungsschielen. Das Schielauge begleitet beim Begleitschielen das normal fixierende Führungsauge in alle Blickrichtungen in einem bestimmten Schielwinkel.

Die Ursachen liegen häufig in einer unkorrigierten Hyperopie, Hyper- oder Hypoakkomodation und können auch durch Muskelanomalien und Geburtstraumen bedingt oder vererbt sein.

14.5.2 Lähmungsschielen

Die Lähmung eines Augenmuskels oder des betreffenden Nerven hat das Lähmungsschielen *(Strabismus paralyticus)* zur Folge. Der Patient kann nicht in eine bestimmte Richtung schauen und gibt häufig Doppelbilder an. Es kommt zur Einschränkung des Gesichtsfeldes und des räumlichen Sehens.

Diagnostik

Die Beweglichkeit des Augapfels in der Zugrichtung des betreffenden Muskels ist in typischer Weise eingeschränkt und mit der Blickrichtung wechselt der Schielwinkel (größer bei Blick in Richtung des gelähmten Muskels). Falls Doppelbilder wahrgenommen werden, kommt es zu einer kompensatorischen Kopfzwanghaltung.

Therapie

- Behandlung der Ursache, z.B. Tumoren, Enzephalitis, Schädelbasisfraktur
- Doppelbilder werden mit Mattglas vor einem Auge ausgeschaltet
- Falls 10 Monate nach dem auslösendem Ereignis keine Besserung eingetreten ist, sollte eine operative Verkürzung des Gegenspielers des betroffenen Muskels erfolgen.

Übungsfragen

1. Wie unterscheiden sich Achsenhyperopie und Brechungshyperopie sowie Achsenmyopie und Brechungsmyopie?
2. Wodurch ist eine progressive Myopie gekennzeichnet?
3. Was wird unter Presbyopie verstanden?
4. Wodurch sind regulärer bzw. irregulärer Astigmatismus gekennzeichnet?
5. Was ist Strabismus und welche Formen gibt es (Beispiele)?

15 Verletzungen des Auges

15.1 Verätzungen und Verbrennungen

❶ Die Folgen für das Gewebe infolge Verletzungen mit Säuren, Laugen und Verbrennungen sind unterschiedlich:

- **Laugen:** *Kolliquationsnekrose* als tiefgreifende, verflüssigende Gewebezerstörung von Kammerwinkel, Iris und Linse, z.B. bei Kalkverätzung (häufigste Ursache)
- **Säuren:** *Koagulationsnekrose* als Verschorfung, die eine Barriere gegen das weitere Eindringen der Säure bildet, z.B. beim Umgang mit Autobatterien (Schwefelsäure)
- **Verbrennungen:** Zerstörung des Gewebes und Folgen entsprechend einer Verätzung (Koagulation), oft ist nur das Epithel betroffen.

Klinik und Diagnostik

- Starke Schmerzen und Lichtscheu
- Starker krampfhafter Lidschluß *(Blepharospasmus)*
- Starkes Tränen der Augen

Die genaue Diagnosestellung ist wegen des Blepharospasmus oft nicht möglich und kann erst nach den Sofortmaßnahmen erfolgen.

4 Verätzungsstadien:

Tab. 15.1 Verätzungsstadien

Schweregrad 1	Geringe Schädigung des Hornhautepithels, Hornhaut klar, Chemosis der Bindehaut
Schweregrad 2	Geringe Hornhauttrübung, Chemosis und Ischämie der Bindehaut (weniger als 1/3 betroffen)
Schweregrad 3	Hornhautepithelverlust, Hornhauttrübung, Ischämie der Bindehaut (1/3–1/2 betroffen)
Schweregrad 4	Hornhaut undurchsichtig (»gekochtes Fischauge«), Ischämie der Bindehaut (> 1/2)

Therapie

5 Sofortmaßnahmen:

- ❷ Auge spülen, z.B. mit Wasser, Mineralwasser, physiologischer NaCl-Lsg., keine Milch
- Notfalltransport in die Augenklinik, dabei das Auge weiter spülen
- Lokalanästhetika und systemische Analgesie helfen, den Lidkrampf zu überwinden und ermöglichen eine genauere Untersuchung und Säuberung des Bindehautsacks, Spülung mit spezifischen Pufferlösungen
- Lokale Antibiotika gegen Sekundärinfektionen und Kortikosteroide gegen die Entzündungsreaktion
- Chirurgische Entfernung von nekrotischem Gewebe.

! Merke

Verätzungen und Verbrennungen sind ophthalmologische Notfälle, deshalb muß auch bei Abwehrreaktionen des Patienten aufgrund der starken Schmerzen rasch gehandelt werden.

Komplikationen und Prognose

Komplikationen und Prognose sind vom Ausmaß der Schädigung und vom Zeitpunkt der eingeleiteten Therapie abhängig. Es kann zu Narben der Bindehaut und Hornhaut kommen und zu Verwachsung der Bulbusbindehaut mit der Lidbindehaut *(Symblepharon)*.

Eine besonders schlechte Prognose haben Verätzungen mit Beteiligung des Hornhautepithels am Limbus (Übergangslinie zwischen Hornhaut und Sklera), weil dann Bindehaut und Gefäße in die Hornhaut einsprossen können.

Laugenverletzungen haben eine relativ ungünstige Prognose. Bei tiefem Eindringen sind Linsentrübung und Sekundärglaukom möglich.

Bei Verbrennungen ist die Prognose um so besser, je roter (hyperämischer) die Konjunktiva ist. Bei leichten Verbrennungen (z.B. nach Stichflamme) bestehen nach Abkratzen des verschorften Hornhautepithels gute Heilungschancen ohne wesentliche bleibende Schäden. Innerhalb weniger Tagen ist das Hornhautepithel unter Antibiotikaschutz regeneriert.

! Merke

Als Prophylaxe für Verätzungen bei Umgang mit Säuren und Laugen immer Schutzbrille tragen.

15.2 Perforierende Verletzungen

Unterscheidung von extrabulbärer und intrabulbärer Lage der Fremdkörper.

Mangelnde Vorsicht, z.B. Nichttragen einer Schutzbrille bei Arbeiten mit Hammer und Meißel (Stahlsplitter) oder Gebrauch von Trennscheiben oder Kreissägen. Der Fremdkörper kann entweder **extrabulbär** (außerhalb des Bulbus) oder **intrabulbär** (innerhalb des Bulbus) liegen.

Klinik

❸ Abhängig von Art und Tiefe des Eindringens des Fremdkörpers sind unterschiedliche Strukturen zerstört:

- Durchschuß des Bulbus
- Hornhautverletzungen: kleine Schnittwunden werden durch das Quellen des Stromas oft verschlossen.
- Irisverletzung: *Reizmiosis* (Verengung der Pupille) und Irisloch mit *Hyphaema* (Einblutung in die Vorderkammer), das zu einem Sekundärglaukom führen kann. Bei größerer Verletzung aufgehobene Vorderkammer und Irisvorfall. Mögliche Entstehung einer vorderen Synechie (Verwachsung der Iris mit der Hornhaut).
- Linsentrübung durch eingedrungenes Kammerwasser
- Glaskörperblutungen (☞ 10.2) bei Verletzung der Retina.

Therapie und Prognose

Patient muß in der Augenklinik behandelt werden.

Der Betroffene muß sofort in eine Augenklinik eingeliefert werden!

Oberflächliche Fremdkörper auf der Hornhaut werden nach Tropfanästhesie entfernt. Magnetische Fremdkörper lassen sich oft mit Magneten entfernen. Bei Aufschlagen auf die Netzhaut oder bei nichtmagnetischen Fremdkörpern werden spezielle mikrochirurgische Techniken angewandt. Antibiotische Abdeckung und Überprüfung des Tetanusschutzes.

❹ **Komplikationen:** Infektion mit nachfolgender Endophthalmitis (☞ 10.3), *Panophthalmie* (eitrige Entzündung des gesamten Auges) oder *sympathische Ophthalmie* (Mitentzündung des nicht verletzen Auges), Sekundärglaukom (☞ 9.4), Netzhautablösung (☞ 11.5), *Phthisis bulbi* (Schrumpfung des Augapfels). Besonders gefährlich sind:

Besonders gefährlich sind Eisensplitter und Kupfersplitter.

- *Eisensplitter:* Infolge Eisenablagerung im Auge *(Siderosis)* kann es zu Sekundärglaukom und Gesichtsfeldausfällen bis zur Erblindung kommen.
- *Kupfersplitter:* Je nach Größe der Splitter chronische Schädigung von Retina und Linse durch Kupfer oder entzündliche Reaktion mit Verflüssigung des Glaskörpers und Zerstörung der Retina innerhalb von Tagen.

Augenheilkunde

15.3 Contusio

Die Contusio bulbi ist eine stumpfe Verletzung des Auges, z.B. durch Tennis- oder Squashbälle, aufprallende Sektkorken oder Holzscheite.

Klinik

Abhängig von der Stärke des Aufpralls können Verletzungen an annähernd allen Strukturen des Auges auftreten, z.B:

- Lidödeme, *Luftemphysem* (Aufblähung der Lider)
- Subkonjunktivale Blutung *(Hyposphagma)*
- Ablösung der Iris vom Ziliarkörper *(Iridodialyse)*, Hyphaema (Einblutung in die Vorderkammer)
- Linsentrübung oder Subluxation nach Zonulaabriß führt zum Irisschlottern
- Netzhautablösung
- Berstungsruptur der Sklera und damit Verlust der Stabilität des Auges, *Phthitis bulbi* (Schrumpfung des Augapfels)
- Blow-out Fraktur (☞ 13.3).

Diagnostik

Bei der Fundusuntersuchung findet sich im entgegengesetzten Bereich der Gewalteinwirkung das sog. BERLIN-Ödem als grauweißes Ödem der Netzhaut.

Therapie und Prognose

Therapie und Prognose richten sich nach Art und Umfang der Schädigung:

- In der Regel Ruhigstellung mit beidseitigem Augenverband
- Bei Hyphaema: falls keine Resorption erfolgt, Blutung absaugen, da sonst die Gefahr eines Sekundärglaukoms besteht (☞ 9.4)
- Kontrollen des Augenhintergrundes und Messung des Augeninnendruckes.

Übungsfragen

1. Wie unterscheiden sich Koagulationsnekrose und Kolliquationsnekrose?
2. Welche fünf Sofortmaßnahmen sind bei Verätzungen bzw. Verbrennungen des Auges wichtig?
3. Was ist ein Hyphaema?
4. Welche intraokulären Fremdkörper sind besonders gefährlich und warum?

16 Umgang mit Sehbehinderten

- Nehmen Sie die Persönlichkeit des Sehbehinderten – trotz seiner äußeren Abhängigkeit von der Umwelt – ernst. Sprechen Sie ihn daher direkt an – und nicht seine Begleitperson – wenn Sie von ihm eine persönliche Auskunft benötigen. Lassen Sie den Sehbehinderten – sobald er sich etwas auskennt – möglichst viel selbständig tun. Ein solches Vorgehen fördert seine Selbständigkeit, stärkt sein Selbstvertrauen und trägt auch zur Entlastung des Pflegepersonals bei.
- Eine systematische Erklärung, wo sich was im Zimmer befindet und das Abtasten der einzelnen Gegenstände sind wichtig, damit sich der Sehbehinderte eine genaue Vorstellung von seiner neuen Umgebung machen kann. Hilfreich sind dabei Fixpunkte wie Schränke, Türen etc. Auch Gegenüberbeziehungen, wie z.B.: »Der Schrank befindet sich gegenüber der Tür« erleichtern die Orientierung.
- Informationstafeln, Türschilder u.ä. sollten in Augenhöhe angebracht sein und mit großer Schrift und deutlichem Farbkontrast geschrieben werden (z.B. schwarz auf gelbem Grund).
- Stellen Sie sich vor, wenn Sie das Zimmer betreten und sagen Sie immer, was Sie gerade machen, damit der Sehbehinderte nicht durch ungewohnte Geräusche oder Berührungen verunsichert wird. Sagen Sie, wenn Sie das Zimmer verlassen.
- Sagen Sie ihm jeweils, was es zu essen gibt und wo sich das Geschirr auf dem Tisch befindet. Beschreiben Sie, wie die Speisen auf dem Teller angeordnet sind (z.B. nach dem Uhrzeigersinn: Fisch bei 12, Kartoffeln bei 6 Uhr usw.).
- Wenn Sie den Sehbehinderten z.B. zum Röntgen oder zu einer anderen Untersuchung führen, bieten Sie ihm Ihren Arm an und gehen immer voraus. Wenn Sie die Hand des Sehbehinderten auf die Stuhllehne legen, kann er die Sitzfläche finden.
- Nutzen Sie Hilfsmittel für Sehbehinderte, wie z.B. den Langstock oder eine »sprechende Uhr«.
- Nutzen Sie bei Fragen oder Problemen die Erfahrungen des Sozialdienstes der Klinik.

Glossar

A

Ablatio/Amotio (retinae) Ablösung (der Netzhaut)
Abrasio (corneae) Abschabung (des Epithels der Hornhaut)
Akkomodation Einstellung (Krümmung) der Augenlinse auf verschiedene Entfernungen
Amaurose Blindheit
Amaurosis fugax vorübergehende anfallsartig auftretende Erblindung oder schwere Sehstörung
Amaurotisches Katzenauge weißer Lichtreflex bei lichtstarrer Pupille im Kindesalter
Amblyopie Schwachsichtigkeit eines Auges
Amotio/Ablatio (retinae) Ablösung (der Netzhaut)
AMSLER-Netz regelmäßiges Gitter, dessen Linien bei Metamorphopsie verzerrt oder wellenförmig erscheinen (z.B. bei Makuladegeneration)
Aphakie Fehlen der Augenlinse (angeboren oder erworben)
Arcus senilis (Gerontoxon, Greisenbogen) ringförmige Trübung der Hornhaut-Peripherie (im Alter, harmlos)
asthenoptische Beschwerden/ Asthenopie unspezifische Beschwerden wie Brennen, Tränen, Druck- und Spannungsgefühl als Folge des Mißverhältnisses zwischen geforderter Sehleistung und Funktionstüchtigkeit des Auges
Astigmatismus Hornhautverkrümmung (»Stabsehen«)
Atrophie Schwund, Schrumpfung von Gewebe
Augenspiegel (Ophthalmoskop) Gerät zur Untersuchung des Augenhintergrundes (Netzhaut, Netzhautgefäße, Aderhaut, Sehnerv)

B

BELL-Phänomen beim Versuch, die Augen zu schließen wird die Rotation des Auges sichtbar (bei Fazialisparese)
BERLIN-Ödem grau-weißes Ödem der Netzhaut nach Contusio bulbi
BIELSCHOWSKY-Test Test zur Diagnostik des okulären Schiefhalses
Bindehaut (Konjunktiva, Schleimhaut), überkleidet die Innenfläche der Augenlider und die Vorderfläche des Augapfels bis zum Rand der Hornhaut
binokular beidäugig
Binokularsehen beidäugiges Sehen
BJERRUM-Skotom bogenförmiger Gesichtsfeldausfall im Zentrum bei Glaukom
bland mild, reizlos
Blepharitis Lidrandentzündung
Blepharitis squamosa Lidrandentzündung mit Schuppenbildung
Blepharorrhaphie Vernähung der Lidspalte
Blepharospasmus Lidkrampf
Blow-out Fraktur Fraktur des Orbitabodens durch stumpfe Gewalteinwirkung (z. B. Faustschlag)
BOWMAN-Membran vordere Basalmembran der Hornhaut
Brillenhämatom Bluterguß in der Subkutis beider Lider
Bulbus oculi Augapfel
Buphthalmus (Hydrophthalmus, »Ochsenauge«), angeborenes Glaukom

C

Cataract, Cataracta Trübung der Linse, grauer Star (g. S.)
C. congenita angeborener g. S.
C. corticalis Rindenstar
C. hypermatura überreifer g. S.
C. incipiens beginnender g. S.
C. juvenilis g. S. des Jugendlichen
C. matura reifer g. S.
C. nuclearis Kernstar
C. provecta fortgeschrittener g. S.
C. senilis Altersstar
C. stellata Nahtstar
C. zonularis Schichtstar
Chalazion ☞ Hagelkorn
Chalkosis schwere Komplikation kupferhaltiger intraokularer Fremdkörper
Chemosis entzündliche Schwellung der Bindehaut
Chiasma opticum/Chiasma nervi optici Kreuzung der beiden Sehnerven
Chorioidea Aderhaut
Chorioiditis Entzündung d. Aderhaut
Chorioretinitis Entzündung der Aderhaut und Netzhaut
concomitans begleitend (beide Augen bewegen sich in gleichem Ausmaß)
Contusio (bulbi) stumpfe Verletzung des Auges
convergens konvergierend (zusammenlaufend)
Cornea Hornhaut
Cornea guttata Ausstülpungen der DESCEMET-Membran in das Hornhautendothel ohne weitere Störungen der Hornhautfunktion
Corpus ciliare Ziliarkörper
Corpus vitreum Glaskörper
Cotton-wool-Exsudate ischämische Herdbildung in der Netzhaut
CREDÉ-Prophylaxe bei Neugeborenen: Einträufeln von 1 %iger Silbernitratlösung in den Bindehautsack verhindern bakterielle Entzündungen, v.a. Gonoblennorhoe.
cum correctione (c.c.) mit (optischer) Korrektur
Cylinder (cyl) zylinderförmig geschliffenes Glas (korrigiert Astigmatismus)

D

Dakryoadenitis Entzündung der Tränendrüse
Dakryophlegmone eitrige Entzündung im Bereich des inneren Augenwinkels, meist von Dakryostenose und Dakryozystitis ausgehend

Dakryops nichtentzündlicher Rückstau von Tränenflüssigkeit mit Ausweitung des Tränensacks
Dakryostenose Verschluß der ableitenden Tränenwege
Dakryozystitis Entzündung des Tränensacks
DALRYMPLE-Zeichen Sklera am oberen Limbus sichtbar (Symptom der endokrinen Orbitopathie)
Deprivationsamblyopie Schwachsichtigkeit infolge Ausschluß eines Auges vom Sehen
Descemetozele Hornhautulzeration bis zur DESCEMET-Membran
DESCEMET-Membran Basalmembran der Hinterfläche der Hornhaut
Diaphanoskopie Durchleuchtung (des Auges)
Dioptrie [dpt] Einheit der Brechkraft [1/m]
Diplopie Doppeltsehen (z. B. beim Lähmungsschielen)
divergent divergierend, auseinanderlaufend
Drusen gelb-weiße hyaline Ablagerungen unter dem Pigmentblatt der Netzhaut
Ductus nasolacrimalis Tränennasengang

E

EALES, Morbus ☞ Periphlebitis retinae
Einschränkung Gesichtsfeldausfall
konzentrische E. kreisförmig, von außen einengend
nasale E. von der Nasenseite her
periphere E. in der Peripherie
ektropionieren Untersuchungsmethode der Lidbindehaut durch Auswärtsdrehen des Lides
Ektropium nach außen gekipptes Lid
Emmetropie Normzustand der Brechkraft des Auges
Endothel innerste Zellschicht, kleidet alle Blutgefäße aus
Enophthalmus Verlagerung eines oder beider Augen in die Tiefe
Entropium einwärts gedrehtes Lid
Enukleation operative Entfernung des Augapfels
Epikanthus sichelförmige Hautfalte am inneren Rand des Oberlides (Mongolenfalte)
Epilation Entfernen von (fehlstehenden) Wimpern
Episkleritis Entzündung der oberflächlichen Schichten der Lederhaut
Epithel (der Hornhaut) äußere Zellschicht der Hornhaut
Erosio corneae oberflächliche Epitheldefekte der Hornhaut
Esophorie Form des latenten Schielens (Heterophorie), bei dem die Augenachsen leicht konvergent stehen
Esotropie Einwärtsschielen
Eversio puncti lacrimalis Auswärtsdrehung d. unteren Tränenpünktchens
Exkavation Vertiefung (der Papille)
physiologische E. in Papillenmitte
glaukomatöse E. randständig
Exenteratio orbitae Entfernung des Orbitainhaltes
Exophorie Form des latenten Schielens (Heterophorie), bei dem die Augenachsen leicht divergent stehen
Exophthalmometer Gerät zur Messung des Exophthalmus
Exophthalmus Hervortreten des Augapfels
Exotropie Auswärtsschielen

F

Fibroplasie, retrolentale Bindegewebsbildung hinter der Linse bei Retinopathia praematurorum
Fluoreszenzangiographie Sichtbarmachen von Blutgefäßen mit Hilfe eines Farbstoffes
Foramen Loch, Lücke, Öffnung; F. retinae = Netzhautloch
Fovea centralis zentraler Teil des gelben Fleckes (Makula lutea)
FUCHS-Endotheldystrophie nicht erbliche Hornhauterkrankung
FUCHS-Fleck Degeneration des gelben Flecks bei hoher Myopie
Fundus oculi Augenhintergrund
Fusion zentralnervöser Vorgang der Verschmelzung der Bildeindrücke jedes Auges

G

Gerontoxon ☞ Arcus senilis
Gerstenkorn Hordeolum: eitrige Entzündung der Hautdrüsen des Lidrandes
Hordeolum externum Gerstenkorn der MOLL- bzw. ZEISS-Drüsen
Hordeolum internum Gerstenkorn der MEIBOM-Drüsen im Tarsus
Glaukom ☞ grüner Star
absolutes Glaukom Endstadium des grünen Stars mit Erblindung
Glaucoma congestivum Engwinkelglaukom/drohendes Glaukom
Glaucoma secundarium grüner Star als Folge anderer Augenerkrankungen bzw. von Allgemeinleiden
Glaucoma simplex Weitwinkelglaukom/Offenwinkelglaukom
Gonioskopie Untersuchung des Kammerwinkels mit einem Spiegelkontaktglas
Gonoblennorhoe eitrige Bindehautentzündung der Neugeborenen durch Gonokokken
GRAEFE-Zeichen Oberlid bleibt bei Blicksenkung zurück (Symptom der endokrinen Orbitopathie)
GRATIOLET-Strahlung Sehstrahlung, fächerförmige Fasermasse zwischen Corpus geniculatum laterale und Sehzentrum
GUNN-Zeichen Sanduhrartige Verengung der Venen an den Kreuzungsstellen mit Arterien (Symptom der Netzhautveränderungen bei Hypertonie)

H

Hagelkorn (Chalazion), chronische Entzündung, Sekretstau in den MEIBOM-Drüsen
HASNER-Klappe Schleimhautfalte am Ausgang des Tränennasenganges (Ductus nasolacrimalis)
Hemianopsie Halbseitenblindheit

Heterochromie Verschiedenfarbigkeit der beiden Regenbogenhäute
Heterophorie latentes Schielen = Schielen, das durch Fusion latent gehalten wird
Heterotropie manifestes Schielen
Hordeolum Gerstenkorn
Hordeolum externum eitrige Entzündung MOLL- bzw. ZEISS-Drüsen
Hordeolum internum eitrige Entzündung der MEIBOM-Drüsen im Tarsus
HORNER-Syndrom Symptomkomplex (Miosis, Ptosis, Enophthalmus) infolge Läsion des Sympathikus
Hydrophthalmus (Buphthalmus, »Ochsenauge«), angeborenes Glaukom
Hyperopie (Hypermetropie) Weitsichtigkeit
Hyphaema Blutung in der Vorderkammer
Hypopyon Eiteransammlung in der Vorderkammer
Hyposphagma Blutung unter der Bindehaut
Hypertropie Form des Höhenschielens (Einstellbewegung von oben)
Hypotropie Form des Höhenschielens (Einstellbewegung von unten)

I

Injektion vermehrte Blutfülle der Bindehautgefäße
konjunktivale Injektion oberflächliche Injektion: deutliche Gefäßzeichnung durch gesteigerte Blutfülle in den oberflächlichen Gefäßen der Conjunctiva bulbi
ziliare Injektion tiefe Injektion: roter Saum um Hornhaut herum durch vermehrte Blutfülle von feinen Gefäßen tief in der Konjunktiva
gemischte Injektion gemeinsames Auftreten der konjunktivalen und zilaren Injektion
intraokular im Augeninneren befindlich
Iridektomie Ausschneidung der Regenbogenhaut
Iridodialyse traumatische Ablösung der Iriswurzel vom Ziliarkörper
Iridotomie operative Einschneidung in die Regenbogenhaut
Iridozyklitis Entzündung von Regenbogenhaut und Ziliarkörper
Iris Regenbogenhaut
Iritis Entzündung der Iris
Isoptere Verbindungslinie zwischen Punkten gleicher Empfindlichkeit im Gesichtsfeld

K

Katarakt (Cataract) ☞ grauer Star
Keratitis Hornhautentzündung
Keratokonus kegelförmige Verformung der Hornhaut
Keratokonjunktivitis gemeinsame Entzündung von Horn- und Bindehaut
Keratoplastik Hornhauttransplantation
Kolobom Spaltbildung, z.B. in der Iris, der Linse oder den Lidern
Konjunktiva ☞ Bindehaut
Konjunktivitis Bindehautentzündung
Konkavgläser Minusgläser, Zerstreuungsgläser (zur Korrektur der Kurzsichtigkeit)
konsensuelle Reaktion der Pupillen gleichartige Pupillenreaktion beider Augen (bei Beleuchtung einer Pupille verengt sich die andere)
Konvergenz Einwärtsbewegung beider Augen zum Sehen in der Nähe
Konvergenzreaktion Reaktion der Pupillen bei Konvergenz: Pupillenverengung und Akkomodation
Konvexgläser Plusgläser, Sammellinse (zur Korrektur der Weitsichtigkeit)
Kornea Hornhaut

L

Lagophthalmus (»Hasenauge«) Unmöglichkeit, das Auge ganz zu schließen
Lamina cribrosa Siebplatte (durchlöcherte Stelle der Lederhaut, durch welche die Sehnervenbündel aus dem Augeninneren austreten)
Lens Linse
Leukokorie weiß aufleuchtende Pupille bei verschiedenen Erkrankungen (z. B. persistierender hyperplastischer primärer Glaskörper, Retinoblastom)
Levator Heber (meist ist der das Oberlid anhebende Muskel gemeint, der Levator palpebrae)
Lichtreaktion Veränderung der Pupillenweite bei Beleuchtung
Limbus (corneae) Übergangslinie zwischen Hornhaut und Sklera
Linsenluxation vollständige oder teilweise (Subluxation) Verlagerung der Linse in den Glaskörper durch Reißen der Zonulafasern
Lymphangiom gutartige Lymphgefäßwucherung

M

Makula lutea (Gelber Fleck) Stelle des schärfsten Sehens
Makuladegeneration Erkrankung des »gelben Flecks«
MEIBOM-Drüsen Talgdrüsen in den Augenlidern
Metamorphopsie veränderte optische Wahrnehmung, Verzerrtsehen von Gegenständen bei Erkrankung der zentralen Netzhaut
Mikrophthalmus verkleinerter Augapfel (Anomalie)
Miosis enge Pupille
Miotikum/Miotika pupillenverengende(s) Medikament(e)
MÖBIUS-Zeichen Konvergenzschwäche bei endokriner Orbitopathie
monokular einäugig
Mouches volantes Glaskörpertrübungen, die der Patient als »fliegende Mücken« wahrnimmt
Mydriasis weite Pupille(n)
Mydriatikum, Mydriatika pupillenerweiternende(s) Medikament(e)
Myopie Kurzsichtigkeit

N

Nervus opticus Sehnerv
Neuritis Nervenentzündung
Nystagmus Augenzittern, Augenschlagen

O

obliquus schräg verlaufend
Obstruktion Verlegung, Verstopfung
Occlusio pupillae erworbener Verschluß der Pupille durch eine entzündliche Membran
Ophthalmometer Gerät zur Bestimmung der Krümmungsradien der Hornhautvorderfläche und des Hornhautastigmatismus
Ophthalmoskop ☞ Augenspiegel
Optikusatrophie teilweiser oder vollständiger Untergang des Sehnerven
Ora serrata gezackte Grenzlinie zwischen dem mit Sinnes- und Nervenzellen ausgestatteten Teil der Retina (Pars optica) und dem sog. blinden Teil der Retina im Bereich der Iris und des Ziliarkörpers (Pars caeca)
Orbita Augenhöhle
Orbitaphlegmone akute Entzündung des orbitalen Binde- und Fettgewebes
Orthoptik Schulung des beidäugigen Sehens

P

Palpebra Augenlid
Panophthalmie eitrige Entzündung des gesamten Auges
Papille Sehnervenkopf
Papillitis Entzündung des Sehnervs an seiner Austrittstelle aus dem Auge
Parazentese Stichinzision
Pars plana hinterer flacher Teil des Ziliarkörpers
Pars plicata vorderer zottiger Teil des Ziliarkörpers
perikorneal in der Umgebung der Hornhaut
Periphlebitis retinae (Morbus EALES) Entzündung im Bereich der Netzhautvenen
Perimeter Gerät zur Bestimmung der Gesichtsfeldgrenzen
peripapillär in der Umgebung der Papille
Phoropter Korrekturgläser enthaltendes Gerät zur Refraktionsbestimmung und -korrektur
Phthisis bulbi Schrumpfung des Augapfels
Pinguecula Lidspaltenfleck
Placido-Scheibe Scheibe mit konzentrischen Ringen zur Beurteilung von Hornhautkrümmungen
Presbyopie Alterssichtigkeit
Prisma Prismengläser dienen zum Ausgleich fehlerhafter Augenstellungen
Protrusio bulbi Vortreibung des Augapfels
Pseudostrabismus Strabismus-Vortäuschung durch Epikanthus (Mongolenfalte), breite Nase, größere Abweichung der optischen Augenachse von der anatomischen Achse
Pterygium Flügelfell
Ptosis Herabhängen des Oberlides
Punctum lacrimale Tränenpünktchen
Pupille das von der Iris umgebende Sehloch
Pupillenreaktion Pupillenreflexe (Lichtreaktion, Konvergenzreaktion, Lidschlußreaktion, Schreckreaktion)

R

rectus gerade
Refraktion Lichtbrechung; Beziehung zwischen Gesamtbrechkraft und Achsenlänge des Bulbus
Refraktometer Gerät zur Bestimmung der Brechkraft des Auges
Retina Netzhaut
Retinitis Netzhautentzündung
Retinoblastom maligner Netzhauttumor des Säuglings- und frühen Kindesalters
Retinopathie krankhafte Netzhautveränderung
Retrolentale Fibroplasie Bindegewebsbildung hinter der Linse bei Retinopathia praematurorum
rhegmatogene Ablatio rißbedingte Netzhaut-Abhebung
Riesenzellenarteriitis (HORTON-Krankheit, Arteriitis temporalis) Vermutlich Autoimmunerkrankung des höheren Lebensalters
Rubeosis iridis Neubildung von Irisgefäßen bei verschiedenen Erkrankungen

S

SALUS-Zeichen Bogenförmiges Ausweichen der Venen in Arteriennähe (Netzhautveränderung bei Hypertonie)
SCHIRMER-Test Test zur Messung der Tränensekretion
SCHLEMM-Kanal ringförmige Verbindung zwischen Trabekelwerk (»Abflußsieb« im Kammerwinkel) und oberflächlichen Venen der Bindehaut
Seclusio pupillae ringförmige Verwachsung der Iris mit der Linsenvorderfläche
Sehnervenscheibe Papille, Sehnervenkopf
Sehstrahlung ☞ GRATIOLET-Strahlung
Sicca-Syndrom Keratokonjunktivitis sicca und Xerostomie (trockene Mundhöhle), evtl. noch vergrößerte Tränen- und Speicheldrüsen
Siderosis Eisenablagerung im Auge
sine correctione s. c.; ohne Korrektur
SJÖGREN-Syndrom Sicca-Syndrom ohne Arthritis, bei rheumatischer Arthritis oder entzündlichen Erkrankungen des Bindegewebes
Skiaskopie Untersuchung zur objektiven Refraktionsbestimmung
Sklera Lederhaut
Skleritis Entzündung der Lederhaut
Skotom vollständiger (absoluter) oder teilweiser (relativer) Gesichtsfeldausfall

Sphärophakie Kugellinse (angeborene Linsenmißbildung)
Stäbchen Netzhaut-Sinneszellen für das Dämmerungssehen
Staphylom krankhafte Vorwölbung von Augapfelhüllen
Star, grauer die Katarakt
Star, grüner das Glaukom
Stauungspapille ödematöse Schwellung der Sehnervenpapille
STELLWAG-Zeichen seltener Lidschlag (Symptom der endokrinen Orbitopathie)
Strabismus Schielen
S. concomitans Begleitschielen
S. concomitans unilateralis stets einseitige Fixation und Schielstellung
S. concomitans alternans abwechselnde Fixation und Schielstellung
S. concomitans convergens Einwärtsschielen, Esotropie
S. concomitans divergens Auswärtsschielen, Exotropie
S. concomitans verticalis Höhenschielen (Hypertropie bzw. Hypotropie)
S. paralyticus Lähmungsschielen
Stroma Stütz- bzw. Grundgewebe
subkonjunktival unter der Bindehaut
Subluxation (Subluxatio lentis) unvollständige Luxation (der Linse)
Symblepharon Verwachsung der Lidbindehaut mit der Bindehaut des Augapfels
sympathische Ophthalmie Entzündung des zweiten Auges (nach schwerer Verletzung des anderen Auges)
Synchisis scintillans Einschluß von Cholesterinkristallen im Glaskörper
Synechie Verklebung der Iris
vordere S. Verklebung mit der Hornhaut
hintere S. Verklebung mit der Linse

T

Tarsorrhaphie operative Verengung der Lidspalte
tarsal zum Tarsus gehörend
Tarsus bindegewebige Platte im Ober- und Unterlid
TENON-Kapsel aus Bindegewebe bestehende Hülle des Augapfels
Tonometer Gerät zur Messung des Augeninnendrucks
Torticollis ocularis okulärer Schiefhals
Trabekelwerk »Abflußsieb« für das Kammerwasser im Kammerwinkel
Trabekulotomie operativer Eingriff zur Regulierung des erhöhten Augendrucks
Trachom Infektionskrankheit des Auges (»ägyptische Augenkrankheit«)
Tractus opticus Fortsetzung der Sehbahn hinter der Sehnervenkreuzung bis zum Corpus geniculatum laterale im Mittelhirn
Traktionsablatio Netzhautablösung infolge Ausbildung von Narbensträngen
Trepanation (Goniotrepanation) operativer Eingriff zur Regulierung des erhöhten Augendrucks
Trichiasis Fehlstellung der Wimpern, wodurch sie auf der Hornhaut schleifen
TYNDALL-Phänomen Lichtstreuung im Kammerwasser durch kolloidale Lösungen (Entzündungszellen, Eiweiß)

U

Uvea mittlere Augenhaut
Uveitis Entzündung der Uvea

V

Visus Sehschärfe
Vitrektomie mikrochirurgsche Entfernung des Glaskörpers

W

WORTH-Test Test zur Prüfung des beidäugigen Sehens

X

Xanthelasma gelbliche, flächenhafte Lipideinlagerungen in der Lidhaut am Oberlid oder im Augenwinkel

Y

YAG-Laser besondere Form des Lasers

Z

Zapfen Netzhaut-Sinneszellen für das Farb- und Tagessehen
Zentralskotom zentraler Gesichtsfeldausfall
Ziliarkörper Corpus ciliare, Strahlenkörper; Teil der Uvea
Zilie(n) Wimper(n)
Zonulafasern (Zonula Zinnii); Aufhängeapparat der Linse am Ziliarkörper
Zonula Zinnii Zonulafasern, Aufhängeapparat der Linse am Ziliarkörper
Zyklitis Entzündung der Pars plana des Ziliarkörpers
Zykloplegie Lähmung des Ziliarmuskels

Dermatologie

Die Dermatologie ist die Lehre der Erkrankungen der Haut und ihrer Hautanhangsgebilde (Haare, Hautdrüsen und Nägel). Dermatologische Erkrankungen, die **Dermatosen**, sind sehr häufig und führen nicht nur durch Jucken und Brennen, sondern auch durch ihre Augenfälligkeit zu physischer und psychischer Beeinträchtigung der Patienten. Hauterkrankungen können wie die Fußpilzerkrankung harmlos und durch konsequente Therapie behandelbar sein. Ebenso gibt es jedoch auch bösartige Hauterkrankungen wie das maligne Melanom, das zum Tode führen kann.

Den Pflegenden kommt im Erkennen und Beobachten von Hauterkrankungen eine besondere Bedeutung zu: Oftmals sind sie die ersten, die z.B. bei der Grundpflege eine Pilzerkrankung bemerken und den Arzt gezielt informieren können. Zusätzlich hat die Pflege in der Dermatologie ein hohes Maß an Mitverantwortung gegenüber dem Heilerfolg der Erkankung, da die meist äußerlichen Therapieformen zum Großteil von den Pflegenden übernommen werden.

Mein tiefer Dank gilt allen, die mich bei der Arbeit an diesem Kapitel unterstützt haben, vor allem Frau Gerlind Giesen.

Für die intensive Zusammenarbeit danke ich Frau Ulrike Hartmann und Frau Dr. Martina Steinröder vom Lektorat des Gustav Fischer Verlages.

Frau Tanja Lange, Herrn Michael Gneiting und Herrn Dirk Killermann vom Medienkontor Lübeck danke ich für die wirklich ästhetische Gestaltung des Buches.

Zu guter Letzt wünsche ich allen Krankenpflegeschülern und -schülerinnen viel Spaß mit dem Dermatologie-Kapitel und alles Gute für das Examen und den weiteren Berufsweg.

Michael Polte — Lübeck im August 1997

1 Aufbau und Funktion der Haut

1.1 Aufbau

- Kutis mit Epidermis und Corium
- Basalmembran
- Subkutis.

❶ Das Hautorgan wird grob in **Kutis** und **Subkutis** eingeteilt (Abb. 1.1). Die Kutis läßt sich wiederum unterteilen in die **Epidermis** *(Oberhaut)* und das **Corium** *(Lederhaut)*. Zwischen Epidermis und Corium liegt eine dünne Trennschicht, die sog. **Basalmembran.**

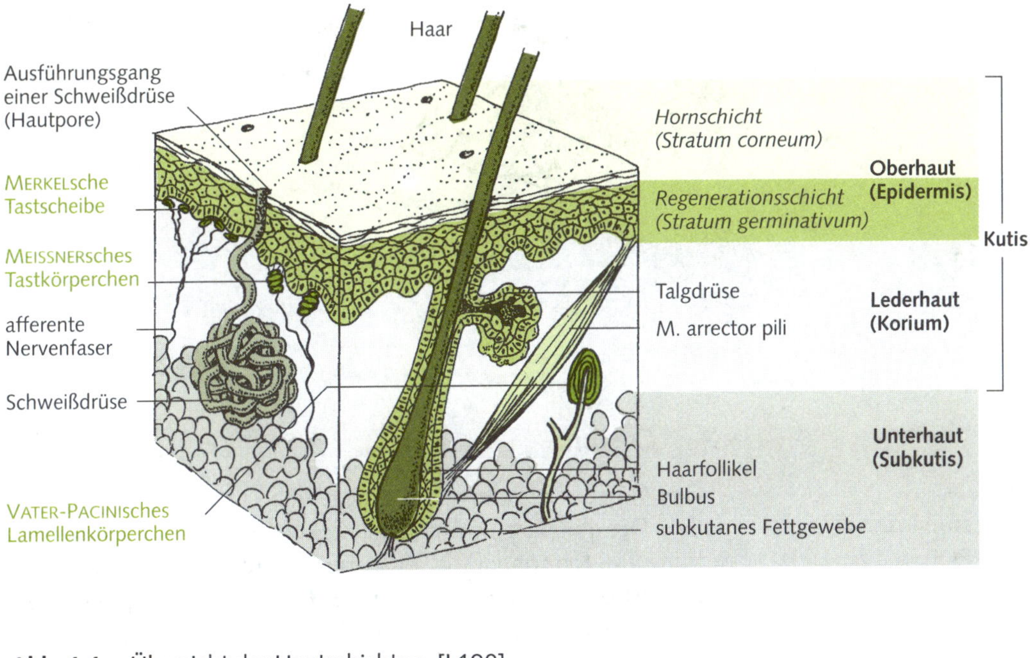

Abb. 1.1 Übersicht der Hautschichten. [L190]

1.1.1 Epidermis

❷ Die Epidermis ist ein mehrschichtiges, verhornendes Plattenepithel, welches hauptsächlich aus *Keratinozyten* besteht. Diese Zellen bilden das *Keratin* (Hornstoff), welches die Haut festigt und Wasser abweist. Die Epidermis enthält keine Gefäße. Sie läßt sich in vier bzw. fünf Zellschichten gliedern (Abb. 1.2):

5 Schichten:
- Statum basale
- Stratum spinosum
- Stratum granulosum
- Stratum lucidum
- Stratum corneum.

Die **Basalzellschicht** *(Stratum basale)* mit Keratinozyten und pigmentbildenden Melanozyten sitzt der Basalmembran auf. Nur in dieser Schicht teilen sich die Zellen der Epidermis. Die neugebildeten Keratinozyten wandern Richtung Oberfläche und bilden zunächst die **Stachelzellschicht** *(Stratum spinosum)*. Danach gelangen sie zur **Körnerschicht** *(Stratum granulosum)* und werden zu Keratozyten (kernlose Hornzellen). Nur an Handtellern und Fußsohlen findet sich das schmale **Stratum lucidum** aus durchscheinenden Keratozyten. Die äußerste Schicht der Epidermis ist die **Hornschicht** *(Stratum corneum)*. Sie besteht aus vollständig mit Keratin gefüllten Zellen, die ständig abgeschilfert werden. Normalerweise benötigt ein Keratinozyt ca. vier Wochen, um die Schichten der Epidermis zu durchwandern. Bei bestimmten Krankheiten, z.B. der Psoriasis (Schuppenflechte), ist diese Zeit jedoch stark verkürzt.

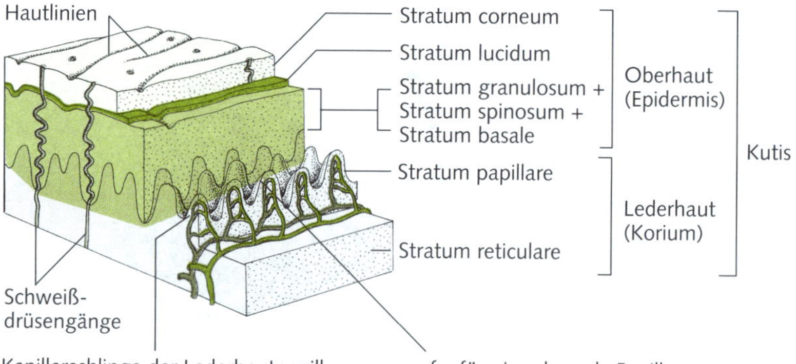

Abb. 1.2 Epidermis und oberes Corium. [L190]

1.1.2 Corium

Besteht aus:
- Stratum papillare → Blut- und Lymphgefäße
- Stratum reticulare → Hautanhangsgebilde.

Das Corium besteht aus Bindegewebe und verleiht der Haut ihre Dehnbarkeit und ihre Festigkeit. Im Corium finden sich Blut- und Lymphgefäße, Tastorgane und freie Nervenendigungen (Abb. 1.1). Der obere Teil des Coriums, die **Papillarschicht** *(Stratum papillare)*, besteht aus lockerem Bindegewebe. An der Grenze zur Epidermis finden sich blutgefäßführende Ausstülpungen, sog. *dermale Papillen* (Abb. 1.2). Über diese Blutgefäße wird die Epidermis versorgt. Der untere Teil des Coriums ist die **Geflechtschicht** *(Stratum reticulare)*, die aus aus derbem Bindegewebe besteht. In diese Schicht sind **Haare** und **Haarbälge** (Haarfollikel) sowie Talg- und Schweißdrüsen eingebettet. Hautdrüsen und Haare werden ebenso wie Finger- und Fußnägel als Hautanhangsgebilde bezeichnet.

1.1.3 Subkutis

- Verschiebeschicht
- Schutz gegen mechanische Einwirkungen und Kälte.

Die Subkutis (Unterhautfettgewebe) gewährleistet die Verschieblichkeit der Kutis gegenüber den darunterliegenden Muskelscheiden *(Faszien)* oder Knochenhaut *(Periost)* und schützt gleichzeitig gegen Kälte und mechanische Einwirkungen. Sie besteht aus Fett- und Bindegewebe mit reichlich Blut- und Lymphgefäßen.

1.2 Funktionen der Haut

Die Haut hat, als Barriere gegen Einflüsse von außen und innen, eine **Grenzfunktion.** Andererseits hat sie eine **Kommunikationsfunktion,** da Umweltreize über sie wahrgenommen und weitergeleitet, aber auch Signale an die Umwelt abgegeben werden.

1.2.1 Grenzfunktion

❸ Die Grenzfunktion der Haut bietet Schutz gegen:
- **Krankheitserreger und chemische Substanzen** durch den Säureschutzmantel aus Schweiß- und Talgabsonderungen sowie durch die Hornbarriere u. ortsständige Immunzellen
- **Mechanische Belastung** durch die Hornschicht der Epidermis und das Bindegewebsfasernetz des Coriums
- **UV-Strahlung** durch die Bräunungsreaktion (s.u.)
- **Flüssigkeitsverlust** an die Außenwelt durch die wasserundurchlässige Hornschicht
- **Wärmeverlust** durch isolierende Fettschicht der Subkutis.

Bräunungsreaktion der Haut

Die in der Basalzellschicht der Epidermis gelegenen Melanozyten reagieren auf das Einwirken von UV-Strahlung (☞ 4.2.1) mit der Bildung des Pigments **Melanin.** Dieser dunkle Farbstoff absorbiert (filtert) die schädliche Strahlung. Die Melanozyten geben das Melanin an die Keratinozyten ab, wodurch es in der gesamten Epidermis verteilt wird.

1.2.2 Kommunikationsfunktion

- **Sinneseindrücke:** Aufnahme und Weiterleitung von Berührung, Druck, Vibration, Wärme, Kälte, Jucken und Schmerz durch Tastorgane und freie Nervenendigungen
- **Temperaturregulation:** Die Abgabe von Körperwärme wird durch Erweiterung der Blutgefäße und Schweißproduktion gesteigert. Die Wärmeabgabe wird durch Verengung der Blutgefäße verringert: »Gänsehaut« durch gleichzeitige Kontraktion der Haarbalgmuskulatur
- **»Spiegel« innerer Krankheiten:** z.B. Gelbsucht (Ikterus) durch Lebererkrankungen.

? Übungsfragen

1. Wie ist die Haut grob aufgebaut?
2. Welche Schichten hat die Epidermis?
3. Gegen welche Einflüsse bietet die Haut Schutz?

2 Effloreszenzenlehre

Es gibt Primär- und Sekundäreffloreszenzen.

❶ Es gibt zwar eine große Anzahl von Hauterkrankungen, doch nur eine bestimmte Anzahl von Hauterscheinungen, den sog. Effloreszenzen, mit denen die Haut auf krankhafte Veränderungen ihrer Struktur und Funktion reagiert. Hierbei werden Primär- und Sekundärefforeszenzen unterschieden.

2.1 Primäreffloreszenzen

Primäreffloreszenzen erscheinen zu Beginn einer Hauterkrankung auf gesunder Haut.

Fleck (Macula)

Ein Fleck ist eine umschriebene Veränderung der Hautfarbe im Hautniveau ohne Konsistenzänderung (Abb. 2.1). Durch veränderte Gefäßfüllung entsteht z.B. ein wegdrückbarer Fleck wie das Feuermal (☞ 9.2.2). Durch Einlagerung von Pigmenten enstehen z.B. Sommersprossen und Leberflecke, durch Fehlen von Pigment weiße Flecken (Depigmentierung). Kommt es zu einer flächenhaften Rotfärbung, so wird dies ein **Erythem** genannt, z.B. beim Sonnenbrand.

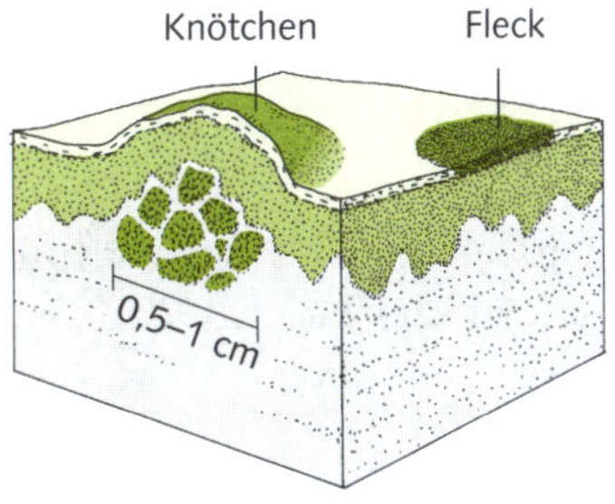

Abb. 2.1 Fleck (Macula) und Knötchen (Papel). [L190]

Exanthem und Enanthem

❷ Ein **Exanthem** *(exanthein, gr.: aufblühen)* ist ein Ausschlag, mitunter als großflächige Hauterscheinung, die als Entzündungs- oder Unverträglichkeitsreaktion auftritt, z.B. bei Kinderkrankheiten wie Masern, Röteln und Scharlach. Ein **Enanthem** ist ein Exanthem der Schleimhäute, z.B. KOPLIK-Flecken bei Masern.

Knötchen (Papel), Plaque und Knoten (Nodus)

Knötchen oder Papeln sind umschriebene, im Vergleich zur Quaddel länger bestehende, bis erbsgroße Erhabenheiten durch Gewebevermehrung (Abb. 2.1), z.B. eine Warze.

Dermatologie

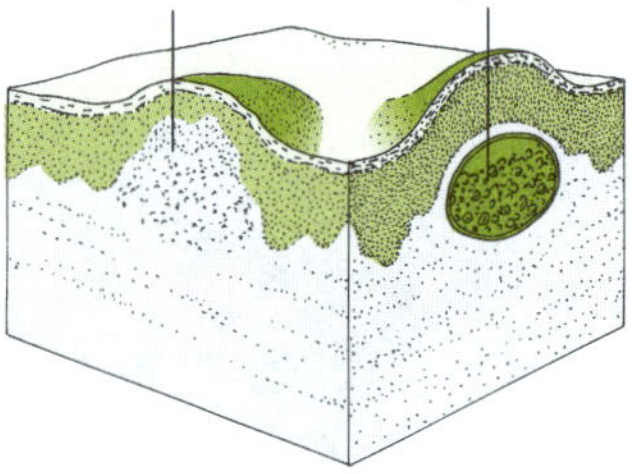

Abb. 2.2 Quaddel und Zyste. [L190]

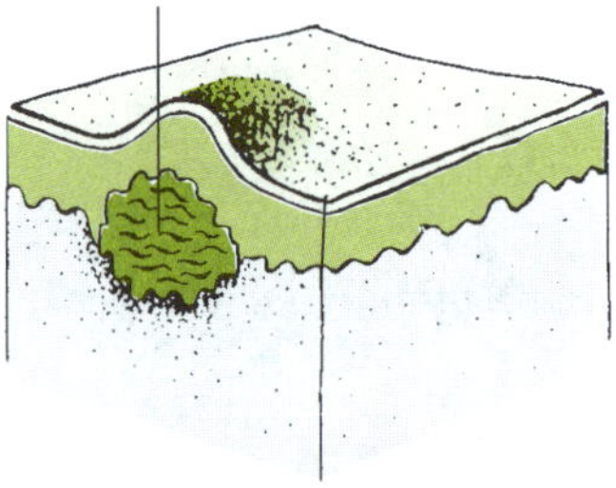

Abb. 2.3 Bulla (Blase) [L190]

Plaques sind plattenartig zusammengelagerte Papeln, z.B. bei der Psoriasis. **Knoten** sind einer Papel ähnlich, nur größer, und liegen meist im Corium oder der Subkutis, z.B. Metastasen oder vergrößerte Lymphknoten.

Quaddel (Urtica)

Quaddeln entstehen durch Ansammlungen von Flüssigkeit *(Ödem)* im Corium, wodurch sich die Epidermis vorwölbt (Abb. 2.2). Sie bestehen nur kurzzeitig, sind unscharf begrenzt und jucken, z.B. als Reaktion auf eine Berührung mit Brennesseln.

Bläschen (Vesicula) und Blase (Bulla)

Bläschen sind mit Flüssigkeit gefüllte Hohlräume im Corium, z.B. Herpes-Bläschen (Abb. 2.3). Eine **Blase** ist größer als ein Bläschen. Sie entsteht durch Spaltbildung in der Oberhaut *(intraepidermal)* oder zwischen Oberhaut und Lederhaut *(subepidermal)*, z.B. Verbrennungen 2. Grades.

Pustel (Pustula)

Pusteln sind oberflächliche, mit Eiter gefüllte Hohlräume. Sie können primär entstehen (z.B. Staphylokokkeninfektion der Haut; Aknepustel) oder sekundär aus einem Bläschen. Sie sind steril oder enthalten Keime (Bakterien, Pilze).

2.2 Sekundäreffloreszenzen

Sekundäreffloreszenzen entstehen aus Primäreffloreszenzen, demnach auf vorerkrankter Haut.

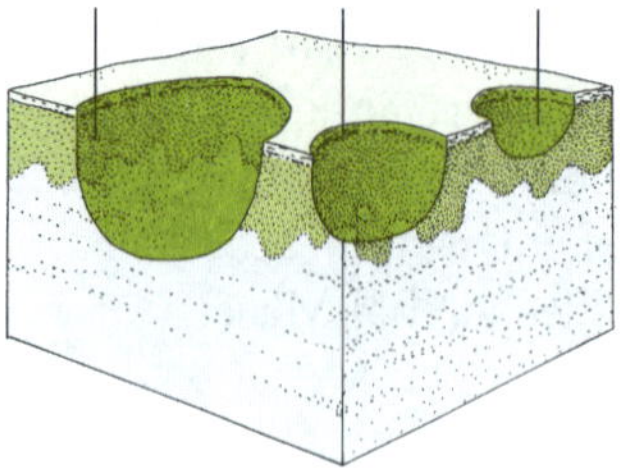

Abb. 2.4 Erosion, Ulkus und Exkoration. [L190]

Schuppe (Squama)

Durch vermehrte Hornbildung oder Austrocknung entstandene lamellenartige Hornabschilferung, z.B. bei Psoriasis (Schuppenflechte).

Abschürfungen (Erosion und Exkoriation)

Ein oberflächlicher Gewebedefekt, der nur die Oberhaut betrifft und narbenlos abheilen kann wird als **Erosion** (Abschürfung) bezeichnet (Abb. 2.4). Bei der **Exkoriation,** einer tieferen Abschürfung, sind die Papillenspitzen des Coriums gekappt (Abb. 2.4), daher zeigen sich punktförmige Blutungen, z.B. Schürfwunde.

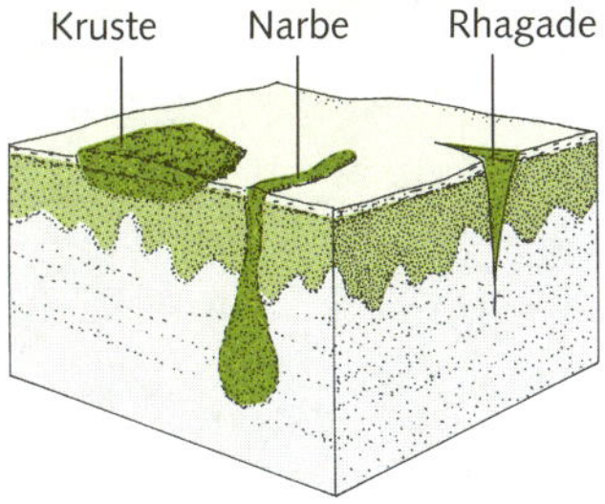

Abb. 2.5 Kruste, Rhagade und Narbe. [L190]

Geschwür (Ulcus) und Hautriß (Rhagade)

Ein Ulcus ist ein flächenhafter Gewebedefekt, der tiefer als eine Erosion oder Exkoriation reicht (Abb. 2.4), z.B. Ulcus cruris. Ein Ulcus hinterläßt nach Abheilung eine Narbe.

Während ein Ulcus eher flächenhaft ist, reicht eine **Rhagade** (Hautriß oder Fissur) bis in das Corium (Abb. 2.5). Sie ist meist sehr schmerzhaft.

Kruste (Crusta)

Auf der Haut eingetrocknete Sekrete wie Blutbestandteile oder Eiter, z.B. aus einer aufgeplatzten Pustel, bilden Krusten (Abb. 2.5).

Atrophie und Narbe

❸ Bei der **Atrophie** verdünnt sich die Haut mit Verlust von Haaren und Drüsen, z.B. Schwangerschaftsstreifen *(Striae distensae)*. Die **Narbe** (Abb. 2.5) ist ein bindegewebiger Ersatz eines Gewebedefekts, der die Basalmembran zerstört hat. Sie enthält keine Haare, Schweiß- oder Talgdrüsen.

Nekrose und Gangrän

❹ Eine **Nekrose** ist ein durch Ischämie (Durchblutungsstörungen) entstandener Gewebsdefekt. Wird dieser Defekt durch die Einwirkung von Luft und Wärme weiterverändert, kommt es zu einer **trockenen Gangrän** *(Mumifikation)*. Bei einer zusätzlichen Besiedlung mit Fäulnisbakterien kommt es zur Ausbildung einer **feuchten Gangrän** mit stinkender, fauliger Zersetzung des Gewebes.

Lichenifikation

Unter einer Lichenifikation, der **Flechtenbildung,** wird eine flächige Verdickung der Oberhaut verstanden, die mit einer Vergröberung der Hautfelderung einhergeht. Sie ist Folge chronischer Hauterkrankungen, z.B. von Ekzemen (☞ 5.1.3).

? Übungsfragen

❶ Welche Primär- und Sekundäreffloreszenzen kennen Sie?

❷ Was ist ein Exanthem?

❸ Wodurch entsteht eine Narbe?

❹ Was ist eine Gangrän?

3 Untersuchung der Haut

Klinische Untersuchung:
- Anamnese
- Inspektion
- Palpation.

❶ Bei der Diagnostik von Hauterkrankungen stehen die klinische Untersuchung durch **Inspektion** (Betrachten) und **Palpation** (Betasten) sowie eine genaue **Anamnese** (Krankengeschichte) im Vordergrund. Lediglich um die klinischen Diagnose zu unterstützen und zu sichern, werden **apparative Methoden** wie mikroskopische Untersuchungen von **Gewebeproben** *(Biopsien)* eingesetzt.

3.1 Inspektion und Palpation

Beurteilung der Haut durch:
- Glasspateldruck → Eigenfarbe des Gewebes
- Palpation → Konsistenz der Hauterscheinungen.

Für die Inspektion von Hauterscheinungen werden eine **Lupe** und ein **Glasspatel** benötigt. Letzterer wird eingesetzt, um die Haut im Bereich von Effloreszenzen einzudrücken. Auf diese Weise werden die Blutgefäße in der unter dem Glasspatel liegenden Haut entleert, und die Eigenfarbe des Gewebes kann beurteilt werden. Für die genauere Inspektion wird ein **Auflichtmikroskop** verwendet. Konsistenz und Schmerzhaftigkeit von Hauterscheinungen werden über die Palpation mit den Fingerkuppen beurteilt.

3.2 Spezielle Untersuchungen

3.2.1 Erregernachweis

- Abstrich
- Erregerkultur
- WOOD-Licht.

❷ **Nativuntersuchungen** Bei Verdacht auf eine Infektion durch Pilze oder Bakterien wird ein Abstrich oder Schuppenmaterial der befallenen Hautareale sofort, ggf. nach Aufbereitung, z.B. Anfärbung, unter dem Mikroskop untersucht. So kann die Entscheidung für oder gegen eine Therapie möglichst schnell getroffen werden.

Kulturelles Anzüchten Bei Hautbefall mit Pilzen oder Bakterien werden diese für die genaue Bestimmung auf einer Kulturplatte angezüchtet. Der Erfolg der Anzucht mit den typischen Wachstumsformen kann bei Pilzen mitunter erst nach 3–4 Wochen entschieden sein.

WOOD-Licht Manche Pilze und Bakterien fluoreszieren charakteristisch, wenn sie mit UV-Licht angestrahlt werden.

3.2.2 Funktionstests

Dermographismus

Auf kräftiges Bestreichen, z.B. mit einem Holzspatel, reagiert die Haut je nach Erkrankung unterschiedlich: die Haut kann blutleer werden, sich stärker als zuvor mit Blut füllen oder quaddelartig anschwellen (weißer, roter, urtikarieller Demographismus).

Allergietests

Bei allergischen Erkrankungen wird das Allergen (☞ 5.1) durch gezielte Tests identifiziert:

Pricktest zum Nachweis von Typ-I-Allergien.

❸ **Pricktest** Auf die Haut des Patienten wird ein Tropfen der Allergenlösung gegeben. Dann wird die Haut mit einer Nadel durchstochen *(Pricktest)* oder aufgeritzt *(Scratchtest)*. Die Reaktion wird nach 20 Minuten und ggf. sechs Stunden beurteilt. Anwendung z.B. bei Verdacht auf Heuschnupfen, allerg. Asthma, allergische Urtikaria (☞ 5.1.2). Bei diesem Test kann eine *anaphylaktische Reaktion* (☞ 5.1) auftreten.

Epikutantest zum Nachweis von Typ-IV-Allergien.

Epikutantest Die verdächtigten Allergene werden mit Hilfe von Testpflastern auf die Haut aufgebracht. Nur hauterscheinungsfreie Areale auf Rücken oder Oberarmen dürfen als Testfläche benutzt werden. Die Testpflaster verbleiben i.d.R. 48 Std. Die Beurteilung der Hautreaktion erfolgt nach 48 und 72 Std., ggf. noch nach 1 Woche. Dieser Test kommt bei allergischen Kontaktekzemen (☞ 5.1.3) zum Einsatz.

Expositionstest zum Nachweis von Nahrungs- und Arzneimittelallergien.

Expositionstest Bei Verdacht auf eine Nahrungsmittel- oder Medikamentenallergie nimmt der Patient das verdächtigte Allergen in einer kleinen Menge ein und die Reaktion wird beobachtet. Auch hier besteht die Gefahr einer anaphylaktischen Reaktion (☞ 5.1).

3.2.3 Hautbiopsie

Diagnosesicherung durch Hautbiopsie.

Eine Hautbiopsie *(Probeexzision)* dient dazu, die klinisch gestellte Diagnose zu sichern. Aus der erkrankten Haut wird eine Gewebeprobe entnommen und dieses mikroskopisch *(histologisch)* untersucht.

Übungsfragen

1. Was ist das Wichtigste bei der dermatologischen Diagnostik?
2. Wie können Erreger nachgewiesen werden?
3. Nennen Sie zwei Methoden des Allergienachweises!

4 Dermatotherapie

Die Therapie von Hauterkrankungen umfaßt äußerliche, innerliche, physikalische sowie operative Verfahren.

4.1 Lokaltherapie

Lokaltherapie → geringe Nebenwirkungen.

❶ Bei der äußerlichen Therapie, der sog. *Lokaltherapie,* werden Wirkstoffe direkt auf die erkrankte Haut aufgebracht. So haben sie am Wirkort ihre höchste Konzentration und das Risiko unerwünschter Wirkungen auf den Gesamtorganismus ist herabgesetzt, da eine relativ geringe Aufnahme in den Blutkreislauf *(Resorption)* erfolgt.

Eigenschaften der Lokaltherapie

- **Antientzündlich** → eine entzündliche Reaktion wird gehemmt
- **Antiproliferativ** → krankhaftes, übermäßiges Gewebewachstum wird gehemmt
- **Antimikrobiell** → krankheitsauslösende Keime werden abgetötet
- **Keratolytisch** → übermäßige Schuppung wird aufgelöst
- **Antipruriginös** → Juckreiz wird gestillt
- **Austrocknend** → übermäßige Sekretbildung wird gehemmt
- **Rückfettend** → der Haut wird Fett zugefügt.

4.1.1 Lokaltherapeutika

Externa:
- Grundlagenstoffe
- Wirkstoffe.

❷ Die zur Lokaltherapie angewandten Substanzen werden Lokaltherapeutika oder auch **Externa** genannt. Sie bestehen aus einem oder mehreren **Wirkstoffen** sowie einem **Grundlagenstoff,** der Trägersubstanz. Die wichtigsten Grundlagenstoffe und deren Mischformen zeigt Abb. 4.1.

Tab. 4.1 Indikationen und Eigenschaften wichtiger Grundlagenstoffen

Grundlagenstoff	Wirkprinzip	Anwendung	Resorption
Puder	austrocknend, juckreizstillend	akute Entzündung	keine
Schüttelmixtur	austrocknend, kühlend	nichtnässende Hautoberfläche	keine
Feuchter Umschlag, Lösung	trocknend	akute, nässende Entzündung	gering
Paste, Creme	abdeckend	subkutane Entzündung	mittel
Salbe	fettend, erhöht die Wirkstoffaufnahme	chronische Entzündung	stark

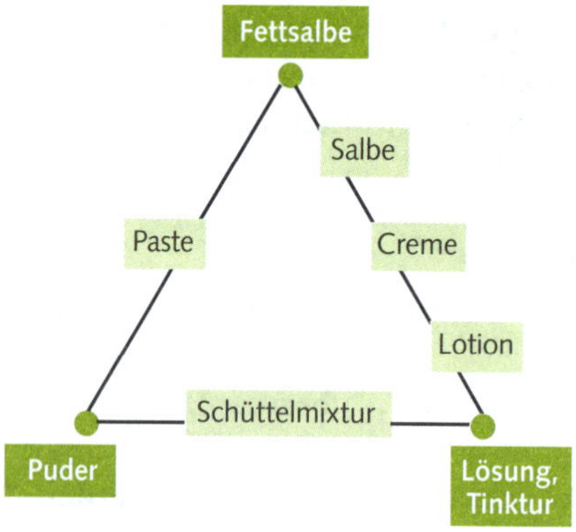

Abb. 4.1 Phasendreieck der Grundlagenstoffe. [B101]

Die Auswahl des Grundlagenstoffes richtet sich nach dem Krankheitsbild, der zu behandelnden Körperregion und danach, wie stark der Wirkstoff in den unterschiedlichen Körperarealen resorbiert werden könnte (Tab. 4.1). Einen Überblick über die Eigenschaften der wichtigsten Wirkstoffe und deren Anwendungbereiche gibt Tab. 4.2.

Kortikosteroidtherapie

❸ Kortikosteroide sind effektive Entzündungshemmer. Da sehr viele Hauterkrankungen auf entzündlichen Vorgängen beruhen, sind sie besonders wichtig in der Lokaltherapie. Nach ihrer Wirkstärke werden sie in vier Klassen von mild bis sehr stark eingeteilt. Bei längerer Anwendung besteht jedoch das Risiko schwerwiegender unerwünschter Wirkungen: Hautatrophie, Begünstigung von Akne (☞ 10), erhöhte Anfälligkeit für Erreger. Deshalb gilt die **Faustregel:** je stärker die Wirkstärke des eingesetzten Präparates desto kürzer die Anwendungsdauer.

Faustregel der Kortikoidtherapie:

Tab. 4.2 Die wichtigsten Wirkstoffe der Lokaltherapie

Wirkstoffe	Wirkprinzip	Anwendung	Beachte
Kortikosteroide: z.B. Hydrokortison, Betamethason	antientzündlich, antiproliferativ	entzündliche Hauterkrankungen, z.B. Psoriasis, Ekzemkrankheiten	Steroidatrophie bei Langzeitanwendung (Dünnerwerden der Haut)
Teerpräparate: Steinkohle-/ Schieferölteer	antientzündlich, antiproliferativ, juckreizstillend	schuppende und juckende Hauterkrankungen, z.B. Psoriasis, chronische Ekzeme	reversible Überempfindlichkeit für UV-Strahlen
Antiseptische Farbstoffe: z.B. Clioquinol, Pyoktanin	keimtötend – unspezifisch	Hautdesinfektion, z.B. infizierte Unterschenkelgeschwüre (☞ 11)	häufig Kontaktsensibilisierung (☞ 5.1.3)
Antibiotika: z.B. Tetrazyklin, Gentamycin, Erythromycin	keimtötend – gegen Bakterien	bakterielle Hautinfektionen, z.B. Impetigo, infiziertes Ekzem, Akne	sehr häufig Kontaktsensibilisierung
Antimykotika: z.B. Nystatin, Clotrimazol	keimtötend – gegen Pilze	Pilzinfektionen der Haut, z.B. Candidose, Tinea	sehr konsequente Anwendung nötig
Antivirale Mittel: z.B. Aciclovir	keimtötend – gegen Viren	Herpes simplex, Herpes zoster	☞ 7.1.1
Antiparasitäre Mittel: z.B. Benzylbenzoat, Lindan	keimtötend – gegen Parasiten	Parasitäre Hauterkrankungen, z.B. Scabies (Krätze), Befall mit Läusen	kein Lindan bei Kindern, Schwangeren, Stillenden
Keratolytika: z.B. Salicylsäure, Harnstoff	Schuppen lösend	Hautkrankheiten mit verstärkter Keratinbildung, z.B. Warzen	☞ 7.1.2
Antipruriginöse Mittel: z.B. Thesit, Menthol	Juckreizstillend	in kühlenden Lösungen, z.B. Schüttelmixtur	

4.1.2 Durchführung der Lokaltherapie

Die Pflege in der Dermatologie ist eine sog. **Therapiepflege,** d.h. die Externatherapie wird auch vom Pflegepersonal durchgeführt – im Gegensatz zur operativen Therapie in der Chirurgie und der Pharmakotherapie in der inneren Medizin, die ausschließlich in ärztlicher Hand liegt.

Pflege

Beim Umgang mit Lokaltherapeutika ist folgendes zu beachten:

- **Hygienisches Arbeiten** als Prophylaxe der Keimübertragung von einem Patienten zum anderen
- Lokaltherapeutikum aus einer Tube nur mit Einmalhandschuhen auftragen, Handschuhwechsel nach jedem Patienten
- Substanzen aus einem Topf nur mit Einwegholzspatel entnehmen, Wechsel nach jeder Patientenberührung.

Unverträglichkeitsreaktionen (Kontaktallergien) Gegen die Wirk- oder Grundlagenstoffe der Lokaltherapeutika als auch gegen Latex- oder Vinylhandschuhe bilden sich häufig Kontaktsensibilisierungen (☞ 5.1.3), die sich durch Juckreiz, Rötung, Papeln und Bläschen äußern können, deshalb Rücksprache mit dem Arzt bei solchen Symptomen.

Anwendungsformen

- Salben, Cremes und Pasten dünn auftragen
- Bei feuchten Umschlägen luftdurchlässige Tücher verwenden.

Salben, Cremes und Pasten werden i.d.R. dünn aufgetragen. Wenn Pasten zur Abdeckung (Schutzfunktion) von Hautarealen eingesetzt werden, werden sie dicker aufgetragen.

Flüssigkeiten werden mit einem Watteträger oder Mulltupfer aufgebracht.

Bei feuchten Umschlägen lockergewebte Stoffe (Gaze) verwenden, um einen guten Verdunstungs- und Kühlungseffekt zu erzielen. Bei luftundurchlässigen Verbänden bestünde die Gefahr eines Wärmestaus.

Dermatologische Bäder

Ölbäder lindern Erkrankungen mit gestörter Rückfettungsfunktion der Haut, z.B. Neurodermitis (☞ 5.1.3).

Teerbäder haben eine antientzündliche und juckreizstillende Wirkung, desweiteren steigern sie die Lichtempfindlichkeit der Haut. Dies wird z.B. bei der Psoriasis ausgenutzt, um die Wirksamkeit der Bestrahlungstherapie zu erhöhen (☞ 6).

Bäder mit desinfizierenden Zusätzen werden zur Behandlung und Prophylaxe von z.B. bakteriellen Infektionen oder Superinfektionen (Befall vorgeschädigter Haut mit Bakterien oder Viren), z.B. bei Ulcus curis (☞ 11) eingesetzt.

! Merke

Bei Bädern darf die Wassertemperatur 35 °C nicht überschreiten. Ältere Patienten und Herz-Kreislauf-Kranke sollen nur unter Aufsicht baden.

Verbände

- Okklusivverband → Wirkstoffaufnahme in die Haut ↑
- Kompressionsverband bei chronisch venöser Insuffizienz.

❹ **Okklusivverband** *(Okklusion, lat.: Abdichtung)*: Um die Wirkstoffaufnahme in die Haut zu steigern, werden Okklusivverbände angelegt. Die Haut wird mit einer Salbengrundlage bestrichen und mit einer dünnen Plastikfolie überdeckt, deren Ränder mit Pflaster abgedeckt werden. Dies führt zum Wärmestau und zur Durchfeuchtung der Haut. Da jedoch bakterielle Entzündungen der Schweißdrüsengänge und Haarfollikel begünstigt werden, immer nur für kurze Zeit anwenden.

Kopfkappe Bei übermäßiger Schuppenbildung am Kopf wird eine hornlösende Substanz (z.B. salicylsäurehaltiges Öl) auf die Kopfhaut aufgetragen und mit einer enganliegenden Folienkappe bedeckt. Darüber wird ein Schlauchverband gezogen, der die Folie befestigt. Nach einigen Tagen wird so die Haut dann für spezifische Externa durchlässig.

Tuchverband Der Patient wird auf zwei Leinentücher gelegt, eingesalbt und dann so in die Tücher eingeschlagen, daß diese möglichst eng am Körper anliegen. Es sollen sich keine Hautpartien berühren, da diese sonst sehr stark aufweichen können. Nach einer Stunde wird der Verband wieder entfernt. Auch hier kommt das Prinzip der Okklusion zum Tragen.

Kompressionsverband Zur Verbesserung des venösen Rückstroms bei der chronisch venösen Insuffizienz (☞ 11). Vorsicht bei Patienten, die gleichzeitig an peripherer arterieller Verschlußkrankheit leiden – durch den Verband kann es zu Nekrosen kommen.

4.2 Weitere Therapieverfahren

4.2.1 Physikalische Therapie

- UV-Bestrahlung bei Psoriasis

UV-Strahlung

UV-Strahlen *(ultraviolette Strahlen)* gehören zu den nicht sichtbaren, kurzwelligen, Anteilen des Lichtes. Es werden UV-A-, UV-B- und UV-C-Strahlen unterschieden, wobei UV-A-, UV-B-Strahlen im natürlichen Sonnenlicht enthalten sind. UV-C-Strahlen werden in der Ozonschicht der Erdatmosphäre herausgefiltert. Die unmittelbaren Wirkungen der UV-Strahlen sind die sog. **Photoeffekte:**

- UV-A bewirkt eine sofortige Bräunungsreaktion (☞ 1.2.1)
- UV-B führt zunächst zu einer Entzündungsreaktion, z.B. Sonnenbrand und erst nach 2–3 Tagen zu einer Bräunung.

- PUVA → antiproliferative Wirkung bei Psoriasis und Akne
- Röntgenstrahlen → hemmen Entzündungsreaktionen, zerstören bestimmte Tumoren
- Elektrokoagulation → Gewebszerstörung
- Laserstrahlen und Kryotherapie → Gewebszerstörung
- Klimatherapie.

Bei bestimmten Hauterkrankungen wird die Wirkung der UV-A- und auch der UV-B-Strahlen als Therapie eingesetzt. Um Augenschäden zu vermeiden, müssen die Patienten spezielle Brillen tragen. Bei der sog. **Photochemotherapie** (PUVA) wird zunächst eine lichtsensibilisierende Substanz aufgetragen oder oral verabreicht und danach mit UV-A-Licht bestrahlt. So wird ein antiproliferativer (wachstumshemmender) Effekt erzielt, der z.B. bei Psoriasis (☞ 6) und Akne (☞ 10) Anwendung findet.

Röntgenbestrahlung

Röntgenstrahlen, in Form von Weichstrahlen, die nicht tiefer als 3 cm in das Gewebe eindringen, hemmen je nach Dosierung Entzündungen oder zerstören Gewebe. Anwendung bei bösartigen Tumoren der Haut.

Elektrokoagulation

Mit dem sog. Kauter kann Gewebe (z.B. Warzen) abgetragen werden und kleine Blutgefäße (z.B. Teleangiektasien, Spider naevi) können verödet werden.

Laserstrahlen

Laserstrahlen sind gebündelte elektromagnetische Strahlen, die ebenfalls Gewebe zerstören. Der Einsatz ist je nach Gerätetyp vielseitig. Wird z.B. bei der Entfernung von Gefaßnävi (☞ 9.2.2) eingesetzt.

Kryotherapie

Durch extreme Kälte, z.B. mit Kunstschneebrei oder flüssigem Stickstoff, wird Gewebe zerstört. Anwendung bei Lupus erythematodes, Hämangiomen, Narben oder bei Akne und Warzen.

Wärmebehandlung

Infrarotlicht, welches langwelliger ist als sichtbares Licht, wird als Wärmestahlung angewendet, z.B. zur Einschmelzung von Abszessen.

Klimabehandlung

Bestimmte Klimazonen haben einen positiven Effekt auf bestimmte Erkankungen: Meeres- oder Hochgebirgsreizklima mit Anwendung von Salzwasser z.B. bei Psoriasis und Neurodermitis oder Sonnenbäder bei Psoriasis vulgaris und Akne vulgaris. Häufig kehren die Beschwerden jedoch in der gewohnten Umgebung wieder zurück. *Keine* Sonnenbäder bei Lupus erythematodes, photoallergischen Ekzemen oder Hautinfektionen!

4.2.2 Hyposensibilisierung

Bei Allergien vom Soforttyp nachhaltige Besserung möglich. Patienten überwachen → Gefahr von Allgemeinreaktionen mit Schockentwicklung!

Bei Allergien vom Soforttyp (☞ 5.1), bei denen der Kontakt mit dem Allergen (☞ 5.1) nicht vermeidbar (z.B. Pollenallergie) ist, kann eine Indikation zur Hyposensibilisierung bestehen. Über einen längeren Zeitraum wird in regelmäßigen Abständen ein stark verdünnter wäßriger Extrakt des Allergens in das subkutane Fettgewebe injiziert. Die Konzentration des Allergens wird dabei schrittweise erhöht. Die Behandlung kann zu nachhaltiger Besserung der Beschwerden führen.

❺ **Nebenwirkungen:** Wenige Minuten nach der Allergeninjektion können Lokalreaktionen wie Quaddeln, Bindehautentzündung und Schnupfen oder als Allgemeinreaktionen Asthma bronchiale oder eine anaphylaktische Reaktion (☞ 5.1) auftreten.

! Merke

Auch bei korrekter Durchführung der Hyposensibilisierungsbehandlung besteht die Gefahr einer Allgemeinreaktion, die ohne Lokalreaktion als Vorbote eintreten kann. Deshalb ist bei der Hyposensibilisierung folgendes zu beachten:

- Patienten während der Injektion und mindestens bis 30 Min. danach überwachen
- Bei Quaddeln mit Durchmesser über 4 cm Injektionsstelle kühlen und orale Antihistaminika geben
- Bei Allgemeinreaktion über intravenösen Zugang Gabe von Adrenalin, Antihistaminika, Kortikoiden und Flüssigkeit.

4.2.3 Systemische Therapie

❻ Eine systemische Therapie von Hauterkrankungen ist unter folgenden Umständen indiziert:

- Die äußerliche Therapie ist nicht ausreichend wirksam, z.B. bei Autoimmunerkrankungen, schwerer Psoriasis und schweren Infektionen.
- Bestimmte Medikamenten können ausschließlich systemisch gegeben werden, z.B. bestimmte Antibiotika, das Psoriasismittel Etretinat (Tigason®, ☞ 6) und das Aknemittel Isotretinoin (Roacuttan®, ☞ 10).

4.2.4 Operative Therapie

Chirurgische Entfernung bei Tumoren der Haut.

Die operative Therapie in der Dermatologie, sog. *Hautchirurgie*, ist bei der Therapie von bösartigen Tumoren der Haut Mittel der Wahl. Auch einige zunächst gutartige Tumoren, wie aktinische Keratosen (☞ 9.3.2) und atypische Nävi (☞ 9.2.1) werden operativ entfernt, da sich aus diesen bösartige Tumoren entwickeln können. Je nach Art, Lokalisation und Größe der Tumoren werden verschiedene Techniken angewendet:

- **Kürettage:** Der Tumor wird mit einem scharfen Löffel abgekratzt. Dabei entsteht eine Erosion.
- **Hauttransplantation:** Bei großen Gewebedefekten werden zum Wundverschluß Verschiebeplastiken oder Hauttransplantationen durchgeführt.
- **Exzision:** Der Tumor wird herausgeschnitten.
- **Lasertherapie** (CO_2-Laser; Nd-YAG-Laser)

? Übungsfragen

1. Was ist der besondere Vorteil der Lokaltherapie?
2. Woraus besteht ein Lokaltherapeutikum?
3. Nennen sie unerwünschte Wirkungen der Kortikoidtherapie!
4. Was ist ein Okklusivverband?
5. Was sind die Risiken einer Hyposensibilisierungsbehandlung?
6. Wann wird eine systemische Therapie durchgeführt?

5 Störungen des Immunsystems

- Störungen der Immuntoleranz → Autoimmunerkrankungen
- Störungen der Immunregulation → Allergien und Unverträglichkeitsreaktionen.

Allergien entstehen durch vorausgegangene Sensibilisierung.

Das Immunsystem schützt den Körper vor eindringenden Erregern und Fremdeiweißen. Schon beim Erstkontakt werden diese durch spezifische und unspezifische Abwehrreaktionen unschädlich gemacht. Danach entsteht je nach Art des Erregers eine Abwehrstärke bei erneutem Eindringen. Die Abwehrreaktionen sind so gezielt, daß der eigene Körper kaum mitgeschädigt wird. Dies wird dadurch erreicht, daß das Immunsystem Fremdstoffe und körpereigene Strukturen voneinander unterscheidet und letztere nicht angreift: die sog. **Immuntoleranz.** Die Art und das Ausmaß seiner Reaktionen wird über die sog. **Immunregulation** gesteuert. Störungen des Immunsystems treten als folgende Formen auf:

- Allergien und Unverträglichkeitreaktionen durch Störungen der Immunregulation
- Autoimmunerkrankungen durch Störungen der Immuntoleranz.

5.1 Allergien und Unverträglichkeitsreaktionen

❶ **Allergien** *(Allergien: Allos, gr.: anders, ergos, gr.: Arbeit):* Beim Erstkontakt mit einem Fremdstoff, dem **Allergen,** entwikkelt sich statt einer Immunität (Immunsystem wehrt Erreger ab) eine Überempfindlichkeit, eine sog. *Sensibilisierung.* Während der Erstkontakt noch klinisch stumm verläuft, kommt es bei jedem weiteren Kontakt zu einer überschießenden Reaktion des Immunsystems, der sog. *allergischen Reaktion.*

Unverträglichkeitsreaktionen oder auch Intoleranzreaktionen oder pseudoallergische Reaktionen ähneln in ihrem klinischen Erscheinungsbild den Allergien, lassen sich aber nicht auf eine spezifische Überempfindlichkeit zurückführen.

Hauptschauplatz von Allergien und Unverträglichkeitsreaktionen sind fast immer Haut und Schleimhäute, da sich der Körper hier mit Umwelteinflüssen auseinandersetzt. Diese Erkrankungen treten sehr häufig auf; ein Zuwachs ist zu erwarten.

5.1.1 Ursachen und Einteilung

Ursachen

- Atopische Veranlagung
- Umweltfaktoren.

❷ **Veranlagung** Bei 10–20 % der Bevölkerung besteht eine Disposition *(vererbte Bereitschaft)* des Organismus, Sensibilisierungen gegen Umwelteinflüsse auszubilden: die sog. **Atopie** *(a-topos: griech. = am falschen Ort)*. Bei diesen Menschen treten das atopische Ekzem (☞ 5.1.3), Urtikaria (☞ 5.1.2), Heuschnupfen und Asthma als sog. atopische Krankheitsbilder vermehrt auf.

Umwelteinflüsse Wachsende Umweltverschmutzung, steigende Medikamenteneinnahme, häufigerer Umgang mit Chemikalien sowie seelische Belastungen (z.B. Streß) werden für den Häufigkeitsanstieg der Allergien mitverantwortlich gemacht.

Einteilung der Allergien

Einteilung nach
- 4 verschiedenen Pathomechanismen und Latenzzeit
- Klinischem Erscheinungsbild in Exantheme und Ekzeme.

Nach Coombs und Gell werden allergische Reaktionen in vier Haupttypen eingeteilt. Diese unterscheiden sich zum einen im **Mechanismus** der fehlerhaften Immunantwort, zum anderen in der **Zeitspanne** *(Latenzzeit)* zwischen dem Zweitkontakt mit dem Allergen und dem Auftreten der Beschwerden.

Typ I – Soforttyp, Anaphylaxie

Durch übermäßige Bildung von IgE-Antikörpern nach dem Erstkontakt mit dem Allergen kommt es Sekunden bis Minuten nach dem Zweitkontakt zu einer überschießende Entzündungsreaktion, der sog. **anaphylaktischen Reaktion,** z.B. Asthma, Heuschnupfen, allergische Urtikaria, Quincke-Ödem.

Anaphylaktischer Schock Der anaphylaktische Schock ist die Maximalform des Soforttyps (Typ I) aufgrund einer **Generalisierung** der allergischen Reaktion. Durch die starke Histaminfreisetzung kommt es zur Weitstellung der Gefäße und damit zum Blutdruckabfall, ggf. zu schwerer Atemnot und gar zum Kreislaufstillstand.

Typ II – Zytotoxischer Typ

IgG- und IgM-Antikörper richten sich gegen Oberflächenstrukturen von Zellen. Meist innerhalb von Minuten bis Stunden nach dem Allergenkontakt werden diese Zellen zerstört *(zytotoxische Reaktion)*, z.B. bei Blutgruppenunverträglichkeiten oder bei Transplantatabstoßung nach einer Organtransplantation. Typische Hauterkrankungen sind der Pemphigus, bullöses Pemphigoid, Lupus erythematodes (☞ 5.2.2).

Typ III – Immunkomplex-Typ

Im Blut zirkulierende Antigen-Antikörperkomplexe lösen innerhalb von Minuten bis Stunden nach dem Allergenkontakt schwere Gefäßentzündungen *(Vaskulitiden)* aus, z.B. allergische Vaskulitis oder Gefäß- und Gewebeschäden beim Lupus erythematodes.

Typ IV – Spättyp

Im Gegensatz zu den drei vorgenannten Allergentypen sind bei der Allergie vom Spättyp keine Antikörper sondern T-Lymphozyten Ursache für die allergische Reaktion. Nach Erstkontakt mit dem Allergen oder Fremdzellen sind diese Zellen sensibilisiert und führen bei Zweitkontakt 12 Stunden bis mehrere Tage danach zu einer Entzündungsreaktion; z.B. allergische Kontaktekzeme (☞ 5.1.3).

Klinische Einteilung

Bei Unverträglichkeitsreaktionen an der Haut laufen meist mehrere dieser Mechanismen gleichzeitig ab. Nach ihrem klinischen Erscheinungsbild werden sie daher auch in die Gruppe der **Exantheme** und der **Ekzeme** eingeteilt.

5.1.2 Exantheme

Urtikaria und QUINCKE-Ödem

Urtikaria = Hautausschlag aus Quaddeln
QUINCKE-Ödem = Schwellung der Subkutis.

Ursachen:
- Allergien
- Unverträglichkeiten
- Physikalische Einflüsse
- Infektallergisch
- Vererbung (QUINCKE-Ödem).

Bei der Urtikaria *(Nesselsucht, Urtica: lat. = Brennessel)* bilden sich als Hautausschlag Quaddeln, also eine Schwellung der Kutis. Das QUINCKE-Ödem *(Angioneurotisches Ödem, Angioödem)* hingegen ist eine anfallsartig auftretende Schwellung der Subkutis. Beide Erkrankungen können gemeinsam auftreten.

❸ Je nach Auslösemechanismus werden unterschieden:
- **Allergische Form** als allergische Reaktionen vom Typ I oder III. Häufige Allergene: Insektengifte, Nahrungsmittel
- **Pharmakologische Form** als sog. *pseudoallergische Reaktion.* Häufige Auslöser sind Röntgenkontrastmittel, Plasmaexpander (Dextrane), Acetylsalicylsäure (Aspirin®), Zusatzstoffe, Antibiotika, Nahrungsmittelkonservierungs- und Farbstoffe
- **Physikalische Form** als Reaktion auf Druck oder Reibung, Kälte, Wärme oder Licht.
- **Infektallergische Form** bei überschießender Immunreaktion bei Infekten, z.B. Tonsillitis, grippaler Infekt.

Klinik

- Ausschlag aus Quaddeln
- Unterscheidung von akuten und chronischen Formen
- Gefahr des anaphylaktischen Schocks.

Urtikaria Innerhalb von Minuten nach dem Kontakt mit dem Fremdstoff oder Reiz entstehen leicht erhabene, meist rötliche Quaddeln von sehr unterschiedlicher Größe, die stark jucken. Je nach Dauer der Hauterscheinungen wird die **akute Urtikaria** (Dauer Stunden bis Tage) von der **chronischen Urtikaria** unterschieden, bei der die Symptome andauern oder häufig wiederkehren. Als lebensbedrohliche Komplikation kann ein anaphylaktischer Schock (☞ 5.1.1) auftreten.

QUINCKE-Ödem der oberen Luftwege → Erstickungsgefahr!

QUINCKE-Ödem Bevorzugt schwellen Augenlider und Lippen an. Sind die Schleimhäute der oberen Luftwege betroffen, besteht Erstickungsgefahr. Die Patienten klagen weniger über Juckreiz als über ein schmerzhaftes Spannungsgefühl in den entsprechenden Hautpartien. Die Symptome bilden sich innerhalb von 1–3 Tagen zurück.

Diagnostik

- Anamnese
- Allergietests
- Expositionstests.

Der Auslöser wird durch Anamnese und Allergietests gesucht, bei Verdacht auf Nahrungsmittelallergien über Suchdiät oder Expositionstest. Oft bleibt der Auslöser jedoch unklar.

Therapie

- Antihistaminika äußerlich oder systemisch
- Ggf. Kortikoide
- Ggf. Schockbehandlung oder Intubation.

- Bekannte Allergene meiden
- Bei leichter **Urtikaria** äußerlich kühlende Externa (z.B. Lotio alba), antihistaminikahaltige Gele (z.B. Systral®), oder Kortisoncremes
- Bei schweren Formen Antihistaminika intravenös, evtl. auch Kortikoide
- Ggf. Intubation bei **QUINCKE-Ödem,** Reanimation bei **anaphylaktischem Schock.**

Arzneimittelexantheme

Arzneimittelexantheme treten als Reaktion nach Einnahme bestimmter Medikamente auf. Sie sind besonders häufig bei älteren Patienten, die eine Vielzahl von Medikamenten einnehmen. Der Schweregrad der verschiedenen Krankheitsbilder reicht von örtlichen Hauterscheinungen bis hin zu lebensbedrohlichen Allgemeinreaktionen.

Ursachen

- Allergische Reaktion auf Medikamente

Arzneiexantheme können durch alle vier Typen der Allergien sowie als toxische oder pseudoallergische Reaktionen (☞ 5.1) entstehen.

- Toxisch
- Pseudoallergisch.

Meist ist das Zusammentreffen eines fieberhaften Infektes und der Medikamenteneinnahme die Voraussetzung für die Reaktion.

Klinik

Multiple Erscheinungsformen.

Abhängig vom Erscheinungsbild und dem Auslöser werden folgende Exantheme unterschieden:

Fixes Exanthem: Auslöser sind meist Barbiturate (Schlafmittel). Es treten ein oder zwei einzelne gerötete Herde auf; vorwiegend an den Füßen ist Blasenbildung möglich. Bei wiederholter Einnahme des Medikamentes bildet sich meist an derselben (fixen) Stelle ein geröteter Herd.

Makulopapulöses Exanthem: Einige Tage nach Einnahme von Sulfonamiden, Ampillicin oder Penicillin findet sich an der gesamten Haut des Körpers ein masernähnliches *(morbilliformes)* Exanthem aus rötlichen Makulae und Papeln.

Urtikarielles Exanthem: Dies entspricht der pharmakologischen Form der Urtikaria (☞ 5.1.2).

Purpura Schoenlein-Henoch: Im Anschluß an einen Infekt kommt es zu einer Überempfindlichkeitsreaktion vom Typ III. Auslöser ist ein Medikament oder ein Bakterienbestandteil (häufig von Streptokokken). Die Gefäßwände der Kapillaren werden durchlässig für Erythrozyten und es kommt zu Petechien *(Einblutungen in die Haut)*. Klinisch zeigen sich punktförmige, nicht wegdrückbare Maculae, die ebenso wie ein Hämatom mit der Zeit ihre Farbe ändern, die sog. *Purpura.*

Erythema exsudativum multiforme (EEM): Es bilden sich schubweise typische, scheibenförmige Herde mit bläulicher Mitte und hellrotem Rand, sog. *Kokarden.* In der Mitte der Herde können sich Blasen bilden. Häufig sind nur die Handrücken befallen. Bei schwerem Verlauf können der gesamte Körper und die Schleimhaut betroffen sein. Die Herde bestehen dann zu einem großen Teil aus Blasen; die Patienten haben hohes Fieber und fühlen sich schwer krank.

Lyell-Syndrom = schwerste Erscheinungsform.

Lyell-Syndrom: 50 % tödlicher Verlauf, Extremvariante eines EEM oder blasenbildenden Arzneimittelexanthems. Es wird auch *toxische epidermale Nekrolyse* genannt. Es kommt zu großflächigen, blasigen Abhebungen der Oberhaut, die sehr schmerzhaft sind und Verbrühungen gleichen.

Erythema nodosum: Es handelt sich um eine Überempfindlichkeitsreaktion auf Medikamente, Infekte (z.B. Tuberkulose) oder chronische Entzündungen (z.B. Sarkoidose oder Morbus Crohn). Dabei finden sich überwiegend an den Streckseiten der Unterschenkel schmerzhafte, gerötete Knoten.

Diagnostik

- Anamnese
- Allergietests.

Eine präzise **Anamnese** ist die wichtigste Voraussetzung, um den Auslöser zu finden. Ggf. werden Expositionstests, z.T. stationär, durchgeführt, nicht jedoch bei Gefahr eines anaphylaktischen Schocks oder beim LYELL-Syndrom. Beim urtikariellen oder fixen Exanthem kommen Prick- und Epikutantests zum Einsatz. Bei Penicillinallergie zusätzlich IgE-Antikörperbestimmung im Serum.

Therapie

- Auslöser meiden bzw. absetzen
- Antihistaminika und Kortikoide
- EEM und LYELL-Syndrom: systemisch Kortikoide und Flüssigkeit.

Das auslösende Medikament wird abgesetzt und in Zukunft gemieden.

- **Fixe, makulopapulöse und urtikarielle Exantheme:** Antihistaminika und Kortikoide, bei schweren Verläufen auch intravenös
- **Erythema exsudativum multiforme:** bei leichten Formen austrocknende und kortikoidhaltigen Externa, bei schweren Formen orale oder intravenöse Kortikoide, Ausgleich des Flüssigkeitsverlustes und Vorbeugen von Superinfektionen
- **LYELL-Syndrom:** hochdosierte, intravenöse Gabe von Kortikoiden, intensivmedizinische Betreuung, Ausgleich des enormen Flüssigkeitsverlustes und Vorbeugen von Superinfektionen (☞ 7).

5.1.3 Ekzeme

Ekzeme = nicht erregerbedingte Entzündungen der Epidermis mit gleichartigem klinischem Muster.

Ekzeme:
- Makeln, Papeln, Bläschen
- Erosionen, Rhagaden, Hyperkeratose
- Juckreiz, Exkoriation
- Lichenifizierung.

Ekzeme *(Ekzema, gr.: aufschwellen, aufkochen)* oder auch Dermatitiden *(Dermis, lat.: Haut, -itis, lat. Endsilbe: Entzündung)* sind die häufigsten Hauterkrankungen. Es handelt sich um Entzündungen, die die Epidermis und angrenzende Dermis betreffen. Sie sind nicht erregerbedingt und daher nicht ansteckend. Grundsätzlich entsprechen sich Ekzem und Dermatitis. Der Begriff Dermatitis wird jedoch eher für akute, der Begriff Ekzem eher für chronische Krankheitsverläufe benutzt.

Das **klinische Muster** der Ekzemerkrankungen ist prinzipiell gleichartig:

Zunächst bilden sich rote Makulae, Papeln und Bläschen, dann folgen Erosionen, Rhagaden sowie Schuppungen und eine Verdickung der Hornschicht *(Hyperkeratose)*. Aufgrund des Juckreizes sind zusätzlich Exkoriationen (Hautabschürfung, die das Corium erreicht) zu beobachten. Bei chronischen Verläufen vergröbert sich die Hautfelderung, sog. Lichenifikation (☞ 2.2). Gewebedefekte und Narben entstehen nicht.

Kontaktekzem

Unterschieden werden das **allergische Kontaktekzem** und das häufigere **irritative toxische Kontaktekzem.** Es gibt jeweils akute und chronische Verlaufsformen.

Ursachen und Entstehung

- Toxisches Kontaktekzem durch Toxine und Phototoxine
- Allergisches Kontaktekzem durch Typ IV-Reaktion.

Irritativ-Toxisches Kontaktekzem

❹ Hervorgerufen wird das toxische Kontaktekzem durch Irritation bzw. direkt gewebeschädigende Substanzen (Toxine). Bei der **phototoxischen Reaktion** wird eine Substanz erst durch Lichteinwirkung toxisch. Solche Substanzen können z.B. in Gräsern (»Wiesengräserdermatitis«) oder in Kosmetika enthalten sein. Das Ausmaß und der Verlauf der Hautreaktion hängt von der Aggressivität und der Einwirkdauer des Toxins ab: aggressive Lösungsmittel, Laugen und Säuren (☞ 8.2) sowie phototoxische Substanzen lösen schon nach kurzem Kontakt akute Entzündungen aus, während Stoffe von geringer Aggressivität (z.B. Reinigungsmittel) erst nach langer Einwirkung zu **chronischen Ekzemen** führen, z.B. zum *degenerativen Ekzem* (Abnutzungsekzem, Hausfrauenekzem). Durch Einwirkung von Stuhl und Urin auf empfindliche Säuglingshaut in Verbindung mit einer Superinfektion mit Hefepilzkeimen entsteht die sog. **Windeldermatitis** (☞ 7.3.2).

Allergisches Kontaktekzem

Zugrunde liegt eine Typ IV-Reaktion 10 Stunden bis einige Tage nach dem Zweitkontakt mit dem Allergen. Häufige Allergene sind Chromate (z.B. in Zement), Nickel (z.B. Knöpfe, Modeschmuck, Brillen), Duft, Farb- und Konservierungsstoffe (z.B. in dermatologischen Externa oder Kosmetika) sowie äußerliche Antibiotika (z.B. Neomycin). Bei der **photoallergischen Reaktion** wird eine Substanz durch Lichteinwirkung zum Allergen. Ein **chronisches allergisches Kontaktekzem** entsteht, wenn der Kontakt mit dem Allergen über einen längeren Zeitraum besteht.

! **Merke**

Chronisch-toxische Kontaktekzeme begünstigen durch die Störung der Barrierefunktion der Haut die Enstehung von allergischen Kontaktekzemen.

Klinik

- Toxisches Kontaktekzem → scharf begrenzt.
- Allergisches Kontaktekzem → Streureaktionen
- Akute und chronische Verläufe.

❺ Beim toxischen Kontaktekzem ist die Entzündungsreaktion typischerweise streng auf den Bereich der Einwirkung des Toxins beschränkt. Beim allergischen Kontaktekzem entstehen durch ein Streuen des Allergens entlang der Lymphspalten oder über Blutgefäße auch Entzündungsherde außerhalb des Kontaktbereichs mit dem Allergen, sog. **Streureaktionen.**

Akute Form

- Zunächst brennende Rötung, dann Schwellung und Bläschenbildung, Juckreiz (beim allergischen Kontaktekzem)
- Im weiteren Verlauf platzen die Bläschen und es entstehen nässende Erosionen, welche unter geringer Schuppenbildung abheilen. Erst in diesem Stadium tritt beim toxischen Kontaktekzem der Juckreiz hinzu.

Chronische Form

- Rötung ohne Bläschenbildung und Erosionen, Juckreiz
- Festhaftende Schuppung. Die Haut trocknet aus und es entstehen Rhagaden
- Im weiteren Verlauf Lichenifikationen.

Diagnostik und Therapie

Ziele:
- Identifikation des Auslösers
- Meiden des Toxins oder Allergens
- Lokaltherapie.

- ❻ Identifikation des Toxins oder Allergens mit Hilfe von Anamnese und Epikutantests
- Kontakt mit bekannter Substanz meiden, ggf. Schutzkleidung (z.B. Handschuhe) verwenden
- Lokaltherapie
  - **Akute Form:** Zunächst lokale Kortikoide, ggf. unter Okklusion, dann rückfettende Externa, bei nässenden Hautschädigungen feuchte Umschläge und Schüttelmixturen
  - **Chronische Form:** Zunächst lokale Kortikoide, danach Teersalben. Besonders wichtig ist die Pflege mit rückfettenden Salben. Schutzverbände um Kratzen und Irritation zu vermeiden.
- **Windeldermatitis:** Häufiger Windelwechsel, austrockende Lösungen und schützende Zinkpasten, Antimykotika bei Superinfektion mit Hefepilzen (☞ 7.3.2).

Berufliche Aspekte

Hohes Erkrankungsrisiko bei:
- Atopikern
- Personen in Feuchtberufen.

Zusätzlich zu Menschen mit einer atopischen Veranlagung unterliegen vor allem Personen in sog. **Feuchtberufen** einem hohen Risiko, Kontaktekzeme zu entwickeln. Zu diesen gehören z.B. Maurer, Friseure, Krankenschwestern/-pfleger sowie Laboranten. Durch Berufsstoffe ausgelöste Ekzeme können als **Berufskrankheit** anerkannt werden. Kann bei der Ausübung eines Berufes der Kontakt mit dem Allergen nicht umgangen werden, muß eine Umschulung ins Auge gefaßt werden. Menschen mit einer **atopischen Veranlagung** müssen bei der Berufswahl bedenken, daß für sie in Feuchtberufen eine Sensibilisierung auf Arbeitsstoffe vorprogrammiert ist.

Atopisches Ekzem

Synonyme:
- Atopisches Ekzem
- Neurodermitis
- Endogenes Ekzem.

Das atopische Ekzem, auch **Neurodermitis** oder *endogenes Ekzem* genannt, ist eine meist im Kleinkindalter beginnende Hauterkrankung mit chronischem Verlauf. Die Erkrankung tritt familiär gehäuft auf und ist sehr verbreitet: 10 % der Kinder und 5 % der Erwachsenen sind betroffen.

Ursachen und Entstehung

- Atopische Veranlagung
- Provokationsfaktoren.

❼ Eine **atopische Veranlagung** ist Voraussetzung für die Krankheitsentstehung. Ob das Ekzem letztlich ausbricht, hängt von zusätzlichen **Provokationsfaktoren** wie klimatischen Einflüssen, Infekten, Hautbelastungen und z.T. psychischen Belastungen ab. Diese Faktoren können sowohl den ersten Erkrankungsschub als auch nachfolgende Schübe auslösen. Bedingt durch die atopische Veranlagung entwickeln sich häufig Sensibilisierungen gegen Nahrungsmittel. Diese Stoffe lösen dann Ekzemschübe aus. Weiterhin entwickeln sich sehr häufig Sensibilisierungen gegen auf dem Luftweg verbreitete Allergene (Pollen, Hausstaubmilben, Schimmelpilze, Tierepithelien). Diese äußern sich in Heuschnupfen und Asthma.

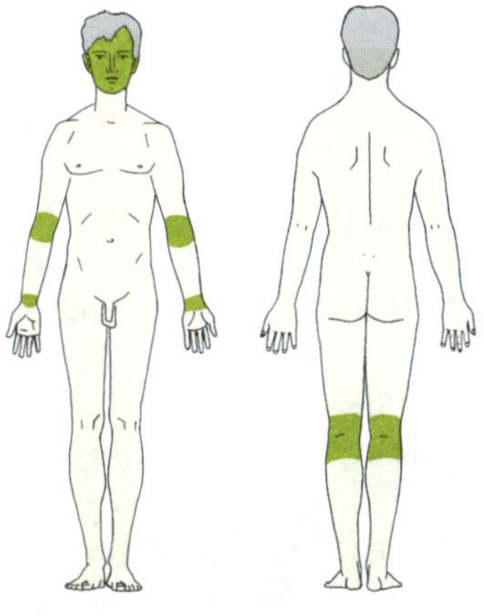

Abb. 5.1 Typisches Befallsmuster beim atopischen Ekzem. [L215]

Klinik

Das klinische Bild ist vielgestaltig. Charakteristisch sind
- Symmetrisches Befallsmuster (Abb. 5.1)
- starker Juckreiz und
- sehr trockene Haut.

Meist finden sich bereits im **Säuglingsalter** die ersten Hauterscheinungen: Schuppenkrusten auf gerötetem Grund, typischerweise im Gesicht und am behaarten Kopf; wegen der Ähnlichkeit mit über dem Feuer einge-

Dermatologie

- Typisches Befallsmuster
- Stark juckende Papeln
- Sehr trockene Haut mit Lichenifikationen
- Komplikation: Superinfektionen.

trockneter Milch werden diese Hauterscheinungen als *Milchschorf* bezeichnet.

Im **Kleinkindes- und Kindesalter** entwickeln sich dauerhafte Entzündungsflächen, auf denen Papeln vorherrschen. Die Haut ist sehr trocken und es zeigen sich erste Lichenifikationen. Typischerweise sind die **Beugeseiten der Gelenke** (Ellenbeugen, Kniekehlen) sowie Nacken, Hals und Hände befallen. Häufig sind die Augenbrauen gelichtet und die Unterlidfalte ist gedoppelt. Die Kinder werden durch Juckreizattacken gequält und kratzen die betroffenen Hautareale auf. In den Wintermonaten verschlechtert sich das Bild, während es sich im Sommer sowie im Gebirge und an der See bessert. Auch Textilien wie Wolle verschlechtern die Situation.

Komplikation: Superinfektion der Hautschädigungen mit Staphylokokken (☞ 7.2) oder Herpes-Viren (☞ 7.1.1).

Prognose: Etwa ein 1/4 der erkrankten Kinder leiden auch noch als Erwachsene unter Ekzemschüben, die allerdings milder verlaufen, z.B. als Handekzem. Bei allen Patienten bleibt lebenslänglich eine Überempfindlichkeit der Haut bestehen.

Diagnostik

- Familienanamnese
- Klinisches Bild.

- Familienanamese mit einer Häufung von atopischen Erkrankungen
- Klinisches Bild mit weißem Dermographismus (☞ 3.2.3)
- Bei einem Großteil der Patienten findet sich eine Erhöhung von IgE-Antikörpern im Blut. Pricktestungen sind häufig positiv. Bei Nahrungsmittelunverträglichkeit ist wie bei der Urtikaria (☞ 5.1.2) vorzugehen.

Therapie

- **Schübe vorbeugen**
  - Tägliche Hautpflege mit wirkstofflosen Cremes und Salben sowie rückfettenden Ölbädern auch zwischen den Schüben
  - Zur Körper- und Händereinigung statt Seifen Syndets (Seifenersatzstoffe) oder Ölbäder verwenden
- **Im akuten Schub:** Kortikoide; für die Dauerbehandlung Teerpräparate
- **Physikalische Therapie:** sowohl bei Schüben als auch dazwischen Bestrahlung mit UV-Licht, Klimakuren an der See oder in den Bergen
- **Lebensführung:** Kleidung und Wäsche aus leichter, weicher Baumwolle, Diät nur im Falle nachgewiesener Nahrungsmittelunverträglichkeiten, psychologische Betreuung, keine Berufe mit häufigem Waschen und häufigem Allergenkontakt.

Seborrhoisches Ekzem

Erkrankung talgdrüsenreicher Hautbezirke.

Das seborrhoische Ekzem tritt in den talgdrüsenreichen Hautarealen (Mittellinie des Körpers) auf. Die Erkrankung ist weit verbreitet, junge Männer sind bevorzugt betroffen. Die bei Säuglingen auftretende Form ist die sog. *seborrhoische Säuglingsdermatitis*.

Ursachen und Entstehung

- Lücken im Säureschutzmantel
- Pityrosporum ovale
- Klimatische und psychische Faktoren.

Lücken im Säureschutzmantel der Haut und der Pilz *Pityrosporum ovale* spielen eine wesentliche Rolle. Weiterhin haben klimatische und psychische Faktoren Einfluß auf die Erkrankung: Besserung im Sommer, in den Bergen und am Meer, Veschlechterung bei Streß.

Klinik

Bräunliche Schuppungen auf gerötetem Grund.

Erwachsenenform: Am behaarten Kopf, zwischen den Augenbrauen, neben den Nasenflügeln und/oder in der vorderen Schweißrinne finden sich eine leichte, bräunliche Schuppung auf gerötetem Grund. Juckreiz ist meist gering ausgeprägt.

Seborrhoische Säuglingsdermatitis: Gerötete und schuppende Hauterscheinungen außer in der Mittellinie des Körpers, auch in den Leisten und Achseln. Wie bei der Windeldermatitis (☞ 5.1.3) und der Intertrigo kann es zu einer Superinfektion mit Hefepilzen kommen (☞ 7.3.2).

Therapie

- Kurzfristig Antimykotika und Kortikoide
- Langfristig schwefelhaltige Externa.

Oft spricht die Erkrankung auf gegen Pityrosporum wirksame **Antimykotika** an. Kortikoidhaltige Lokaltherapeutika werden nur kurzfristig eingesetzt. Die Langzeitbehandlung erfolgt mit **schwefelhaltigen Substanzen.** An den Einfluß von psychischen und klimatischen Bedingungen muß gedacht werden.

Intertrigo

- Ekzem in Körperfalten
- Verursacht durch Reibung und Feuchtigkeit.

❽ Bei der Intertrigo *(lat. = Wundreiben)* handelt es sich um eine in den Körperfalten (z.B. unter den Brüsten oder in der Analfalte) auftretendes Ekzem. Betroffen sind häufig Säuglinge und adipöse Menschen. **Ursachen** sind Reibung und ein Aufweichen der Haut durch Feuchtigkeit. Das **klinische Bild** und die **Therapie** entspricht einem akuten toxischen Kontaktekzem, das mit Bakterien oder Hefepilzen superinfiziert ist (☞ 5.1.3).

? Übungsfragen

1. Was ist eine Allergie?
2. Was ist eine Atopie?
3. Welche Formen der Urtikaria gibt es?
4. Was sind die Ursachen eines Kontaktekzems?
5. Wodurch unterscheiden sich die verschiedenen Formen des Kontaktekzems klinisch?
6. Was ist das wichtigste Ziel bei der Therapie des Kontaktekzems?
7. Was ist die Ursache des atopischen Ekzems?
8. Nennen Sie Ursachen der Intertrigo!

5.2 Autoimmunerkrankungen

Autoimmunerkrankungen:
- blasenbildende Erkrankungen
- Bindegewebserkrankungen.

Autoimmunerkrankungen *(Auto, gr.: selbst, immun, gr.: unempfindlich)*: Versehentliche Abwehrreaktionen des Immunsystems gegen Strukturen des eigenen Körpers. Als Autoimmunerkrankungen der Haut kommen blasenbildende Erkrankungen und Bindegewebserkrankungen vor. Sie zeigen häufig schwere, chronische Verläufe.

5.2.1 Blasenbildende Erkrankungen

Blasenentstehung durch Bildung von Spalträumen.

Durch Zerstörung von Bestandteilen der Keratinozyten, der Basalmembran oder der oberen Lederhaut verliert der Gewebeverband seinen Zusammenhalt. Die so entstandenen Spalträume füllen sich mit Gewebeflüssigkeit und es kommt zu Blasenbildung.

Pemphigus vulgaris

Ursache: Antikörper gegen Keratinozytenoberfläche.

Der Pemphigus vulgaris ist zwar die häufigste blasenbildende Erkrankung, kommt aber insgesamt eher selten vor. Er befällt vorwiegend Menschen des mittleren und höheren Alters. Ursache sind im Blut befindliche Antikörper gegen die Oberfläche der Keratinozyten. Die dadurch ausgelöste Entzündungsreaktion führt zum Verlust der Zellverbindungen in der Epidermis.

Klinik

- Schlaffe Blasen, Erosionen
- Unbehandelt schwerer Verlauf.

Auf der zunächst nicht geröteten Haut und Schleimhaut finden sich schlaffe Blasen und Erosionen, später eine entzündliche Randreaktion. Wenn die Erosionen sehr ausgedehnt sind, nimmt die Erkrankung unbehandelt einen schweren, fast immer tödlichen Verlauf.

Diagnostik und Therapie

- NIKOLSKI-Phänomen
- Antikörper-Nachweis
- Prophylaxe von Superinfektionen
- Kortikoide und Immunsuppressiva systemisch.

- **Klinisches Bild** mit positivem **NIKOLSKI-Phänomen:** Verschieben der gesund aussehenden Haut in der Umgebung einer Hautschädigung führt zu Blasenbildung
- **Nachweis** der gegen die Keratinozyten gerichten Antikörper im Serum oder Hautbiopsie.
- **Therapie:** Austrocknende und antiseptische Externa, um Superinfektion zu verhindern. Hochdosierte, systemische Gabe von Kortikoiden und Immunsuppressiva.

Bullöses Pemphigoid

Ursache: Antikörper gegen Basalmembran.

Eine ebenfalls eher seltene, schwer verlaufende (u.U. tödlich) Erkrankung des höheren Alters (60–80 Jahre) ist das bullöse Pemphigoid. Die **Ursache** sind Antikörper gegen die Basalmembran mit der Folge einer Entzündungsreaktion und Blasenbildung in dieser Zone.

Klinik

- Pralle Blasen, Rötung, Krusten
- Unbehandelt schwerer Verlauf.

Im Unterschied zum Pemphigus vulgaris sind die Blasen prall gefüllt und die Blasendecke stabiler. Die umliegende Haut ist unterschiedlich stark gerötet. Häufig kommt es zu Einblutungen in die Blasenhöhle, so daß nach ihrem Platzen dunkle Krusten zu sehen sind.

Diagnostik und Therapie

- Antikörpernachweis
- Tumorsuche.

➊ **Die Diagnose** ergibt sich aus dem klinischem Bild und dem Nachweis der Antikörper. Da ein bösartiges Tumorleiden hinter der Enstehung eines bullösen Pemphigoid stehen kann, müssen die Patienten gründlich untersucht werden. Auch Medikamente können auslösende Faktoren sein. Die **Therapie** ist die gleiche wie beim Pemphigus vulgaris.

Dermatologie

5.2.2 Bindegewebserkrankungen

Bindegewebs- erkrankungen = Kollagenosen.

Bei den Bindegewebserkrankungen, den **Kollagenosen,** greifen Autoantikörper und Immunzellen die kollagenen Bindegewebsfasern der Blutgefäße an. Dies führt meist zu Schädigungen sämtlicher Organe. Bei der diskoiden Form des Lupus erythematodes ist jedoch nur die Haut betroffen.

Lupus erythematodes

2 Hauptformen:
- Diskoider LE
- Systemischer LE.

Namensgebend für den Lupus erythomatodes ist das Auftreten von geröteten *(erythematösen)* sowie teilweise vernarbenden und entstellenden Hautschädigungen *(Lupus, lat.: Wolf, fressende Flechte)*. Es werden zwei Hauptformen und eine Zwischenform der Erkrankung unterschieden:
- Diskoider Lupus erythematodes (DLE)
- Subakuter cutaner Lupus erythematodes (SCLE)–Zwischenform
- Systemischer Lupus erythematodes (SLE).

DLE ist häufiger und befällt nur die Haut.

Der häufigere DLE befällt nur die Haut und ist vergleichsweise harmlos. Der SLE betrifft hingegen den ganzen Körper und stellt durch die Schädigung innerer Organe eine bedrohliche Erkrankung dar. Beide Formen treten am häufigsten bei Frauen zwischen dem 20. und 40. Lebensjahr auf.

Ursachen und Entstehung

- Autoantikörper
- Störungen der zellulären Immunität
- Vererbung
- Einfluß äußerer Faktoren möglich.

❷ Es finden sich sowohl Autoantikörper als auch Störungen der zellulären Immunität (T-Lymphozyten). Außerdem beeinflussen Vererbung und äußere Faktoren, wie UV-Licht, Hormone oder Medikamente, die Entstehung und den Ausbruch der Gewebeschädigungen.

Klinik

Diskoider Lupus erythematodes

- DLE: scheibenförmige, schmerzhafte, gerötete, schuppende Plaques.

An den Sonnenlicht ausgesetzen Hautarealen (Kopf, Hals, Oberkörper) zeigen sich scheibenförmige *(Diskus, lat.: Scheibe)*, gerötete und schuppende Plaques, die von ihrer Mitte weggerichtet *(zentrifugal)* wachsen. Dort bleiben dann Hautatrophien zurück *(zentrale Atrophien)*. Häufig sind diese Hauterscheinungen sehr schmerzempfindlich. Die diskoide kann in die systemische Form übergehen.

- SLE: Schmetterlingserythem, Allgemeinbeschwerden, Perikarditis, Glomerulonephritis u.a.

Systemischer Lupus erythematodes

Hauterscheinungen in Form eines **Schmetterlingserythem** im Gesicht kommen bei ungefähr 3/4 der Patienten vor. Als Zeichen der systemischen Erkrankung zeigen sich zusätzlich Müdigkeit und Gewichtsverlust, Gelenk- und Muskelschmerzen, sowie u.a. Entzündungen des Herzbeutels *(Perikarditis)*, des Rippenfells *(Pleuritis)* und der Nierenglomerula *(Glomerulonephritis)*.

- DLE: Hautbiopsie, äußerlich Kortikoide, ggf. systemisch Choroquin
- SLE: Nachweis der Autoantikörper, systemisch Chloroquin, Kortikoide oder Immunsuppressiva.

Diagnostik und Therapie

DLE: Diagnose durch klinisches Bild und Hautbiopsie; Blutuntersuchungen sind unauffällig. Therapie mit starken Lichtschutzpräparaten, lokalen Kortikoiden, ggf. unter Okklusion oder durch intrakutane Injektion, bei ausgedehntem Befall niedrigdosierte, systemische Gabe von Chloroquin.

SLE: Diagnose v.a. durch den Nachweis spezifischer Autoantikörper im Blut. Therapie bei milden Verläufen ist die systemische Gabe von Cloroquin (Resochin®), bei schwerem Verlauf systemische Kortikoide oder Immunsuppressiva.

Übungsfragen

1. Worauf kann ein bullöses Pemphigoid hinweisen?
2. Welches ist die Ursache des Lupus erythematodes?

Dermatologie

6 Psoriasis

- Chronisch-rezidivierender Verlauf
- 2–5 % aller Europäer.

Die Psoriasis, die *Schuppenflechte (Psora, gr.: Krätze, Räude)*, ist eine erbliche, entzündliche Verhornungsstörung der Haut. Die Erkrankung verläuft in häufig wiederkehrenden Schüben und ist sehr häufig: 2–5 % der Europäer sind betroffen.

6.1 Ursachen der Psoriasis

- Verhornungsstörung
- Hautentzündung
- Erbliche Veranlagung.

Verhornungsstörung

❶ Die Bildungsrate von Keratinozyten in der Basalschicht der Epidermis ist stark erhöht, und die folgenden Schichten werden in einer stark verkürzten Zeit durchlaufen. Die Folge ist eine übermäßige Abschilferung von unreifen Hornlamellen, die sog. *parakeratotische Schuppung.*

Entzündung

Sowohl in den Papillen der Lederhaut als auch in der Oberhaut sammeln sich Leukozyten (z.B. neutrophile Granulozyten) an und es bilden sich sterile Pusteln (oft klinisch nicht sichtbar).

Die **Ursache** für diese Vorgänge ist letztlich unklar. Eine *erbliche Veranlagung* konnte in vielen Fällen nachgewiesen werden. Ähnlich wie bei der Neurodermitis sind allerdings *auslösende Faktoren* für den Ausbruch der Krankheit Voraussetzung, z.B. Infekte, Verletzungen, psychische Belastungen oder Infektionen. Jahreszeitliche (Sommer) und klimatische (Sonne, Meer) Faktoren können die Psoriasschübe hemmen.

6.2 Klinik, Diagnostik und Therapie

6.2.1 Formen der Psoriasis

- Psoriasis vulgaris: erythemato-squamöse Plaques mit typischem Verteilungsmuster
- Psoriasis pustulosa
- Komplikation: psoriatische Erythrodermie, Psoriasis arthropathica.

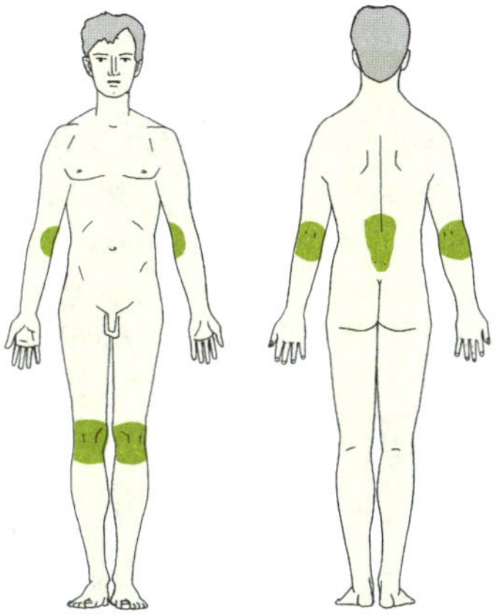

Abb. 6.1 Typisches Befallsmuster bei der Psoriasis. [L215]

❷ **Psoriasis vulgaris** als häufigste Form der Psoriasis. Dabei finden sich typischerweise an den Streckseiten beider Ellenbogen- und Kniegelenke, am Kreuzbein und am behaarten Kopf im akuten Schub erythematöse, scharf begrenzte Papeln und Plaques (Abb. 6.1). Im weiteren Verlauf entstehen auf diesen Knötchen oder Plaques charakteristische, silbrig glänzende Schuppungen. Es kann zu Juckreiz kommen. Bei Befall von Finger- und Fußnägel werden punktförmige Einziehungen der Nagelplatte *(Tüpfelnägel)* und fleckige, rot-braune Verfärbungen des Nagelbettes *(psoriatischer Ölfleck)* beobachtet. Wird die Nagelplatte vollständig zerstört, finden sich die sog. *Krümelnägel.*

Psoriasis pustulosa: Durch die Ansammlung von Leukozyten bilden sich hauptsächlich an Händen und Füßen Pusteln.

Komplikationen

Die Hauterscheinungen können den gesamten Körper befallen *(psoriatische Erythrodermie)*. Dies kann lebensbedrohlich sein. In manchen Fällen kommt es zu einem Übergriff des entzündlichen Geschehens auf die Gelenke *(Psoriasis arthropathica)* mit starken Schmerzen und Zerstörung und Verformung des Gelenks. Erhebliche Einschränkungen der Beweglichkeit sind die Folge.

Dermatologie

6.2.2 Diagnostik der Psoriasis

- Familienanamnese
- Klinik
- Psoriasis-phänomene.

Familienanamnese und **klinisches Bild** mit charakterischer Verteilung der Herde.

❸ Nachweis der sog. »Psoriasisphänomene«:

- **Kerzenwachsphänomen:** durch vorsichtiges Kratzen an der Oberfläche eines Herdes bilden sich silbrige Schüppchen, die abgeschabtem Kerzenwachs ähneln
- **Phänomen des letzten Häutchens:** Werden diese Schüppchen duch weiteres Kratzen entfernt, kommt darunter ein glänzendes Häutchen (Basalmembran) zum Vorschein
- **Phänomen des blutigen Taus** *(AUSPITZ-Phänomen):* Wird auch dieses Häutchen abgekratzt, entstehen punktförmige Blutungen
- **Isomorpher Reizeffekt** *(KÖBNER-Phänomen):* Reizen eines äußerlich gesunden Hautareals (z.B. durch Kratzen) kann nach ca. 2 Wochen zu Psoriasis-Effloreszenzen führen.

6.2.3 Therapie der Psoriasis

- Erst Keratolytika, dann Antipsoriatika
- PUVA
- Ggf. Retinoide oder Immunsuppressiva systemisch
- Hautpflege, Klimatherapie.

Lokale Therapie

- ❹ Zunächst Schuppenauflagerungen mit Hilfe von Keratolytika entfernen. Danach **spezifische Lokaltherapie** mit Cignolin- und teerhaltigen Salben, Kortikoide nur im akuten Schub. Zusätzlich Photochemotherapie
- **Pflege** mit Ölbädern, auch zwischen den Schüben
- **Klimabehandlung** mit Sonnenbädern, v.a. am Meer oder im Gebirge.

Systemische Behandlung

Bei psoriatischer Erythrodermie sowie Psoriasis pustulosa und arthropathica Gabe von Retinoiden (z.B. Tigason), Zytostatika (z.B. Methotrexat) oder Immunsuppressiva (z.B. Ciclosporin).

? Übungsfragen

❶ Wie entsteht die Psoriasis?

❷ Welche klinischen Erscheinungsformen der Psoriasis werden unterschieden?

❸ Beschreiben Sie die »Psoriasis-Phänomene«!

❹ Welches sind die therapeutischen Prinzipien bei der Psoriasis?

7 Erregerbedingte Erkrankungen

Erreger:
- Viren
- Bakterien
- Pilze
- Parasiten.

Unterscheidung in obligat und fakultativ pathogene Keime.

Erregerbedingte Erkrankungen, verursacht durch Viren, Bakterien, Pilze oder Parasiten, gehören zu den häufigsten Hauterkrankungen. Dabei sind nur aggressive Erreger in der Lage, bei intakter Barrierefunktion der Haut Krankheiten zu verursachen. Sie werden als **obligat pathogene Keime** bezeichnet. Andere Erreger führen nur bei gestörter Barrierefunktion der Haut zu Erkrankungen, z.B. bei Hautverletzungen, gestörter Immunabwehr oder Veränderungen der natürlichen Hautflora. Diese Erreger werden als **fakultativ pathogen** bezeichnet. Die durch sie verursachten Erkrankungen werden *opportunistische Infektionen* genannt.

7.1 Viruserkrankungen

Die in der Dermatologie klinisch bedeutenden Viren (kleinste Infektionserreger) gehören zu den Herpes-, humanen Papilloma- und Pockenviren. Das Masern- und das Rötelnvirus führen fast nur im Kindesalter zu Erkrankungen und werden an dieser Stelle nicht besprochen.

7.1.1 Erkrankungen durch Herpesviren

Zu den bedeutenden Herpesviren, die Hauterkrankungen auslösen, gehören Herpes-simplex-Viren und Varizella-Zoster-Viren.

Herpes-simplex-Viren

Herpes-simplex Typ 1 und 2.

Herpes-simplex-Viren (HSV) **vom Typ 1** verursachen Infektionen an der gesamten Haut und Schleimhaut, **HSV Typ 2** lösen v.a. Erkrankungen im Genitalbereich aus.

Formen und Übertragung

Erstinfektionen:
- Typ 1 → Gingivostomatitis
- Typ 2 → Vulvovaginitis oder Balanitis.

Wiederkehrende Infektionen
- Typ 1 → Herpes labialis
- Typ 2 → Herpes genitalis.

❶ Nahezu jeder Mensch durchläuft bereits im Kindesalter eine **Erstinfektion** mit dem Herpes-simplex-Virus, die meist umbemerkt verläuft. Übertragen wird das Virus durch den Direktkontakt der Schleimhäute. Im Mundbereich kann sich in schweren Fällen eine **Gingivostomatitis herpetica** *(Herpetische Mundfäule)* entwickeln. Im Genitalbereich ruft das Virus als genitale Erstinfektion eine **Vulvovaginitis** *(Scheidenentzündung)* bzw. **Balanitis** *(Penisentzündung)* aus. Die Übertragung erfolgt durch Geschlechtsverkehr.

Das Virus ruht nach der Erstinfektion in Spinalganglien und wird durch bestimmte Einflüsse (z.B. bei Sonnenbestrahlung, Fieber, psychischer Belastung) aktiviert: **Rezidiverkrankung** – je nach befallener Körperstelle als **Herpes labialis** *(Lippenherpes)* oder **Herpes genitalis** *(Genitalherpes)*.

Klinik

- Gruppiert stehende Bläschen auf gerötetem Grund
- Allgemeinbeschwerden
- Schmerzen bei Herpes genitalis.

❷ **Erstinfektion:** Oft bleiben Hauterscheinungen aus. Ansonsten finden sich gruppiert stehende Bläschen auf gerötetem Grund. Im weiteren Verlauf trocknen die Bläschen ein und bilden Krusten. Narben entstehen nicht. Genitale Infektionen gehen zusätzlich mit Allgemeinsymptomen wie Fieber einher.

Rezidiverkrankung: Kündigt sich an durch Jucken oder Brennen. Danach entstehen die typischen Bläschen, die sich nach einigen Tagen mit Eiter füllen. Entleeren sich die Bläschen, erscheinen sie eingedellt. Vor allem der genitale Herpes ist sehr schmerzhaft. Es entstehen keine Narben.

Therapie

- Bei leichtem Verlauf antiseptische und austrocknende Lokaltherapie
- Bei schwereren Verläufen orale oder intravenöse Gabe von Aciclovir (Zovirax ®).

Komplikationen

- Bei Neugeborenen oder immungeschwächten Patienten kann es zu schweren Krankheitsverläufen kommen.
- Bei Patienten mit atopischer Dermatitis kann eine großflächige Superinfektion des Ekzems mit HSV vorkommen *(Ekzema herpeticatum)*

Varizella-Zoster-Virus

Varizella-Zoster-Virus:

❸ Das **Varizella-Zoster-Virus** ruft im Kindesalter die **Windpocken** *(Varizellen)* hervor, gegen das nach Abklingen der Hauterscheinungen eine lebenslange Immunität verbleibt. Der Er-

- Kinder → Windpocken
- Reaktivierung → Gürtelrose (Zoster).

reger kann aber, wie das Herpes-simplex-Virus, in Spinalganglien überdauern. Durch eine Immunschwäche (z.B. in höherem Lebensalter, bei Tumorleiden oder bei Streß) kann es reaktiviert werden und zum Krankheitsbild des **Zoster** (Gürtelrose) führen.

Klinik

- Vorstadium mit Allgemeinbeschwerden
- Typische Herpesbläschen in gürtelförmiger Anordnung
- Stärkste, brennende Schmerzen
- Postzosterische Neuralgie.

❹ Kurzes Vorstadium mit allgemeinem Krankheitsgefühl und evtl. Fieber. Danach entwickeln sich die gleichen Bläschen wie beim Herpes simplex.

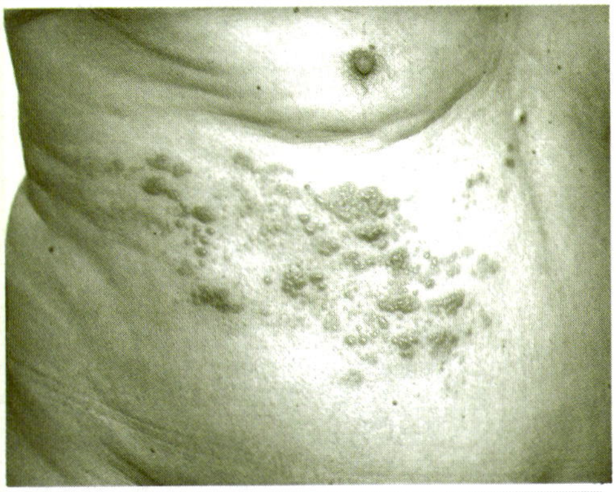

Abb. 7.1 Gruppiert stehende Bläschen beim Zoster. [L190]

Charakteristisch sind die **gürtelförmige Anordnung** *(Zoster, gr.: Gürtel)* der Bläschengruppen im Versorgungsgebiet des befallenen Nerven (Abb. 7.1) und stärkste, brennende, wochenlang anhaltende Schmerzen. Besonders bei älteren Menschen können die Schmerzen noch sehr lange über das Abklingen der Hauterscheinungen hinaus anhalten: sog. *postzosterische Neuralgie.*

Therapie

- Pinselungen mit austrocknenden Lotionen (Lotio alba) oder desinfizierenden Farbstofflösungen
- Bei schwerem Verlauf Aciclovir oral oder intravenös
- Bei postzosterischer Neuralgie Analgetika u. Carbamazepin.

7.1.2 Viruswarzen

Warzen durch Humane Papillomaviren

Warzen sind gutartige Gewebsneubildungen der Oberhaut ausgelöst durch Infektion mit dem Humanen Papillomavirus *(HPV).*

Erreger und Übertragung

- HPV
- Immunschwäche
- Hautverletzungen.

❺ Voraussetzungen für die Warzenentstehung sind eine verminderte Immunabwehr und Verletzungen der Haut sowie die Anwesenheit des Virus. Da die Immunabwehr der Haut u.a. durch eine geringe Körpertemperatur herabgesetzt wird, treten Warzen sehr häufig an Händen und Füßen auf.

Dermatologie

Bei einigen HPV Übertragung durch Geschlechtsverkehr.

Einige HPV-Untertypen werden durch Geschlechtsverkehr übertragen. Sie verursachen sog. **Spitze Kondylome** *(Condylomata accuminata, Feigwarzen)*, die selten entarten können.

Klinik

- Gewöhnliche Warzen
- Plantarwarzen
- Spitze Kondylome.

❻ **Gewöhnliche Warzen,** *Verrucae vulgares:* Es handelt sich um Papeln mit hyperkeratotischer, höckriger Oberfläche.

Plantarwarzen, *Verrucae plantares, Dornwarzen:* Bedingt durch ihren Sitz an den Druckstellen des Fußes sind diese Warzen entweder sehr flach oder wachsen nach innen. Von der eigentlichen Warze ist dann nur ein bräunlicher Punkt sichtbar. Durch den Druck auf die tief in das Gewebe reichenden Hornmassen sind Dornwarzen äußerst schmerzhaft.

Spitze Kondylome: Meist in der Genital- und Analregion wachsen blumenkohlartige Gebilde heran, die sehr groß werden können.

Therapie

- Häufig Spontanheilung
- Warzenentfernung: Keratolytika und Hornhauthobel oder Kürettage
- Suggestivbehandlung
- Spitze Kondylome: Podophyllin-Lsg., ggf. operative Entfernung.

❼ **Viruswarzen** heilen nach einigen Monaten bis Jahren auch ohne Therapie ab (Spontanheilung). Um der Ausbreitung vorzubeugen, sollten einzelne Warzen entfernt werden: Salicylsäurehaltige Lösungen weichen die Warze auf, die dann mit einem Hornhauthobel oder einer Kürettage abgetragen wird. Im Sinne eines zurückhaltenden Vorgehens v.a. bei Kindern *Suggestivbehandlung* (Warzenbesprechen), um die Spontanheilung abzuwarten.

Spitze Kondylome werden zur Diagnosesicherung feingeweblich untersucht. Zur Therapie mit Podophyllin-Lösung betupft, ggf. mittels Laser operativ entfernt.

Dellwarzen

Erreger und Übertragung

Pocken-Virus
V.a. Kinder und Immungeschwächte betroffen.

Dellwarzen *(Mollusca contagiosa)* werden durch Viren aus der Pockenviren-Gruppe hervorgerufen und durch Schmierinfektion übertragen. Sie treten hauptsächlich bei Kindern (bes. Atopiker) und Immungeschwächten auf, bevorzugt in Gesicht und Hals, sowie Achselhöhlen und Genitalbereich.

Klinik und Therapie

- Papeln mit Delle und Öffnung
- Spontanheilung
- Ausdrücken oder Kürettage.

Es finden sich rundliche, kleine Papeln mit glänzender Oberfläche. In deren Mitte befindet sich eine Delle und eine Öffnung, durch die sich eine weißliche, breiige Masse nach außen entleeren läßt. In den meisten Fällen heilen die Papeln nach einigen Monaten spontan ab.

Bei jahrelangem Verlauf werden sie mit gebogener Pinzette oder Kürettage ausgedrückt und danach eine desinfizierende Lösung aufgetragen.

Übungsfragen

1. Zu welchen Erkrankungen führt das Herpes-simplex-Virus?
2. Wie äußern sich Herpes-simplex-Infektionen klinisch?
3. Mit welchem Erreger einer Kinderkrankheit ist das Varizella-Zoster-Virus identisch und wie wird es reaktiviert?
4. Wodurch ist der Zoster klinisch gekennzeichnet?
5. Welche Faktoren führen zur HPV-Warzenentstehung?
6. Welche Warzenformen gibt es?
7. Nennen sie mögliche Therapieformen für HPV-Warzen!

7.2 Bakterielle Erkrankungen

Pyodermien = Infektionen mit Eitererregern.

❶ Die häufigsten bakteriellen Hauterkrankungen sind Infektionen mit den Eitererregern *Streptokokken und Staphylokokken,* die sog. **Pyodermien** *(Pyos, gr.: Eiter).* Diese verursachen den Impetigo contagiosa, Follikulitis-Erkrankungen, Erysipel und Phlegmone.

7.2.1 Impetigo contagiosa

- Schmierinfektion mit Staphylokokken
- Mangelnde Hygiene
- Immunschwäche.

Die Erreger sind meist **Staphylokokken.** Ihre Übertragung erfolgt meist durch **direkten Kontakt** (Schmierinfektion). Betroffen sind hauptsächlich Kinder und abwehrgeschwächte Menschen, wobei mangelnde Hygiene die Infektion begünstigt.

Klinik

- Befall des Gesichts
- Zunächst Bläschen und Pusteln
- Später goldgelbe Krusten.

Meist ist das Gesicht befallen. Auf gerötetem Grund bilden sich kleine Bläschen und Pusteln. Diese platzen bald, und es bildet sich eine goldgelbe Kruste. Fieber als Reaktion des Gesamtorganismus ist möglich.

Therapie

- Krustenabtragung und Desinfektion
- Antibiotika.

- In leichten Fällen Krusten entfernen und äußerliche Antibiotika sowie desinfizierende und austrocknende Farbstoffe auftragen
- In schwereren Fällen systemische Gabe von Antibiotika.

Dermatologie

7.2.2 Follikulitis-Erkrankungen

Follikulitis = Haarwurzelentzündung durch Staphylokokken, v.a. bei Immunschwäche und bei Diabetes.

❷ Es handelt sich um Entzündungen der Haarfollikel mit unterschiedlicher Tiefenausdehnung: Follikultitis, Furunkel, Karbunkel. Erreger sind überwiegend **Staphylokokken;** Immungeschwächte und Patienten mit Diabetes mellitus erkranken häufiger.

Klinik

- Pustel
- Abszeßbildung mit Furunkel und Karbunkel
- Gefahr der Hirnvenenthrombose.

❸ Im betroffenen Follikel entsteht zunächst eine Pustel. Typische Stellen sind die Bartgegend, Oberschenkel und Gesäß. Durch Bildung eines Abszeßes (abgekapselter Entzündungsherd) aus benachbarten Follikelentzündungen kann ein **Furunkel** entstehen. Dann zeigt sich ein schmerzhafter, geröteter Knoten (Abb. 7.2). Ein ausgedehnter Furunkel mit schmerzhafter, eitriger Gewebeeinschmelzung wird **Karbunkel** genannt.

Therapie

- Pusteleröffnung
- Antibiotika
- Abszeßspaltung.

- Bei oberflächlichen Herden Pustel eröffnen und Antiseptika oder Antibiotika auftragen
- Bei tiefem Befall Abszeß eröffnen und systemische Antibiotikagabe (v.a. im Gesichtsbereich).

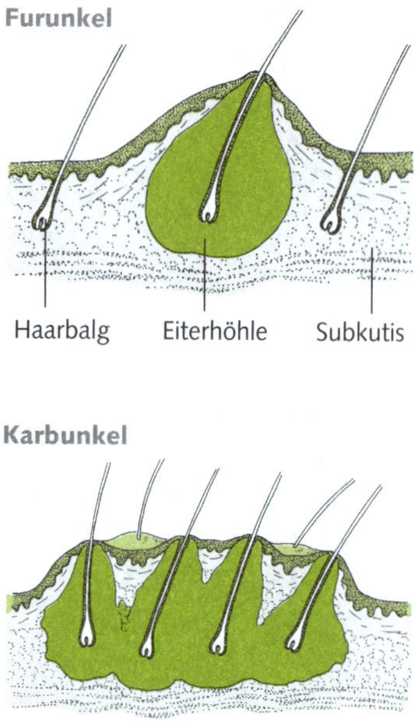

Abb. 7.2 Furunkel-Karbunkel-Schema [L190]

Komplikationen

Bei Furunkeln an der Oberlippe oder darüber besteht die Gefahr der Keimverschleppung in die Venen des Gehirns mit der Folge einer lebensgefährlichen Hirnvenenthrombose. Deshalb sollte an diesen nicht unnötig »herumgedrückt« werden.

7.2.3 Erysipel

Streptokokkeninfektion durch Hautdefekte, Ausbreitung über Lymphspalten.

❹ Das Erysipel ist eine Entzündung der Kutis mit flächenhafter Ausdehnung, welches in der Regel durch **Streptokokken** hervorgerufen wird. Diese gelangen meist über kleine Hautdefekte, z.B. Rhagaden zwischen den Zehen (z.B. bei Fußpilz ☞ 7.3.1), in die Lymphspalten der Haut, an denen entlang sie sich flächenhaft ausbreiten.

- Plötzlicher Beginn, Fieber, Schüttelfrost
- Scharfrandiges Erythem mit streifigen Ausläufern
- Entzündungszeichen.

Klinik

Sehr plötzlicher Beginn 1–3 Tage nach Infektion mit Fieber, Schüttelfrost und schwerem Krankheitsgefühl. Das betroffene Hautareal zeigt ein flächenhaftes, leuchtendes Erythem mit typischen, streifigen Ausläufern. Die Rötung ist gut abgrenzbar. Das Gewebe ist geschwollen und druckschmerzhaft. Die regionalen Lymphknoten sind vergrößert.

Antibiotika systemisch.

Therapie

- Lokal: feuchte antiseptische Umschläge, Bettruhe
- Systemische Gabe von Antibiotika
- Beseitigung der Eintrittspforte.

Bei Gesichtserysipel Gefahr der Hirnvenenthrombose.

Komplikation

Bei Befall des Gesichts Gefahr der Hirnvenenthrombose (s.o.).

7.2.4 Phlegmone

- Nicht follikelgebundener, tiefer Abszeß durch Streptokokken
- Bläuliches, sehr schmerzhaftes Erythem
- Chirurgische Spaltung.

❺ Ein meist durch **Streptokokken** verursachter, abszedierender Entzündungsprozeß der tieferen Hautschichten, der sich entlang der Sehnen und Faszien ausbreitet und nicht an Haarfollikel gebunden ist. Ebenso wie beim Erysipel entsteht ein Erythem und der betroffene Hautbezirk schwillt an. Das Erythem ist aber hier eher bläulich statt flammend rot, und die Schwellung ist teigig und sehr viel schmerzhafter als beim Erysipel. Vergrößerungen von Lymphknoten bleiben bei der Phlegmone häufig aus. Eine Phlegmone muß unbedingt **chirurgisch gespalten** werden.

Übungsfragen

❶ Was sind Pyodermien?

❷ Was sind Follikulitis-Erkrankungen und wie entstehen sie?

❸ Nennen sie klinische Erscheinungsbilder von Follikulitis-Erkrankungen!

❹ Wie kommt es zum Erysipel und wie äußert es sich klinisch?

❺ Was ist eine Phlegmone?

7.3 Pilzerkrankungen

Pilzerkrankungen *(Mykosen)* sind die häufigsten erregerbedingten Hauterkrankungen.

Einteilung

DHS
- Dermatophyten
- Hefen
- Schimmelpilze.

Die menschenpathogenen Pilzarten werden in das sog. »**D-H-S-System**« eingeteilt:
- Dermatophyten (Fadenpilze)
- Hefen (Sproßpilze)
- Schimmelpilze.

Schimmelpilze führen bei immunsupprimierten Menschen meist zum Befall innerer Organe und werden daher hier nicht gesondert besprochen.

7.3.1 Erkrankungen durch Dermatophyten

Tinea corporis

Häufig Übertragung durch Haustiere.

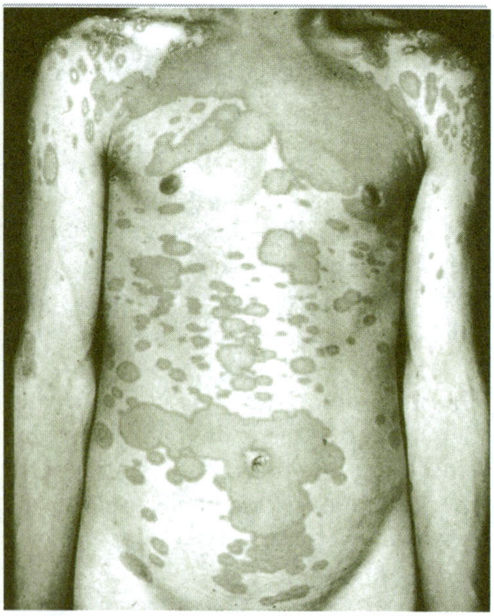

Abb. 7.3 Tinea corporis [M111]

Erreger und Übertragung

Verschiedene **Dermatophyten-Arten** wie Trichophyton-, Epidermophyton- und Mikrosporum-Arten, die z.T. von Haustieren auf den Menschen übertragen werden, rufen an Kopfhaut oder Körperstamm Erscheinungen hervor.

- Oberflächliche Form → Kreisförmiger Herd aus schuppenden Papeln
- Tiefe Form → Knoten und Pusteln, follikelgebunden.

Klinik

❶ Unterschieden werden eine oberflächliche und eine tiefe Form.

Oberflächliche Form: Gerötete, schuppende Papeln bilden einen kreisförmigen, scharf begrenzten Herd. Die Papeln treten unter Betonung des Herdrandes auf und wachsen vom Zentrum des Kreises weggerichtet weiter (Abb. 7.3). Die oberflächliche Form kann am gesamten Körper vorkommen.

Tiefe Form: Mehrere Knoten, die tief im Haarkanal und Haarschaft angesiedelt sind und unter Pustelnbildung miteinander verschmelzen, v.a. im Bartbereich und am Kinderkopf. Die tiefe Form kann sich aus der oberflächlichen entwickeln.

Therapie

- Antimykotika, ggf. Kortikoide
- Evtl. Pusteln eröffnen
- Bei Superinfektion Antibiotika.

Oberflächliche Form: Langfristige, konsequente Therapie über Wochen oder Monate. Antiseptische Bäder mit Kaliumpermanganat-Lösung, Einreibung mit Antimykotika-Lösungen oder Cremes, z.B. Tolnaftat. Bei großflächigem Befall systemische Antimykotika.
Tiefe Form: Befallene Haare kurzschneiden oder entfernen, Pusteln chirurgisch eröffnen und entleeren, lokal Antimykotika. Systemisch Griseofulvin oder Azolgruppe (z.B. Itraconazol), bei bakterieller Superinfektion zusätzlich Antibiotika.

! Merke

Befallenen Haustiere müssen in tierärztliche Behandlung gegeben werden.

Tinea pedis

Erreger und Übertragung

Übertragung in feucht-warmem Milieu.

Erreger des Fußpilzes, der sog. **Tinea pedis,** sind verschiedene Dermatophytenarten, die feucht-warme Umgebungen bevorzugen. Die Übertragung erfolgt v.a. in Schwimmbädern und öffentlichen Duschen.

Klinik

- Rötung und Juckreiz in den Zehenzwischenräumen
- Aufweichung der Hornhaut
- Schuppen und Bläschen
- Schmerzhafte Rhagaden.

❷ Die Symptome beginnen meist in den Zehenzwischenräumen mit Rötung und starkem Juckreiz. Im weiteren Verlauf verdickt sich die Hornhaut und quillt auf – bedingt durch die feuchte Umgebung. Dadurch erscheint sie weißlich und teigig. Weiterhin entstehen Schuppen und Bläschen. Wenn sich die aufgequollene Hornhaut auflöst oder die Bläschen platzen, entstehen schmerzende Rhagaden.

Therapie

Wie Tinea corporis.

Wie bei Tinea corporis. Zusätzlich werden Leinenläppchen in den Zwischenzehenräumen plaziert, um zu vermeiden, daß die erkrankten Hautstellen gegeneinander reiben.

Prophylaxe

- Öffentliche sanitäre Anlagen regelmäßig desinfizieren
- Verarbeitung von porösen Materialien, wie z.B. Holzrosten, vermeiden

Pflege

- Bei bereits befallenen Füßen Schuhe mit Sprühdesinfektion behandeln
- Auskochbare Baumwollstrümpfe tragen und täglich wechseln.

Nagelmykosen

Erreger und Übertragung

Voraussetzung: Störung des Nagelwachstums.

Voraussetzung einer Nagelmykose *(Onychomykose)* ist eine Störung des Nagelwachstums, z.B. durch einengendes Schuhwerk oder eine Mangelernährung des Nagels bei Durchblutungsstörungen. Besiedeln zusätzlich Pilze wie Epidermophyten oder Sproß- und Schimmelpilze den Bereich, kommt es zur Nagelmykose.

Klinik

- Verformung, Verdickung und Auflockerung des Nagels.

Die Nägel sind verformt und verdickt. In der Nagelplatte bildet sich ein weißliches Netz, sie erscheint trübe und lockert auf. Darunter lagern sich bröckelige Nagelreste ab.

Therapie

- Entfernung oder Auflösung des Nagels
- Lokale Antimykotika.

Da Antimykotika nicht tief genug in den Nagel eindringen, wird zuerst die erkrankte Nagelplatte abgefeilt. Danach werden Antimykotika auf den nachwachsenden Nagel aufgetragen. Alternativ dazu zuerst nagelauflösende Salben auftragen, dann lokale Antimykotika.

Mikrosporie

- V.a. Kinder
- Feine Schuppung
- »gemähte Wiese«
- Haarentfernung, Antimykotika.

Mikrosporie ist eine Pilzinfektion, die hauptsächlich Kinder befällt. Erreger sind verschiedene **Mikrosporon-Arten.**

Klinisch zeigen sich am Körper oder am behaarten Kopf scharf abgegrenzte Herde mit feiner Schuppung und nur wenig ausgeprägter Rötung. Am behaarten Kopf sind die Haare kurz über der Hautoberfläche abgebrochen (»gemähte Wiese«). Die **Therapie** besteht im Entfernen der befallenen Haare, Auftragen lokaler Antimykotika (z.B. Tolnaftat, Tonoftal®); ggf. systemisch Griseofulvin oder Itraconazol.

7.3.2 Erkrankungen durch Hefen

Kandidose

Erreger und Übertragung

Candida albicans:
- Schleimhäute
- feuchtwarmes Milieu
- begünstigende Faktoren.

❸ Eine Kandidose, der **Soor,** tritt bevorzugt an Schleimhäuten und Körperstellen auf, die ein feuchtwarmes Milieu aufweisen. Erreger ist meist **Candida albicans,** der auf der Haut und Schleimhaut auch vieler gesunder Menschen anzutreffen ist. Voraussetzung für die krankhafte Besiedelung ist meist eine relative Immunschwäche des Patienten, z.B. bei Tumoren, AIDS, Tuberkulose oder Behandlung mit Kortikosteroiden oder Zytostatika sowie bei Kleinkindern, alten Menschen und Diabetikern. Ebenso kann eine längerdauernde Antibiotikatherapie dazu führen, daß die natürliche Hautflora gestört und so das Gleichgewicht zwischen Bakterien und Pilzen zugunsten der Pilze verändert wird.

Klinik

- Weißliche abstreifbare Schleimhautbeläge
- Juckende scharf begrenzte, flächige Rötung in den Körperfalten
- Satellitenherde.

- An der **Schleimhaut** zeigen sich weißliche, abstreifbare Beläge. Werden diese entfernt, bleibt eine zu Blutungen neigende Schleimhautwunde zurück.
- In den **Körperfalten** (z.B. in den Finger- und Zehenzwischenräumen oder unter den Brüsten) zeigt sich eine scharf begrenzte, flächige Rötung. Im Zentrum dieses Herdes löst sich die Hornschicht ab, während zum Rand hin Schuppen vorherrschen.
- In der näheren Umgebung bilden sich Pusteln und **Satellitenherde** *(Tochterherde),* die klein und rundlich erscheinen. Die Patienten klagen über starken Juckreiz.

Therapie

- Therapie der Grunderkrankung
- Antimykotika.

- An erster Stelle steht die Behandlung der Grunderkrankung
- Nässende Hautareale austrocknen, z.B. mit Lotio alba aquosa und antiseptischen Zusätzen
- Bei Befall der Schleimhaut Spülungen mit antimykotischen Emulsionen, z.B. mit Nystatin
- Bei Befall der äußeren Haut Nystatin- oder Amphotericin B-haltige Salben und Puder
- Ggf. systemisch Ketoconazol, Fluconazol oder Itraconazol.

Pflege

- ❹ Der Patient sollte luftige Baumwollkleidung und offene Schuhe bevorzugen
- Handtücher und Waschlappen täglich wechseln
- Als Schutz vor weiterer Ausbreitung der Erreger dürfen die Herde nicht aufgekratzt werden

- Läsionen trocken halten; nach dem Waschen Haut abtrocknen, ggf. fönen
- Bei stark schwitzenden Patienten antimykotische Puder nach Anordnung verwenden.

Pityriasis versicolor

Pityrosporum ovale (Malassezia furfur) Bevorzugt feucht-warmes Milieu.

Pityrosporum ovale, eine Hefepilz-Art (früher Malassezia furfur genannt), bevorzugt warme und feuchte Orte und besiedelt deshalb gehäuft die Haut stark schwitzender Menschen. Es handelt sich um eine vergleichsweise harmlose, in den oberflächlichen Hautschichten ablaufende Erkrankung.

Klinik

- Befall des Körperstamms
- Scharf begrenzte Maculae
- »Mehlstaubartige« Schuppung.

Vorwiegend am Körperstamm sind scharf begrenzte Maculae zu sehen. Diese erscheinen auf sehr blasser Haut meist dunkel, auf gebräunter Haut eher hell und können zusammenfließen. Weiterhin kommt es zur Bildung feiner, weißlicher, »mehlstaubartiger« Schuppen.

Therapie

- Therapeutische Waschungen und Einreibungen.

- Haut und Haare häufig mit Selen-Schwefel-Schampoo waschen
- Haut mit Natriumsulfat-Lösungen und Salicylsäure einreiben, ggf. Antimykotika lokal
- Luftdurchlässige Kleidung, um Schwitzen zu vermeiden.

Übungsfragen

1. Beschreiben Sie die beiden Formen einer Tinea corporis!
2. Woran erkennen Sie eine Tinea pedis klinisch und wie ist ihr vorzubeugen?
3. Welches ist der Erreger der Kandidose und wie erkennt man sie?
4. Worauf ist bei der Pflege von Patienten mit Kandidosen allgemein zu achten?

7.4 Erkrankungen durch Epizoen

Epizoen = mehrzellige, auf der Haut lebende Parasiten.

Epizoen sind mehrzellige Parasiten, die auf der Haut leben *(epi: griechisch = auf)*. Dort ernähren sie sich von Blut und Hornmaterial. Epizoen, die beim Menschen häufig Hautkrankheiten auslösen, sind Krätzmilben, Läuse und Zecken.

7.4.1 Krätze

- Krätzmilbe → bohrt Gangsystem in Epidermis und legt dort Eier und Kot ab
- Übertragung durch engen Kontakt bei mangelnder Hygiene.

❶ Die weibliche **Krätzmilbe** *(Acarus siro var. hominis)* lebt in der Hornschicht der Oberhaut. Dort bohrt sie ein Gangsystem, in das sie Eier und Kot legt. Die Larven werden innerhalb weniger Wochen geschlechtsreif, und der Kreislauf beginnt von neuem. **Übertragen** werden die Parasiten durch engen Körperkontakt meist beim Geschlechtsverkehr, auch durch Bettwäsche oder Kleidung. Mangelnde Hygiene spielt oft eine entscheidende Rolle.

Klinik

- Papeln und Bläschen über Milbengängen
- Juckreiz, Quaddeln
- Superinfektionen durch Kratzen.

Hauptsächlich in den Zwischenfingerräumen und an den Geschlechtsorganen finden sich Papeln und Bläschen. In der Papel zeigt sich als schwarzer Punkt der Ausgang des Milbengangs, in der manchmal die Milbe entdeckt wird. Die ersten Wochen nach Infektion sind durch quälenden, lokalen Juckreiz geprägt, der durch Bettwärme noch verstärkt wird. Im weiteren Verlauf kann es zu allgemeinem Juckreiz und der Ausbildung von Quaddeln am ganzen Körper kommen. Durch den Juckreiz ist die Haut meist stark aufgekratzt und es entstehen Superinfektionen.

Therapie

- Wäsche täglich wechseln und waschen
- Bei Erwachsenen Ganzkörperbehandlung mit Lindan *(nicht bei Schwangeren!)* oder Benzylbenzoat an 3 aufeinander folgenden Tagen
- Bei Kleinkindern aufgrund der Nerventoxizität von Lindan nur einzelne Körperpartien behandeln bzw. Benzylbenzoat verwenden
- Enge Kontaktpersonen müssen mitbehandelt werden
- Kuscheltiere, Kissen und andere bei 60 °C waschbare Textilien 3 Wochen in Plastiktüten verschlossen halten oder 24–48 Std. in den Eisschrank legen.

Dermatologie

7.4.2 Läusebefall

Übertragung: enger Kontakt bei mangelnder Hygiene.

❷ Bei Läusen sind **Kopf-, Kleider- und Filzläuse** zu unterscheiden. Ihre Eier, die Nissen, kleben die Weibchen der Kopfläuse an die Kopfhaare, die Filzlaus-Weibchen an die Schamhaare und die Kleiderlaus-Weibchen an die Kleidernähte. Die **Übertragung** erfolgt von Mensch zu Mensch, besonders bei schlechten hygienischen Verhältnissen und engem körperlichen Kontakt. Insgesamt sind Erkrankungen durch Läuse seltener geworden, jedoch treten in Kindergärten und Grundschulen häufig Kopflausinfektionen auf.

Klinik und Diagnostik

- Filzläuse → Taches bleues
- Kleiderläuse → Quaddeln
- Juckreiz
- Superinfektionen durch Kratzen.

Der Läusebefall, die **Pedikulose,** geht mit starkem Juckreiz einher. Dieser wird durch starkes Blutsaugen hervorgerufen. Bei Filzläusen entstehen kleinste Blutergüsse *(Taches bleues),* während sich bei Kleiderläusen stark juckende Quaddeln bilden. Durch starkes Kratzen kommt es zu Exkoriationen, welche häufig bakteriell superinfiziert werden.

Der Erreger wird mit bloßem Auge, Lupenvergößerung oder anhand der Auflichtmikroskopie nachgewiesen.

Therapie

- **Kopf- und Filzläuse:** Haare mit Essigwasser einweichen, Lindan wiederholt auftragen, Nissen auswaschen und mit einem feinen Kamm auskämmen
- **Kleiderläuse:** Kleider desinfizieren. Ggf. medikamentöse Behandlung der ekzematischen Hautveränderungen (☞ 5.1.3) oder der Superinfektionen
- Enge Kontaktpersonen werden mitbehandelt.

7.4.3 Zeckenbefall

Durch Zeckenbiß Infektion mit:
- Borrelien
- FSME-Virus.

❸ Zecken sind in waldreichen Gegenden sehr häufig. Sie lassen sich von Bäumen auf vorbeikommende Warmblüter fallen, heften sich an deren Haut, saugen sich mit Blut voll und fallen wieder ab. Während der Zeckenbiß selbst nur leichten Juckreiz hervorruft, können durch den Speichel der Zecke v.a. **Borrelien** oder in umschriebenen Regionen das **Frühsommer-Meningo - Enzephalitis-Virus** (FSME-Virus) übertragen werden. Das FSME-Virus ruft im Gegensatz zu den Borrelien keine Hauterscheinungen hervor sondern eine Enzephalitis, die zu den neurologischen Krankheitsbildern zählt.

Klinik

Borrelieninfektion:
- Erythema chronicum migrans
- Akrodermatitis chronica atrophicans
- Meningoradikulitis
- Gelenkentzündung.

Borrelien verursachen an der Haut zunächst das **Erythema chronicum migrans** (Wanderröte). Dabei erscheint einige Tage nach dem Biß eine flächige, scharf abgegrenzte Rötung, die sich zentrifugal ausbreitet. Die Infektion kann ohne Behandlung abheilen. Die Borrelien können aber auch im Körper überdauern und andere Hautareale befallen.

Im weiteren Verlauf kann es dann zur **Akrodermatitis chronica atrophicans** kommen. Diese ist durch Rötung, Atrophie und zigarettenpapierartige Fältelung der Haut – häufig an den Streckseiten der Arm- und Beingelenke – gekennzeichnet. In jeder Phase kann ein Befall der Hirnhaut und Rückenmarkswurzeln *(Meningo-Radikulitis)* oder Gelenkbeteiligung hinzutreten.

Therapie

- Zecke im Ganzen entfernen
- Bei Borrelien-Infektion systemisch Antibiotika.

Die Zecke muß im Ganzen entfernt werden, weil verbleibende Reste zu Infektionen führen. Bei einer **Borrelieninfektion** systemische Gabe von Antiobiotika (Penicilline oder Tetracycline) für mind. zwei Wochen.

Übungsfragen

1. Wie kommt es zur Krätze?
2. Wie kommt es zum Läusebefall?
3. Welche Erreger werden durch Zeckenbisse übertragen?

7.5 Geschlechtskrankheiten

Geschlechtskrankheiten = STD.

Geschlechtskrankheiten, die heute als **sexuell übertragene Erkrankungen** *(Sexually Transmitted Diseases, STD)* bezeichnet werden, sind Infektionserkrankungen, die fast ausschließlich durch Geschlechtsverkehr übertragen werden, weil ihre Erreger ohne direkten Schleimhaut- oder Blutkontakt nicht überleben. Es ist auch eine Übertragung durch Kanülenstichverletzungen oder Bluttransfusionen möglich.

Einteilung

Meldepflichtig:
- Syphilis
- Gonorrhoe

Zu den STD gehören zum einen die Erkrankungen, die im »Gesetz zur Bekämpfung und Verhütung der Geschlechtskrankheiten« genannt werden: **Syphilis** (Lues), **Gonorrhoe** (Tripper),

- Ulcus molle
- Lymphogranuloma inguinale.

Ulcus molle und **Lymphogranuloma inguinale.** Nach dem Bundes-Seuchen-Gesetz muß der Arzt Erkrankungsfälle beim Gesundheitsamt melden und dafür Sorge tragen, daß die Sexualpartner mituntersucht werden. Weiterhin gehören zu den STD die sehr häufige **Chlamydien-Urethritis** (Harnröhrenentzündung) sowie Erkrankungen durch Parasiten, Hefepilze, Herpesviren, HPV und HIV sowie Hepatitis B und C.

Ulcus molle und Lymphogranuloma inguinale treten nur noch selten auf, weshalb sie hier nicht beschrieben werden.

7.5.1 Syphilis

Erreger: Treponema pallidum.

Die Syphilis *(Lues)* ist eine relativ häufige Geschlechtskrankheit. Erreger ist das Bakterium **Treponema pallidum** aus der Gruppe der Spirochäten. Es kann nur verletzte, nicht jedoch intakte Haut durchdringen.

Klinik

Infektiöse Frühsyphilis:
- Primärstadium mit Primärkomplex
- Sekundärstadium mit Allgemeinbeschwerden, Syphiliden, Condylomata lata, Angina specifica.

❶ Die Erkrankung verläuft in Stadien: Zunächst Frühsyphilis mit **Primär-** und **Sekundärstadium,** nach **Latenzstadium** (Ruhestadium) **Spätsysphilis** (Tertiärstadium), welche selbst ohne Behandlung heute nur noch bei schlechter Immunabwehr beobachtet wird.

Primärstadium 2–3 Wochen nach der Infektion zeigt sich an der Eintrittspforte des Erregers ein schmerzloses Ulcus von harter Konsistenz, der sog. **Primäraffekt** *(Harter Schanker, Ulcus durum)*. Einige Tage später tritt eine ebenfalls schmerzlose, harte Schwellung der regionalen Lymphknoten auf. Der Primäraffekt und die Lymphknotenschwellungen werden als **Primärkomplex** bezeichnet. Dieser ist hochinfektiös (ansteckend).

Sekundärstadium 8–12 Wochen nach der Infektion treten als Reaktion auf die Ausbreitung der Erreger im Körper allgemeines Krankheitsgefühl, Gelenkschmerzen und erhöhte Körpertemperatur auf. Wenig später kommt es zur Ausbildung von meist makulopapulösen, druckschmerzhaften Exanthemen, sog. **Syphiliden,** und generalisierten, derben Lymphknotenschwellungen. Weiterhin können sich breit aufsitzende, nässende Papeln, sog. **Condylomata lata,** eine Mandelentzündung mit milchigen Belägen, die sog. **Angina specifica,** und weiße, durchscheinende Schleimhautknötchen, sog. **Plaques muqueuses,** zeigen. Das Sekundärstadium dauert unbehandelt etwa zwei Jahre. Die Haut- und Schleimhautveränderungen sind bei Kontakt mäßig infektiös.

Nicht infektiöse Spätsyphilis nach Latenzstadium:
- Gummen
- Neurosyphilis mit Tabes dorsalis und progressiver Paralyse.

Spätsyphilis Nach jahre- bis jahrzehntelangem, beschwerdefreien **Latenzstadium** können erneut Entzündungsreaktionen auftreten: Vereinzelte papulöse **Syphilide** sowie große, schmerzhafte Knoten, sog. **Gummen** *(Syphilome)*, in sämtlichen Körpergeweben. Zerfallen die Gummen, wird Organgewebe zerstört.

Der Befall des Nervensystems wird als **Neurosyphilis** bezeichnet: Es kommt zur Schädigung des Rückenmarkes mit Sensibilitätsausfällen, Störungen der Bewegungskoordination und Lähmungserscheinungen *(Tabes dorsalis)* sowie Schädigung übergeordneter Hirnbereiche mit Wesensänderungen *(Progressive Paralyse)*. Die Spätsyphilis ist über Kontakt *nicht anstekkend.*

Bei Infektion während der Schwangerschaft:
- Fruchttod
- Angeborene Syphilis.

Angeborene Syphilis Bei erkrankter Mutter können die Erreger über die Plazenta auf das Kind übertragen werden, wodurch es bereits vor der Geburt sterben kann. Anderenfalls tritt die Erkrankung beim Säugling oder spätestens im Kindesalter in Erscheinung. Durch routinemäßige Antikörpersuche in der Frühschwangerschaft wird die angeborene Syphilis *(Syphilis connata)* heute weitgehend vermieden.

Diagnostik

- Direkter Erregernachweis in Frühstadien
- Antikörpernachweis durch TPHA und FTA
- Penicillin.

- ❷ **Direkter, mikroskopischer Erregernachweis mit sog. Dunkelfeldmikroskopie:** Nur in den Frühstadien der Erkrankung möglich, untersucht wird die aus dem Primäraffekt oder aus einem breiten Kondylom gewonnene Flüssigkeit (Reizsekret)
- **Antikörpernachweis:** Treponemen-Antikörper werden vom Immunsystem in den ersten Wochen nach der Infektion gebildet und können frühestens nach 3 Wochen nachgewiesen werden. Als Suchtest wird der **Treponema-pallidum-Häm-Agglutinationstest** (TPHA) eingesetzt. Ist dieser positiv, so kommt als Bestätigungstest der **Fluoreszenz-Treponema-Antikörpertest** (FTA) zum Einsatz.

Therapie

In allen Stadien systemische Gabe von Penicillin, Spätstadien erfordern eine längere Anwendungsdauer als die Frühstadien. Ggf. Mitbehandlung der Sexualpartner.

Komplikation

Komplikation: JARISCH-HERXHEIMER-Reaktion.

Die Antibiotikagabe kann bei der Frühsyphilis zu massivem Erregerzerfall und dadurch zur sog. **JARISCH-HERXHEIMER-Reaktion** mit Fieber, Schüttelfrost, Hautauschlag und Schock führen.

7.5.2 Gonorrhoe

Weltweit häufigste Geschlechtskrankheit. Erreger: Neisseria gonorrhoeae.

Die Gonorrhoe *(Tripper)* ist heute weltweit die häufigste Geschlechtskrankheit. Erreger ist das Bakterium **Neisseria gonorrhoeae.**

Klinik und Diagnostik

- Mann: Schmerzen und Brennen beim Wasserlassen
- Frau: zunächst beschwerdefrei, durch aufsteigende Entzündung Unterbauchschmerz, Fieber, Erbrechen
- Komplikationen: Unfruchtbarkeit, Sepsis
- Bindehautentzündung beim Neugeboren.

Die Symptome sind bei Männern und Frauen unterschiedlich:

- **Beim Mann:** Wenige Tage nach der Infektion kommt es zu Schmerzen und Brennen beim Wasserlassen sowie grün-gelblich-eitrigen Ausfluß. Unbehandelt kann die Infektion unter starker Schmerzhaftigkeit auf Nebenhoden und Prostata übergreifen. Dadurch können die Samenwege verschlossen werden.
- **Bei der Frau:** Die Frühphase der Erkrankung bleibt oft unerkannt. Tückischerweise besteht dennoch Ansteckungsgefahr. Durch ein Aufsteigen der Infektion kann eine Gebärmutter-, Eierstock- und Bauchfellentzündung mit starkem Unterbauchschmerz, Fieber, Erbrechen und Übelkeit entstehen.
- Direkter **Erregernachweis** durch Färbung und anschließende Mikroskopie des aus Morgenurin gewonnenen Nativpräparates. **Kulturelles Anzüchten** sichert die Diagnose.

Therapie

- Erregernachweis
- Penicillin.

- Systemische Gabe von *Penicillin,* ggf. Spektinomycin, Cephalosporine oder Ciprofloxacin
- Sexuelle Enthaltsamkeit
- Mitbehandlung der Sexualpartner.

Komplikationen

Komplikationen:
- Unfruchtbarkeit
- Gonokokkensepsis
- Gonoblenorrhoe.

- **Unfruchtbarkeit** durch Verkleben der Samenwege bzw. Eileiter
- **Gonokokkensepsis** (Austreuung der Erreger auf dem Blutweg) mit Fieberschüben, Gelenkschmerzen und Pusteln an Händen und Füßen; eher selten
- Bei Übertragung der Erreger unter der Geburt kommt es zu einer **eitrigen Bindehautentzündung** *(Gonoblenorrhoe* ☞ Augenheilkunde 5.1.3) des Neugeborenen.

Übungsfragen

1. Beschreiben Sie die Hauterscheinungen im Primärstadium der Syphilis!
2. Wie wird die Syphilis diagnostiziert?

8 Hautschäden durch physikalische und chemische Einflüsse

Zu den hautschädigenden physikalischen Einflüssen zählen mechanische Kräfte, Kälte, Hitze und Strahlen. Bei den Chemikalien sind es Säuren und Laugen. Entscheidend für den Schweregrad der Schädigung ist die Einwirkdosis, die von Einwirkmenge und Einwirkdauer abhängt.

8.1 Schäden durch mechanische Kräfte

Bei Druck-, Scheuer- oder Reibekräften können sich nach je nach Art der Belastung entweder eine **Blase,** eine **Schwiele** oder ein **Hühnerauge** bilden. Eine weitere Hautschädigung durch mechanische Belastung ist der **Dekubitus.**

8.1.1 Druckblase, Schwiele und Hühnerauge

- Starke, kurze Belastung → Druckblase
- Chronische Belastung → Schwiele, Hühnerauge.

Druckblasen (Marsch-, Reibeblase) bilden sich nach verhältnismäßig starken mechanischen Beanspruchungen der Haut, z.B. an der Haut der Fußsohle bei längeren Wanderungen.

Beanspruchungen, die zu einer **Schwiele** *(Kallus)* führen, sind geringer als diejenigen, die eine Druckblase hervorrufen. Entscheidend für die Ausbildung einer Schwiele ist, daß sich die Beanspruchung häufig wiederholt. Das **klinische Bild** zeigt eine übermäßige Verhornung. In der Mitte einer Schwiele kann sich ein Hornpfropf bilden, das sog. **Hühnerauge** *(Klavus).*

Die **Therapie** besteht in der Druckentlastung und -verteilung, steriler Punktion der Blasen oder Abtragen der Schwielen und Hühneraugen.

8.1.2 Dekubitus

Dekubitus = Gewebsdefekt durch Druckbelastung.

Bei einem **Dekubitus** (Druckgeschwür) handelt es sich um einen Gewebedefekt durch Druckeinwirkung.

Entstehung

❶ Langdauernde, ununterbrochene Druckbelastung führt zu mangelnder Blutversorgung des Haut- und Unterhautgewebes, da der Blutfluß in den Kapillaren behindert wird. Deshalb sind Patienten mit folgenden **Risikofaktoren** gefährdet:

Risikofaktoren

- Immobilität
- Neurologische Ausfälle mit Sensibilitätsstörungen oder Lähmungen
- Durchblutungsstörungen, Mangelernährung, Stoffwechselstörungen (z.B. Diabetes mellitus)
- Hautinfektionen
- Arteriosklerose der kleinen Gefäße.

Klinik

- Zunächst Rötung und Blasenbildung
- Ulzeration
- Nekrosen.

Betroffen sind Körperstellen, auf denen beim Liegen ein Großteil des Körpergewichts lastet, und die zudem wenig Unterhautfettgewebe als Polter besitzen: z.B. Hinterkopf, Ellenbogen, Steißbein, Ferse, Knöchel. Erstes Zeichen einer Mangeldurchblutung ist eine Rötung. Hält die Druckeinwirkung an, kommt es zu Blasenbildung und Ulzeration. Nachfolgend entstehen Gewebedefekte, die bis auf den Knochen reichen können.

Therapie

- ❷ Nekrosen entfernen
- Wunde regelmäßig reinigen (z.B. mit H_2O_2) und steril abdecken
- Ggf. antiseptika- oder antibiotikahaltige Externa, systemische Antibiotikagabe.

Pflege

Dekubitus ist ein Pflegefehler!

Ein Dekubitus gilt als Pflegefehler, wenn er durch Druckschäden bei falscher Lagerung entstanden ist. Deshalb gilt für alle gefährdeten Patienten:

- Alle zwei Stunden nach Lagerungsschema umlagern, dabei gefährdete Hautstellen beobachten und Beobachtung dokumentieren
- Patienten vorsichtig umlagern und abpolstern, um Mikroläsionen der Haut durch Reibungs- und Scherkräfte zu vermeiden
- Sorfältige Hautpflege: nach dem Waschen Haut abtrocknen und vor allem gefährdete Körperstellen eincremen (meist Fettsalben, Pasten, hydrokolloidale Wundpflaster).

8.2 Schäden durch Kälte, Hitze, Chemikalien und Strahlen

Schäden durch Kälte führen an der Haut zu **Erfrierungen,** durch Hitze zu **Verbrennungen** oder Verbrühungen. Säuren und Laugen rufen **Verätzungen** hervor. UV-Strahlen führen zum **Sonnenbrand** (☞ 4.2.1) und ionisierende Strahlen wie Röntgen- oder radioaktive Strahlen zur sog. akuten und chronischen Radiodermatitis *(Dermatitis = Hautentzündung)*. Auf diese unterschiedlichen Einflüsse reagiert die Haut prinzipiell gleich.

Klinik

Schweregrade:
- Grad 1 → schmerzhafte Rötung und Schwellung, Spontanheilung
- Grad 2 → Blasen, keine Narbenbildung
- Grad 3 → Gewebsnekrosen, Superinfektionen, kein Schmerzempfinden.

❸ Die Reaktion setzt meist schon nach Sekunden ein. Das endgültige Ausmaß der Schädigung zeigt sich meist erst nach einigen Tagen. Nur nach der Einwirkung von ultravioletten und ionisierenden Strahlen vergehen mitunter Stunden bis Wochen bis zum endgültigen Ausmaß der Reaktion. In Abhängigkeit von der Einwirkdosis zeigen sich drei **Schweregrade der Verbrennung** (gleiche Einteilung bei Erfrierung, Sonnenbrand und Radiodermatitis):

Grad 1: Der betroffene Hautbezirk ist gerötet (Erythem) leicht geschwollen (Ödem) und schmerzt. Nach Tagen bis Wochen Spontanheilung ohne Narbenbildung.

Grad 2: Es kommt auf der geröteten Haut zur Bildung von Blasen, die stark schmerzen. Die Abheilung dauert Wochen bis Monate, keine Narbenbildung, oft Hyperpigmentierung.

Grad 3: Das Gewebe ist bis zur Subkutis zerstört. Nekrotische Zellreste sind mit weißlichem oder schwärzlichem Schorf durchsetzt. Bei großflächigen Verbrennungen besteht durch die großen Flüsigkeitsverluste zudem Schockgefahr. Da die Nervenendigungen mitverbrannt sind, besteht bei einer drittgradigen Verbrennung kein Schmerzempfinden. Nach Entfernen der Nekrosen heilen die Hautschädgigungen unter Narbenbildung und Verlust der Sensibilität ab. Oft vergehen dabei Monate.

Therapie

- Sofortmaßnahmen
- Stadiengerechte Therapie.

- ❹ Sofortmaßnahmen bei Verbrennungen und Verätzungen
  - Betroffene Stelle sofort mit kaltem Wasser spülen und kühlen
  - Bei Laugen oder Säuren *keine* Neutralisierungsversuche
- **Grad 1–2**
  - Antientzündliche Lokaltherapie
  - Blasen steril eröffnen und lokal desinfizieren; ggf. Gabe von Antibiotika. Nur bei sehr ausgedehntem Befall systemisch Kortikoide

Dermatologie

- **Grad 3**
  - Nekrosen abtragen und Gewebeschäden durch plastisch-chirurgische Verfahren decken
  - Entscheidend für die Prognose ist der Ausgleich des erheblichen Flüssigkeitsverlustes und eine gewissenhafte Prophylaxe von Superinfektionen

- **Sofortmaßnahme bei Erfrierungen:**
  Betroffenes Gebiet langsam aufwärmen.

Übungsfragen

1. Wie entsteht ein Dekubitus?
2. Wie wird ein Dekubitus therapiert?
3. Beschreiben die die klinische Gradeinteilung von Verbrennungen, Erfrierungen und Verätzungen!
4. Was sind die therapeutischen Prinzipien bei Verbrennungen, Erfrierungen und Verätzungen?

9 Tumoren der Haut

Präkanzerose = Dysplasie aus Zellen, die die Basalmambran nicht überschreiten.
- Gutartige Tumoren → verdrängend
- Bösartige Tumoren → verdrängend, zerstörend und metastasierend.
- Nävi = Sonderform gutartiger Tumoren.

Bei **Tumoren** *(lat.: Geschwülste)* handelt es sich um überschießend wachsendes, körpereigenes Gewebe. Dabei lassen sich **gutartige** *(benigne)* und **bösartige** *(maligne)* Tumoren sowie **Präkanzerosen** unterscheiden. Diese zeigen folgende Unterscheidungsmerkmale:

- **Gutartige Tumoren** wachsen verdrängend
- **Bösartige Tumoren** wachsen nicht nur verdrängend, sondern auch infiltrierend (zerstörend) und bilden über Lymph- und Blutgefäße Metastasen (Tochtergeschwülste)
- ❶ **Präkanzerosen** sind eine Gruppe verschiedener Hautveränderungen, die (wie man aus der klinischen Erfahrung weiß) ein sehr hohes Risiko aufweisen, nach einiger Zeit zu entarten. Ein infiltrierendes Wachstum findet somit zunächst nicht statt, entwickelt sich jedoch mit großer Wahrscheinlichkeit.

Zusätzlich dazu werden noch wichtige Sonderformen gutartiger Tumoren unterschieden, die sog. **Nävi** *(Male)*.

! Merke

Gutartige und bösartige Hauttumoren können sich klinisch sehr ähneln. Zunächst gutartige Tumorerkrankungen können in ihrem Verlauf entarten.

9.1 Gutartige Tumoren

Zysten

Zysten = mit Epithel ausgekleidete Hohlräume.
- Milien: horngefüllte, weißliche Papeln; Anritzen und Entleeren

Zysten sind mit Epithel ausgekleidete Hohlräume (Abb. 2.2) Eine in der Oberhaut auftretende Zystenform sind die sog. **Milien,** die meist im Gesicht als stecknadelkopfgroße, mit Horn gefüllte, weißliche Knötchen erscheinen. Sie werden angeritzt und können dann entleert werden.

- Atherom: pralle talg- und horngefüllte Knoten; chirurgische Entfernung.

Eine weitere Zystenform ist das **Atherom** *(Grützbeutel, Talgretentionszyste)*. Es entsteht meist an Kopf und Stamm, wenn ein Talgdrüsenausführungsgang verstopft ist. Dabei zeigen sich prallelastische, halbkugelige Knoten. Sie enthalten Talg und Hornmaterial und können faustgroß werden. Sie werden hautchirurgisch entfernt.

Seborrhoische Warzen

- Bräunliche, knospenförmige Tumoren
- Bei älteren Menschen sehr häufig
- Kein Entartungsrisiko.

Seborrhoische Warzen *(Alterswarzen, seborrhoische Keratosen)* sind sehr häufige, gutartige Tumoren der Oberhaut, die v.a. bei älteren Menschen auftreten. Ein Risiko der bösartigen Entartung besteht nicht. **Klinisch** finden sich vornehmlich am Stamm gelbbraune bis schwärzliche, breit aufsitzende knospenförmige Tumoren. Oft haben sie eine fettig-glänzende Oberfläche. Sie werden mittels Kürretage (☞ 4.2.4) entfernt.

Fibrome

Fibrom = Bindegewebstumor.
Pendulierendes Fibrom:
- Weiches Knötchen
- Entfernung mit Schere.

Ein Fibrom entsteht durch die übermäßige Bildung von Bindegewebe. Eine bei Erwachsenen jeder Altersklasse häufig vorkommende Fibromart ist das sog. **pendulierende Fibrom.** Es ist harmlos und tritt meist zu mehreren am Hals, an den Augenlidern oder in den Achselhöhlen als weiches, hautfarbenes, gestieltes Knötchen auf. Es wird mit einer Schere entfernt.

Narbenkeloide

Keloid = Überschießend wachsendes Narbengewebe.

Ein Narbenkeloid entsteht durch überschießendes Wachstum von Narbengewebe. Dies kann sich auf den Bereich der ursprünglichen Hautverletzung beschränken oder auch auf die unverletzte Haut der Umgebung übergreifen.

Klinik

- Juckende, strangförmige Gewebswülste
- Bewegungseinschränkung durch Schrumpfung.

Zunächst zeigt sich eine mit Juckreiz einhergehende Rötung. Später entstehen hautfarbene, knotige oder strangförmige Gewebswülste. Diese können bei entsprechender Lokalisation zu erheblichen Einschränkungen der Beweglichkeit führen.

Therapie

Druckverbände, lokal Kortikoide.

Druckverbände vermindern das überschießende Wachstum ebenso wie lokal angewandte Kortikosteroide und Kryotherapie. Bei eingegrenztem Befall Injektion von Kortikoiden direkt in den Herd.

9.2 Nävi

Nävus = umschriebene, gutartige Fehlbildung.

❷ Eine allgemein akzeptierte Definition des Begriffes Nävus ist bisher nicht gelungen. Gewöhnlich versteht man unter Nävi *(Male)* umschriebene, gutartige Fehlbildungen der Haut, denen eine embryonale Entwicklungstörung zugrundeliegt. Es gibt sowohl vererbte als auch nicht vererbte Formen. Sie können schon bei der Geburt vorhanden sein oder erst im Verlauf des Lebens auftreten. Manche Nävi bilden sich spontan zurück, andere neigen zu maligner Entartung.

Die Einteilung der Nävi richtet sich nach ihrer unterschiedlichen Abstammung (Pigmentnävi, Blutgefäßnävi, Bindegewebsnävi usw.).

9.2.1 Pigmentnävi

- Nävuszellnävi: angeboren oder erworben
- Atypischer Nävus: Präkanzerose
- Melanozytäre Nävi: Sommersprossen.

❸ Ein Pigmentnävus besteht entweder aus einer **Ansammlung von Nävuszellen** oder aus vestärkt pigmentproduzierenden **Melanozyten.** Beide Zellarten enthalten das Pigment Melanin, aber nur die Melanozyten besitzen Zellarme, mit denen sie ihr Melanin an umliegende Keratinozyten abgeben können.

Nävuszellnävi Sie können bei Geburt vorhanden sein (sog. kongenitale Nävi, bei 1 % der Neugeborenen) oder entwickeln und vergrößern sich oft schubweise im Laufe des Lebens. Bei den erworbenen Nävuszellnävi werden der **einfache, unauffällige Nävus** *(Leberfleck)* und der **atypische Nävus** *(dysplastische Nävus)* feingeweblich unterschieden. Beim Vorhandensein vieler atypischer Nävi, dem **Syndrom der dysplastischen Nävuszellnävi,** besteht ein erhöhtes Risiko einer malignen Entartung. Es tritt familiär sowie bei Menschen mit hellem Hauttyp (☞ 9.3) gehäuft auf.

Melanozytäre Nävi Die häufigste Form sind **Sommersprossen** *(Epheliden)*. Sie sind zwar vererbt, aber nicht angeboren. Meist besteht eine Verbindung mit hellen Hauttypen.

Klinik

Angeborene Nävuszellnävi:
- Vielgestaltig,
- Je ausgedehnter, desto größer das Entartungsrisiko.

Angeborener Nävuszellnävus Das Erscheinungbild ist vielgestaltig. Häufig handelt es sich um unregelmäßig pigmentierte Herde, oft mit papulöser Oberfläche. Kleine Nävi kommen ebenso vor wie solche, die ganze Körperregionen bedecken. Auch können sie mit Haaren besetzt sein. Je ausgedehnter die Nävi sind, desto größer ist das Risiko der Entartung zum malignen Melanom (☞ 9.3.1).

Erworbene Nävuszellnävi:
- Bräunliche Flecken
- Rückbilbung nach Jahrzehnten.

Erworbener Nävuszellnävus Besonders im Kindes- und jungen Erwachsenenalter bilden sich kleine (ca. 5 mm Durchmesser) bräunliche Flecken, die sich zu leicht erhabenen Knötchen wandeln. Die meisten bilden sich später wieder zurück. Eine hautfarbene Papel kann bestehen bleiben.

Atypischer Nävus Für diesen gibt es folgende Kriterien:
- Schnelle Größenzunahme des Herdes
- Durchmesser von über 5 mm
- Unregelmäßige Begrenzung und Pigmentierung, sehr dunkle Pigmentierung
- Entzündlich geröteter Rand.

Syndrom der dysplastischen Nävuszellnävi:
- Familiäre Häufung
- Heller Hauttyp
- ≥ 10 atypische Nävi gleichzeitig
- Unbehandelt Melanomentstehung.

❹ **Syndrom der dysplastischen Nävuszellnävi** Bei den betroffenen Patienten finden sich mehr als 10 atypische Nävi gleichzeitig, bei manchen über 100. Hauptsächlich befallene Körperbereiche sind Stamm, Gesäß und Kopf. Unbehandelt entwickeln sich fast immer maligne Melanome, häufig schon zwischen dem 20.–40. Lebensjahr.

Melanozytärer Nävus Sommersprossen treten bereits bei Kindern in Erscheinung. Je nach Sonneneinwirkung wechseln die kleinen, unregelmäßig geformten Flecken die Intensität ihrer bräunlichen Pigmentierung. Es besteht kein Risiko einer malignen Entartung.

Diagnostik

- Anamese
- Klinik
- Bei Malignitätsverdacht auf keinen Fall Biopsie
- Exzision im Ganzen
- Histologie.

❺ Die genaue Anamnese und die Beurteilung des klinischen Bildes sind Grundlage der Diagnose. Ggf. Verwendung einer Lupe, eines Dermatoskops (Beleuchtung der Haut mit 10facher Vergrößerung) oder Auflichtmikroskops (bis 40fache Vergrößerung bei Beleuchtung der Haut). Bei Verdacht auf ein malignes Melanom (☞ 9.3.1) wird **keine Probeexzision** durchgeführt, da eine inkomplette Entnahme von Melanomgewebe eine Metastasierung provozieren kann. Stattdessen wird der gesamte Herd exzidiert und histologisch untersucht.

Therapie

Angeborene Pigmentnävi:
- Bei Durchmesser > 2 cm → Beobachtung
- sonst baldige Entfernung im Ganzen.

❻ **Angeborene Pigmentnävi** Falls Durchmesser größer als 2 cm Beobachtung, bei auffälligen Veränderungen prophylaktische Entfernung angeraten. Bei großflächigen Nävi ggf. Dermabrasio oder Lasertherapie in den ersten Lebenstagen.

Atypische, erworbene Pigmentnävi:
- Überwachung
- Bei Veränderung Entfernung im Ganzen.

Atypische, erworbene Nävi und **Syndrom der dysplastischen Nävuszellnävi**

- Überwachung durch ständige Selbstkontrolle der Patienten und regelmäßige ärztliche Untersuchung
- Schreitet die Atypie fort oder verändern sich die Nävi, werden sie vorsorglich im Ganzen entfernt.

9.2.2 Gefäßnävi und Hämangiome

Gefäßnävi = angeborene Fehlbildungen von Blutgefäßen. Hämangiome = gutartige Neubildungen von Gefäßen.

Gefäßnävi *(Feuermale, Nävi flammei)* sind angeborene **Fehlbildungen von Blutgefäßen** der Haut, die übermäßig erweitert sind. Bei Hämangiomen (Blutschwämmen) handelt es sich um gutartige **Neubildungen** von Blutgefäßen.

Gefäßnävi Ein sehr häufiger Gefäßnävus ist der sog. **Storchenbiß**, der bei sehr vielen Säuglingen vorkommt, jedoch nicht vererbt ist. Eine Sonderform der Gefäßnävi sind die sog. **Spinnennävi** *(Spider nävi)*.

Hämangiome Häufige Formen sind das **kavernöse Hämangiom** und das **senile Angiom** *(Angioma senile)*. Treten Hämangiome gehäuft auf, können diese vererbt sein.

Klinik und Diagnostik

- Storchenbiß: hellrote Makula in der Mittellinie des Körpers, Rückbildung
- Spinnennävus: sternförmig angeordnete, erweiterte Gefäße
- Kavernöses Hämangiom: rötliche Tumoren, Rückbildung
- Seniles Angiom: hellrotes Knötchen.

Gefäßnävi

Storchenbiß Bei der Geburt oder kurz danach zeigt sich in der Mittelinie des Körpers – meist im Nacken oder an der Stirn – ein einzelner, hellroter, unregelmäßig begrenzter, nicht erhabener Herd von unterschiedlicher Größe. Während des 2. Lebensjahres blaßt er ab und kann später ganz verschwinden.

Spinnennävus Um ein hellrotes Knötchen (Zentralgefäß) sind erweiterte Hautgefäße sternförmig angeordnet (Durchmesser z.T. bis 1 cm). Bei Erwachsenen mit Lebererkrankungen erscheinen sie gehäuft und meist am Oberkörper.

Hämangiome

Kavernöses Hämangiom Kurz nach der Geburt bilden sich blaurote Flecken, die innerhalb des ersten Lebensjahres zu rötlichen Tumoren unterschiedlichster Größe (erbs- bis faustgroß) heranwachsen. Im späteren Verlauf bilden sie sich zurück.

Seniles Angiom Nach dem 20. Lebensjahr entstehen an der Brustwand ca. stecknadelkopfgroße Tumoren von hellroter Farbe. Veranlagungsbedingt können diese in großer Zahl auftreten. Für die **Diagnose** ist das klinische Bild ausschlaggebend.

- Gefäßnävi: ggf. Lasertherapie
- Hämangiome: spontane Rückbildung abwarten.

Therapie

Gefäßnävi werden mit dem Laser oder durch Elektrokoagulation mit dem Kauter (☞ 4.2.1) entfernt. Bei **Hämangiomen** wird meist die spontane Rückbildung abgewartet. Bleiben Hauterscheinungen zurück, können diese nach dem 10. Lebensjahr operativ entfernt werden. Hämangiome, die Organe verdrängen (z.B. den Augapfel oder die Luftröhre), werden frühzeitig exzidiert oder mit Kryotherapie bzw. Lasertherapie oder systemisch mit Kortikoiden behandelt. Bei **senilen Angiomen** besteht kein Behandlungsbedarf.

Übungsfragen

1. Was sind Präkanzerosen?
2. Was sind Nävi?
3. Welche Arten von Pigmentnävi gibt es?
4. Was ist das Syndrom der dysplastischen Nävi?
5. Wie sieht die Diagnostik bei Pigmentnävi aus?
6. Wie werden Pigmentnävi behandelt?

9.3 Bösartige Tumoren und Präkanzerosen

❶ Unterschieden werden **pigmentierte** Tumoren der Melanozyten oder Nävuszellen, zu denen die Formen des malignen Melanoms gehören und **nicht pigmentierte** Tumoren der Keratinozyten, unter die u.a. das Plattenepithelkarzinom (Spinaliom) und das Basaliom fallen.

Die **pigmentierte Präkanzerose** der Haut ist die Lentigo maligna, die nicht pigmentierten Präkanzerosen umfassen die aktinische Keratose und den Morbus BOWEN.

Heller Hauttyp und UV-Licht

Ursachen:
- Alter
- Heller Hauttyp
- UV-Licht.

Bei einem hellen Hauttyp enthält die Epidermis sehr wenig Melanin. Dieser Farbstoff wird bei UV-Einwirkung durch eine schwache Bräunungsreaktion (☞ 1.2.2) zudem unzureichend nachproduziert. Daher kommt es sehr viel leichter zu **Sonnenbränden** als bei dunkelhäutigen Menschen. Besonders die im Rahmen von Sonnenbränden entstandenen Schäden am Erbgut der Zellen des Stratum basale bergen ein großes Risiko für eine spätere maligne Entartung. Diese Schäden sind um so größer, je häufiger und schwerer die Sonnenbrände waren. Weiterhin spielt das **Alter** eine große Rolle: Sonnenbrände im Kindesalter sind deutlich riskanter als bei Erwachsenen.

Merkmale des hellen, lichtempfindlichen Hauttyps

- Blasser Teint
- Rote Haare
- Sommersprossen
- Blaue oder grüne Augen
- Bei UV-Einwirkung häufig Sonnenbrände, kaum Bräunungsreaktion.

9.3.1 Pigmentierte Tumoren

Lentigo maligna

Präkanzerose bei alten Menschen.

Bei der Lentigo maligna *(melanotische Präkanzerose)* handelt es sich um einen Tumor aus atypischen Melanozyten. Sie kommt meist bei über 50jährigen vor, und geht häufig in das Lentigo-Maligna-Melanom über. **Prädisponiert** sind ein heller Hauttyp und langjährige Einwirkung von UV-Strahlen.

Klinik und Diagnostik

- Unscharf begrenzte, unregelmäßig pigmentierte Flecken
- Bei Erhabenheit Lentigo-maligna-Melanom
- Keine Probeexzision.

Hauptsächlich dem Licht ausgesetze Hautbezirke sind betroffen. Es zeigen sich unscharf begrenzte, unregelmäßig braun bis schwarz pigmentierte Flecken (Abb. 9.1) mit einem Durchmesser von wenigen Millimeter bis mehreren Zentimeter – je größer der Herd, desto unregelmäßiger die Pigmentierung. Erhebt sich der Herd knotig über das Hautniveau, so ist meist die Basalmembran bereits infiltriert worden: damit liegt ein Lentigo-Maligna-Melanom vor. Die **Diagnose** wird über das klinische Bild gestellt. Bei V.a. ein bereits vorliegendes Lentigo-Maligna-Melanom, wird der Herd als Ganzes exzidiert. Keine diagnostische Probeexzision.

Therapie und Prognose

Die Therapie ist die Entfernung des Herdes im Ganzen. Wird der Herd noch als Präkanzerose entfernt, ist der Patient geheilt.

Malignes Melanom

Bösartigster Hauttumor.

Das maligne Melanom ist der **bösartigste** der Hauttumoren. Schon sehr früh infiltriert es die Basalmembran der Epidermis sowie Blut- und Lymphgefäße, wodurch rasch Metastasen gesetzt werden. Die Häufigkeit des malignen Melanoms steigt in den von hellhäutigen Menschen bewohnten Ländern stark an, besonders dort, wo die Sonneneinstrahlung sehr intensiv ist, z.B. in Australien. Mitverantwortlich ist wahrscheinlich die Abnahme der schützenden Ozonschicht. Betroffen sind v.a. Menschen zwischen dem 30. und 60. Lebensjahr, wobei Frauen stärker als Männer betroffen sind. Das Lentigo-Maligna-Melanom tritt meist erst bei über 60jährigen auf.

Ursachen und Entstehung

Risikofaktoren in Tab. 9.1

❷ Die genauen Ursachen sind nicht geklärt. Es hat sich jedoch gezeigt, daß bei Vorliegen bestimmter **Risikofaktoren** die Wahrscheinlichkeit der Melanomentstehung erhöht ist (Tab. 9.1). Diese Wahrscheinlichkeit steigt weiter, wenn mehrere dieser Faktoren zusammentreffen. So entarten Pigmentnävi um so eher, je mehr UV-Licht im Laufe der Zeit auf sie einwirkt.

In den meisten Fällen entwickelt sich das maligne Melanom auf einem seit Jahren bestehenden Nävuszellnävus oder beim Syndrom der dysplastischen Nävi (☞ 9.2.1); weiterhin auf dem Boden einer Lentigo-maligna-Präkanzerose (☞ 9.3.1) oder auch auf äußerlich gesunder Haut.

Tab. 9.1 Risikofaktoren und Wahrscheinlichkeit der Entstehung eines malignen Melanoms

Risikofaktoren	Wahrscheinlichkeit
Heller Hauttyp in Verbindung mit UV-Licht	erhöht
Hohe Anzahl (> 30) von Pigmentnävi	erhöht
Ausgedehnte (> 2 cm) angeborene Nävi	stark erhöht
hohe Anzahl (> 10) von atypischen Pigmentnävi	sehr stark erhöht
Lentigo-maligna-Präkanzerose	sicher (nach jahrelangem Verlauf)

Klinik

Lokalisation:
- Frauen → Beine
- Männer → Rücken.

❸ Die Erscheinungsform ist vom Typ des Melanoms abhängig. Generell sind bei Frauen sind sehr häufig die Beine betroffen, bei Männern eher die Rückenpartien. Seltenere Melanomformen sind z.B. durch den Befall der Schleimhäute oder das Fehlen der Pigmentierung gekennzeichnet *(amelanotisches malignes Melanom)*.

- SSM: dunkler, flacher, scharf begrenzter Herd mit horizontaler Ausbreitung

Superfiziell spreitendes Melanom Innerhalb weniger Jahre entwickelt sich bevorzugt an Brust, Rücken und Extremitäten ein unterschiedlich pigmentierter, flacher, scharf begrenzter Herd. Dieser wächst langsam und im Niveau der Oberhaut, in sog. **horizontaler Ausbreitung.**

- NM: dunkler Knoten mit vertikaler Ausbreitung

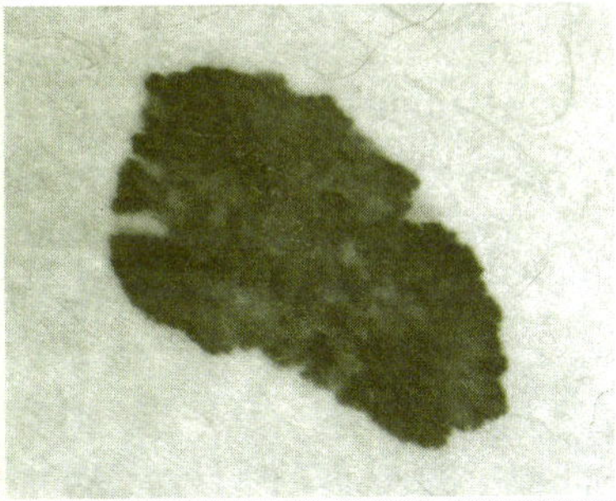

Abb. 9.1 Malignes Melanom auf dem Rücken. Typisch ist die polyzyklische Randkontur und die unregelmäßige Pigmentierung. [M123]

Noduläres Melanom Ebenfalls bevorzugt an Brust, Rücken und Extremitäten entwickelt sich auf gesunder Haut oder auf einem Pigmentnävus innerhalb von Monaten bis wenigen Jahren ein braun-schwarzer, erhabener Tumor mit zunächst glatter Oberfläche (Abb. 9.1). Es besteht eine starke Neigung zu Ulzerationen und Blutungen. Der Tumor wächst schnell in die Tiefe, in sog. **vertikaler Ausbreitung.**

- ALM: dunkle Flecken oder Papeln an Händen und Füßen

Akral-lentiginöses Melanom Diese Form betrifft ausschließlich die Hände oder Füße, wobei auch das Nagelbett befallen sein kann. Das Bild reicht von Flecken unterschiedlicher Größe und Pigmentierung bis hin zu Knoten und Ulzera.

- LMM: dunkle Papeln auf Lentigo maligna Herd.

Lentigo-maligna-Melanom Am häufigsten befallen sind dem Licht ausgesetzte Hautareale wie Gesicht, Hals und Hände. Innerhalb vieler Jahre bis Jahrzente entsteht auf dem Boden einer Lentigo-maligna-Präkanzerose ein flacher, ausgedehnter Herd von unterschiedlicher Pigmentierung. Erst nach langem Verlauf bilden sich dunkle Knötchen, die auch in die Tiefe wachsen.

V.a. beim NM schon sehr früh Metastasierung!

Metastasierung

Das Metastasierungsrisiko hängt z.T. ab von den feingeweblichen Kriterien Gesamttumordicke und Eindringtiefe ins Gewebe (CLARK-Level). Beim nodulären malignen Melanom kommt es sehr früh zur Bildung von Metastasen, die primär meist in den regionären Lymphknoten, bald darauf in Lunge, Leber, Gehirn und Knochen auftreten.

Diagnostik

- ABCDE-Regel
- Anamnese
- Metastasensuche.

❹ Die Diagnose und damit die Indikation für einen hautchirurgischen Eingriff muß so früh wie möglich gestellt werden. Da wegen der Gefahr der Metastasenbildung eine Probeexzision unterbleiben muß, ist das klinische Bild ausschlaggebend. Nach der »**ABCDE-Regel**« wecken fünf Kriterien den Verdacht auf ein malignes Melanom:

- Assymmetrie des Herdes
- Begrenzung unscharf oder polyzyklisch
- Colorierung (Färbung) unregelmäßig
- Durchmesser ungleich groß
- Erhabenheit über das Hautniveau.

Zusätzliche Kriterien aus der Anamnese sind:

- Schnelle Größenzunahme des Herdes
- Blutungsneigung
- Juckreiz.

Die Suche nach **Metastasen** erfolgt mittels Sonographie, Computer- und Kernspintomogramm.

Therapie

- Entfernung im Ganzen mit 3 cm Sicherheitsabstand
- Chemotherapie bei Metastasen.

Alle verdächtigen Herde müssen im Ganzen entfernt werden. Bei klinisch eindeutiger Diagnose sollte gleich ein ausreichender Sicherheitsradius gewählt werden. Bei fraglicher Diagnose in problematischer Lokalisation ist eine Schnellschnittuntersuchung und ggf. erweiterte Exzision anzustreben.

Metastasen können mit Chemotherapie sowie Röntgenbestrahlungen im Wachstum gehemmt werden.

Prognose

- Abhängig von Eindringtiefe des Tumors
- Tod durch Metastasierung.

❺ Die Überlebenschance hängt v.a. von der **Eindringtiefe** des Tumors ab. Ist die Basalmembran noch intakt, so ist die Überlebensrate 100 %. Danach sinkt sie rapide ab: Ist bereits die Subkutis infiltriert, so überleben nur noch 50 % die nächsten 5 Jahre. Die Patienten versterben meist durch das Metastasenwachstum in lebenswichtigen Organen wie Leber und Gehirn.

9.3.2 Nicht pigmentierte Tumoren

Basaliom

- Häufigster Hauttumor
- Entartung der Keratinozyten
- Infiltrierend aber nicht metastasierend
- Ursache: Heller Hauttyp und UV-Licht.

❻ Das Basaliom *(Basalzellkarzinom)* geht von entarteten Kerationozyten der Basalschicht (☞ 1.1.1) aus. Es wächst zwar infiltrierend, setzt aber außer bei sehr langem Bestehen und aggressiver Wachstumsform **keine Metastasen.** Es ist der **häufigste** Hauttumor. Meist sind Menschen über 40 Jahren betroffen, Männer ebenso wie Frauen. Zu den nachgewiesenen Risikofaktoren gehören ein heller Hauttyp in Verbindung mit jahrelanger Einwirkung von UV-Strahlen (☞ 9.3).

Klinik

- Lokalisation an »Lichtterassen«
- Hautfarbene Papeln mit perlschnurartigem Randsaum
- Teleangiektasien
- Ulzerationen.

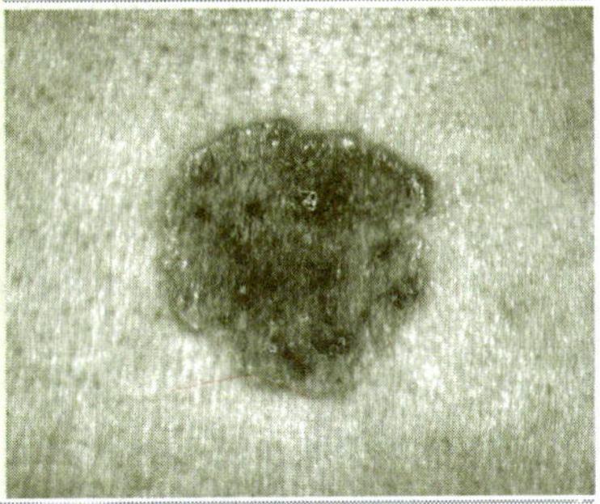

Abb. 9.2
Basaliom am Rumpf. [M123]

Hauptsächlich auf den »Lichtterassen« Gesicht und Ohren sowie Unterarmen und Handrükken entwickeln sich hautfarbene Knötchen, die in einem perlschnurartigen Saum zueinander angeordnet sind (Abb. 9.2). Ihre Oberfläche ist glänzend. Häufig finden sich **Teleangiektasien** (erweiterte Hautgefäße). In der Mitte des Herdes können sich Ulzerationen bilden. Im späteren Verlauf werden auch benachbarte knorpelige oder knöchernene Strukturen angegriffen und zerstört.

Diagnostik, Therapie und Prognose

- Diagnose durch Probeexzision
- Therapie durch vollständige Entfernung

Das **klinische Bild** ist richtungsweisend. Die Diagnose wird durch **Probeexzision** gesichert. Nach Möglichkeit wird der Tumor im Ganzen entfernt und die Entnahmestelle regelmäßig kontrolliert, da nicht vollständig entfernte Basaliome nachwachsen können. Die Prognose ist gut – bei vollständiger Entfernung und regelmäßiger Kontrolle.

Aktinische Keratose

- Altersabhängige Präkanzerose
- Heller Hauttyp
- UV-Licht.

❼ Die Aktinische Keratose *(Keratosis solaris)* ist eine Präkanzerose, die bei über 50jährigen mit hellem Hauttyp sehr häufig vorkommt. Aus bis zu 1/4 der aktinischen Keratosen entwickelt sich ein **Spinaliom.** Risikofaktoren sind ein heller Hauttyp und Einwirkung von UV-Strahlen.

Klinik und Diagnostik

- Rötung, Hyperkeratose, Schuppung
- Entartung zum Spinaliom
- Probeexzision.

Betroffen sind häufig dem Licht ausgesetzte Hautbezirke wie Stirn, Nasenrücken und Kopfglatzen. Hier zeigt sich zunächst eine Rötung. Es folgen Hyperkeratosen, gelbliche Schuppungen und Übergang zum Spinaliom. Bei unsicherer **Diagnose** wird eine Probeexzision vorgenommen.

Therapie und Prognose

Vorsorgliche Entfernung des Herdes z.B. durch **Kürettage** oder **Exzision.** Bei regelmäßiger Kontrolle ist die Prognose gut.

Spinaliom

- Präkanzerose der Schleimhäute
- Metastasierung möglich
- Männer ≥ Frauen.

⑧ Das Spinaliom *(Spinozelluläres Karzinom),* das sog. **Plattenepithelkarzinom,** entstammt entarteten Kerationozyten der Stachelzellschicht. In selten Fällen und bei langjährigem Bestehen kann es metastasieren. Die Prädilektionsstellen sind die der aktinischen Keratose. Ein Plattenepithelkarzinom kann auch an den Schleimhäuten auftreten. Meist sind Menschen jenseits des 60. Lebensjahres betroffen; Männer dreimal so häufig wie Frauen.

Ursache

- Aktinische Keratose
- Narben
- Tabakrauchen
- Chronische mechanische Reizung.

Risikofaktoren sind UV-Strahlung, Vorbestehen einer aktinischen Präkanzerose, alte Narben und chronische Ulzera (z.B. Ulcus cruris). Risikofaktoren v.a. für Schleimhautspinaliome der Lippe und Mundhöhle sowie von Nasopharynx, Kehlkopf und Speiseröhre sind Rauchen und Alkoholabusus.

Klinik

- Schuppende Plaques
- Später rötliche Knoten, Ulzerationen, Verhornung
- Erst spät Metastasierung.

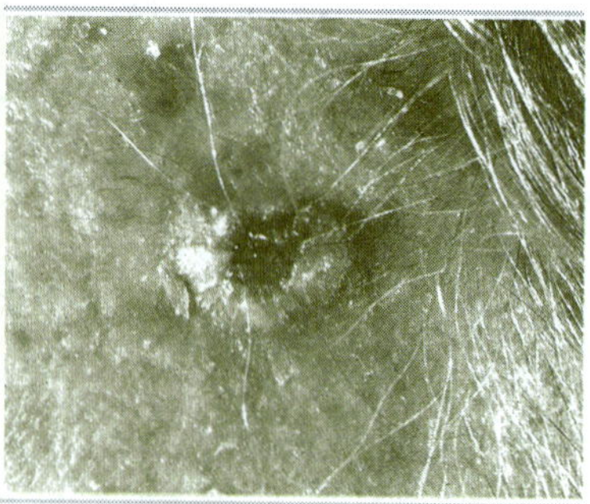

Abb. 9.3
Spinaliom [M123]

An der **äußeren Haut** sind die dem Licht ausgesetzten Hautbezirke bevorzugt betroffen, an den **Schleimhäuten** Lippen und Zunge sowie Anus, Vulva und Penis. Dabei zeigen sich zunächst hautfarbene bis gelb-bräunliche, schuppende Plaques. Im weiteren Verlauf bilden sich rötliche Knoten. Häufig kommt es zu Ulzerationen und übermäßiger Hornbildung (Abb. 9.3). Die **Metastasierung** erfolgt meist relativ spät.

Diagnostik und Therapie

- Diagnose durch Probeexzision
- Therapie durch Entfernung im Ganzen
- Kontrolle der Lymphknoten.

Bei klinischem Verdacht muß die Diagnose durch **Probeexzision** gesichert werden. Die Therapie besteht in der **Entfernung** des Spinaloms; die regionären Lymphknoten müssen kontrolliert und ggf. ebenfalls entfernt werden.

Morbus BOWEN

- Meist bei älteren Menschen.
- Alle Hauttypen
- Gesicht, Rumpf, Hände
- Scharf begrenzte, gerötete, schuppende Herde
- Übergang in BOWEN-Karzinom.

Der Morbus BOWEN *(BOWENoide Präkanzerose)* tritt jenseits des 40. Lebensjahres auf. Er ist weniger häufig als die Aktinische Keratose, und tritt bei allen Hauttypen auf. Wird die Basalmembran überschritten, liegt das **BOWEN-Karzinom** vor.

Klinisch zeigen sich einzelne gerötete, schuppende Herde. Diese sind flach, scharf begrenzt und bizarr geformt. Befallen sind meist Gesicht, Rumpf und Hände. Der Einzelherd kann Ähnlichkeiten mit der Psoriasis aufweisen.

Diagnostik und Therapie

- Probeexzision
- Entfernung im Ganzen (wenn möglich), sonst Röntgenbestrahlung.

Bei klinischem Verdacht Diagnose durch Probeexzision sichern. Die Therapie besteht aus der Exzison; ist dies nicht möglich Röntgenbestrahlung (☞ 4.2.1).

Übungsfragen

1. Welche Typen von bösartigen Hauttumoren gibt es?
2. Welche Risikofaktoren für ein malignes Melanoms sind bekannt?
3. Welche Formen des malignen Melanoms kennen Sie?
4. Welche Hinweise deuten auf ein malignes Melanom hin?
5. Wovon hängt die Prognose des malignen Melanoms ab?
6. Wodurch unterscheidet sich das Basaliom von anderen bösartigen Hauttumoren?
7. Wie entsteht eine aktinische Keratose?
8. Wo finden sich Spinaliome häufiger als Basaliome?

10 Akne und Rosazea

10.1 Akne vulgaris

Akne = Erkrankung der Talgdrüsen.

Die Akne ist eine Erkrankung der talgdrüsenreichen Hautregionen wie Gesicht sowie vorderer und hinterer Schweißrinne in der Mittellinie von Brust und Rücken. Sie ist eine der häufigsten Hauterkrankungen und tritt vorwiegend während der Pubertät auf. Männliche Jugendliche sind gleichermaßen betroffen wie weibliche, zeigen jedoch häufiger schwere Verlaufsformen.

Ursachen und Entstehung

- Androgenübergewicht
- Talgspaltende Bakterien.

❶ **Androgene:** Durch die ab der Pubertät gebildeten Androgene *(männliche Sexualhormone)* wird die Sekretbildung in den Talgdrüsen stimuliert und Ausführungsgänge der Drüsen verhornen bei entsprechender erblicher Veranlagung. Dies führt zum Rückstau von Talg im Ausführungsgang (Abb. 10.1).

Bakterien: Talgspaltende Bakterien der Hautflora poduzieren Fettsäuren, die eine starke Entzündungsreaktion hervorrufen (Abb. 10.1).

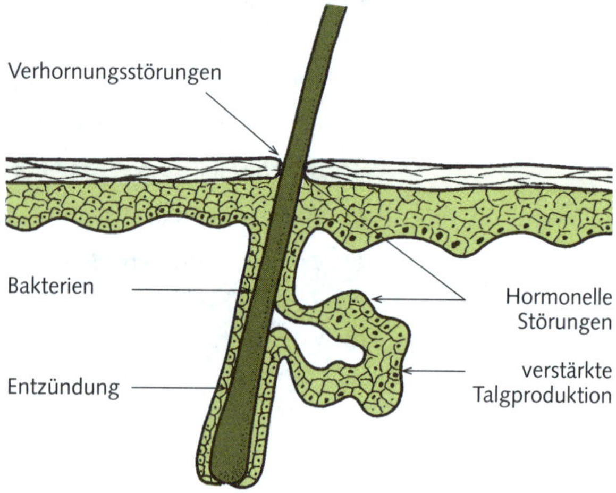

Abb. 10.1 Schema zur Enstehung der Akne. [L157]

Klinik

- Komedonen
- Papeln und Pusteln
- Knoten und Abszesse
- Narben durch Akne conglobata
- Meist Spontanheilung.

❷ Es werden drei klinische Verlaufsformen sowie Mischformen unterschieden:

- **Komedonenakne** mit halbkugeligen milienartigen (☞ 9.1) Hauterscheinungen, sog. Komedonen (Hornpropf, Mitesser). Unter Druck entleert sich eine weißliche Masse. Aus den zunächst geschlossenen werden offene Komedonen mit einem schwarzen Mittelpunkt durch Einlagerung von Melanin.
- **Akne papulopustulosa** mit Papeln und Pusteln als Ausdruck der Entzündungsreaktion
- **Akne conglobata:** Die Talgdrüsenwände platzen und es entstehen entzündliche Knoten und Abszesse. Die entzündlichen Knoten können primär oder aus Komendonen sekundär entstehen.

Prognose: Bis zum 25. Lebensjahr klingt die Akne meist spontan ab, bei Komedonenakne und Akne papulopustulosa ohne Narbenbildung. Bei der Akne conglobata können entstellende Narben oder Keloide (☞ 9.1) zurückbleiben.

Therapie

- Ziel: Vorbeugen von Narbenbildung
- Lokaltherapie mit Benzoylperoxid, Vitamin-A-Säure, Antiseptika und Antibiotika
- Bei schwerem Befall systemisch Tetrazyklin, Isotretionin
- Manuell-physikalische Therapie und Phototherapie.

❸ Ziel der Therapie ist die Prophylaxe von Narbenbildungen. Eine gründliche Reinigung und Entfettung der Haut mit Syndets und alkoholischen Lösungen unterstützt die Therapie, bei der je nach Krankheitsstadium und -aktivität folgende Prinzipien angewandt werden:

Lokaltherapie Bei Komedonenakne schälende Lokaltherapeutika, in erster Linie Benzoylperoxid oder Vitamin-A-Säure. Im papulo-pustulösen Stadium lokale Antiseptika und Antibiotika (z.B. Erythromycin). Keine Kortikoide!

Systemische Therapie Bei starker Pustelbildung orale Gabe von Tetrazyklin. Um die Sekretproduktion der Talgdrüsen zu verringern, können bei Frauen **Antiandrogene** (hormonelle Kontrazeptiva) eingesetzt werden. Der Vitamin A-Abkömmling Isotretionin (Roaccutan®) hemmt die Erkrankung stark, wird aber aufgrund ausgeprägter Nebenwirkungen nur bei schweren Akneformen eingesetzt (bei Frauen sicherer Konzeptionsschutz erforderlich, da Isotretionin fruchtschädigend ist).

Manuell-physikalische Therapie Entleerung von Komedonen durch Fingerdruck. Bei einschmelzenden Knoten und Abszessen chirurgische Spaltung und Entleerung.

Phototherapie UV-A und UV-B-Bestrahlung (☞ 4.2.1) unterstützt die lokale und systemische Behandlung.

10.2 Rosazea

Häufige, entzündliche Hauterkrankung des Gesichts.

Bei der Rosazea *(Akne rosacea)* handelt es sich um eine sehr häufige, entzündliche Hauterkrankung des Gesichts. Meist sind Menschen jenseits des 30. Lebensjahres betroffen; Frauen häufiger als Männer. Die Ursache ist nicht geklärt.

Klinik

- Auslöser: Alkohol, Gewürze, Kälte, Hitze, Sonne
- Zunächst schubartig flüchtige Erytheme
- Dann Papeln und bleibende Erytheme
- Später Pusteln und entzündliche Knoten
- Bei Männern manchmal Rhinophym
- Erblindung durch Übergreifen der Enzündung auf die Hornhaut.

Die Hauterscheinungen werden durch den Genuß von Alkohol oder Gewürzen sowie durch Kälte, Hitze und Sonnenlicht verstärkt (→ Gefäßerweiterung). Es kommt schubweise zu flüchtigen Gesichtserythemen. Im weiteren Verlauf entwickeln sich auf beiden Seiten der Nase Papeln und bleibende Erytheme. Teleangiektasien und Pusteln können hinzutreten. Manchmal entstehen große, entzündliche Knoten. Im Gegensatz zur Akne heilen die Knoten ohne Narbenbildung ab. Fast ausschließlich bei Männern kann sich durch eine massive Vergrößerung der Talgdrüsen ein **Rhinophym** *(Knollennase)* ausbilden.

Komplikation

Beteiligung der Augen *(Ophtalmorosazea):* Trockenheit der Bindehaut (Therapie: künstliche Tränen), Blendempfindlichkeit (getönte Brille), augenärztliche Betreuung erforderlich.

Therapie

- Betroffene Areale mit milden Seifen oder Syndets reinigen (Entfettung)
- Konsequenter Lichtschutz täglich (Gel oder Lotio LSF 10–20)
- Lokale oder orale Antibiotika und ggf. Roaccutan® wie bei der Akne; keine Kortikoide!
- Manuell-physikalische Therapie durch Massage der betroffenen Areale
- Bei Teleangiektasien Laserbehandlung
- Das Rhinophym kann chirurgisch abgetragen werden.

Übungsfragen

1. Welche Faktoren spielen bei der Entstehung der Akne vulgaris eine Rolle?
2. Welche klinischen Verlaufsformen der Akne vulgaris gibt es?
3. Was sind die Therapieprinzipien bei der Akne vulgaris?

11 Chronisch-venöse Insuffizienz

CVI = Störung des venösen Blutflusses der Beine.

Die chronisch-venöse Insuffizienz *(CVI)* ist eine Störung des venösen Blutflusses der Beine, die zu Hautulzerationen in Form eines **Ulcus cruris** *(Unterschenkelgeschwür)* führen kann. Sie ist sehr häufig und betrifft Frauen häufiger als Männer.

11.1 Ursachen der chronisch-venösen Insuffizienz

11.1.1 Physiologie des venösen Systems

- Ausfall der Muskelpumpe
- Insuffizienz der Venenklappen.

❶ Der Rückfluß des venösen Blutes aus den Beinen zum Herzen erfolgt weitgehend über große, tiefe Venen, die sog. Leitvenen. Das Blut aus dem oberflächlichen Venensystem fließt über Perforans-Venen in die Leitvenen ab. Durch das Zusammenspiel von Muskelpumpe und Venenklappen wird der Blutfluß gegen die Schwerkraft ermöglicht (Abb.11.1). Der Blutfluß wird demnach entweder durch einen Ausfall der Muskelpumpe oder den Ausfall der Venenklappen, der Venenklappeninsuffizienz *(Varikosis, Krampfaderleiden)*, gestört.

Dermatologie

11.1.2 Venenklappeninsuffizienz

Es wird die primäre und sekundäre Varikosis unterschieden.

- Primäre Varikosis
- Sekundäre Varikosis.

Primäre Varikosis

- Die Venenklappen sind von Geburt an nicht oder fehlerhaft angelegt, es kommt nachfolgend zu einer Erweiterung der Venen durch den erhöhten orthostatischen Druck.
- Es besteht eine Bindegewebsschwäche der Venenwände. Diese dehnen sich und die Venenklappen werden funktionsuntüchtig.

Beide Ursachen führen zu einer Varikosis mit insuffizienten Venenklappen. Es kommt zur Umkehr des Blutflusses und zu einem Rückstau – zunächst nur im oberflächlichen Venensystem. Schließlich kann dies auch zu einer Klappeninsuffizienz und Strömungsumkehr in den Perforans-Venen und im tiefen Venensystem führen.

Sekundäre Varikosis

Nach einer venösen Thrombose findet die Auflösung des Thrombus häufig unter Zerstörung der Klappen statt. So kann eine tiefe Beinvenenthrombose eine **Leitveneninsuffizienz** mit Flußumkehr bis in die Perforans-Venen verursachen. Der venöse Rückfluß erfolgt dann über die oberflächlichen Venen. Da diese damit überlastet sind, kann es zu ihrer Erweiterung kommen, der sog. **sekundären Varikosis.**

Entstehung der chronisch-venösen Insuffizienz

- Chronischer Anstieg des venösen Blutdrucks
- Ödeme
- Entzündung
- Gewebeuntergang.

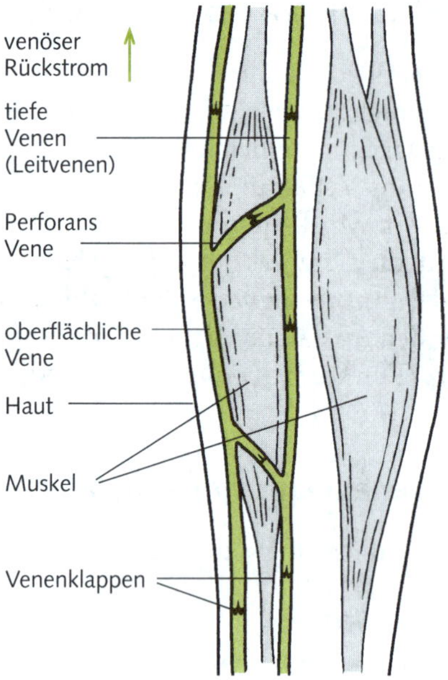

Abb. 11.1 Aufbau und Funktion des Venensystems der Beine. [L157]

Durch eine gestörte Venenklappen- und Muskelpumpenfunktion kommt es zu chronischem Anstieg des venösen Blutdruckes in den Beinen. Dadurch steigt die Durchlässigkeit der kleinen Gefäße: Blutbestandteile treten aus und werden im Gewebe abgelagert. Dies führt zu Ödemen, Entzündungsreaktion (Stauungsekzem) und letztlich zum Gewebeuntergang, dem **Ulcus cruris.**

11.2 Klinik und Diagnostik der chronisch-venösen Insuffizienz

11.2.1 Stadien der chronisch-venösen Insuffizienz

Stadien der CVI:
- Stadium I → Schwellung, Schweregefühl, Varikosis
- Stadium II → Purpura jaune d'ocre, Atrophie blanche, Lipodermatosklerose
- Stadium III → Ulcus cruris.

❷ Es lassen sich drei **Erkrankungsstadien** abgrenzen:

Stadium I, Ödem Abends nach Belastung (langes Sitzen, Stehen) klagt der Patient über Schwellungen der Beine, verbunden mit ausgeprägtem Schweregefühl. Eine Varikose mit erweiterten, geschlängelten Venen ist häufig sichtbar, aber nicht Voraussetzung.

Stadium II, Entzündungsreaktion Es zeigt sich das sog. *Stauungsekzem* mit bräunlicher Verfärbung *(Purpura jaune d'ocre)* und Verhärtung *(Lipodermatosklerose)* der Haut. Am Sprunggelenk bilden sich weißliche, stark druckschmerzhafte, narbige Einziehungen *(Atrophie blanche)*.

Stadium III, Ulcus cruris Schon durch kleinste Verletzungen entsteht meist am Innenknöchel eine nässende, oft sehr schmerzhafte Wunde (Abb. 11.2). Ab diesem Stadium wird der Verlauf extrem langwierig.

11.2.2 Diagnostik

- Doppler-Ultraschall
- Phlebographie

❶ Die Funktion der Venenklappen und die Durchgängigkeit der tiefen Venen wird untersucht durch:

- **Doppler-Ultraschall** akustisches Verfahren, um Stärke und Richtung des Blutflusses in den oberflächlichen Venen zu überprüfen. Ggf. Duplex-Sonographie als hochsensibles bildgebendes Verfahren.
- **Phlebographie** *(Venendarstellung mit Röntgenkonstrastmittel)* weist tiefe Beinvenenthrombosen nach.

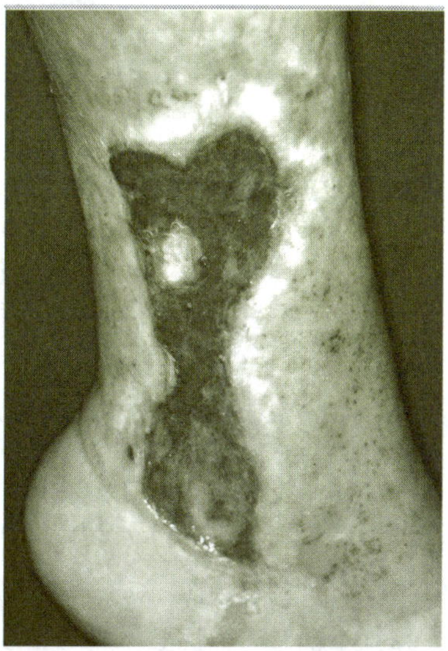

Abb. 11.2 Ulcus cruris am Innenknöchel. [M123]

Dermatologie

11.3 Therapie und Prophylaxe der chronisch-venösen Insuffizienz

- Kompressionsverbände
- Lokalbehandlung
- Evtl. chirurgische Sanierung.

❸ **Kompressionsverbände** und -strümpfe als Therapie und Sekundärprophylaxe, verhindern das »Versacken« des Blutes in den Venen und sind die wichtigste Maßnahme.

- Lokalbehandlung bei **Ulcus cruris**
  - Desinfizierende Bäder und Antibiotika-Salben, um das Fortschreiten der Infektion zu vermeiden
  - Ulkusumgebung mit Zinkpaste abdecken (zum Hautschutz)
  - Nekrotische Beläge entfernen
  - Granulation und Epithelisierung durch fibrinolytische Salben oder Schaumstoffwundeinlagen fördern
- Bei **primärer Varikose** je nach Gefäßgröße chemische Verödung oder chirurgische Entfernung, bei sekundärer Form ist operatives Vorgehen oft nicht möglich, da über die oberflächlichen Venen fast der gesamte Blutabfluß der unteren Extremität erfolgt und diese erhalten werden müssen.

! Merke

Durch die Gewebedefekte entstehen sehr häufig Kontaktallergien gegen Externa.

Prophylaxe und Rehabilitation

Um das Auftreten von Venenleiden zu verhindern oder ihren Verlauf günstig zu beeinflussen:

Prophylaxe der CVI:

- Viel laufen oder liegen, nicht lange sitzen oder stehen
- Beine morgens und abends mit kaltem Wasser abbrausen
- Übergewicht vermeiden
- Regelmäßig Sport treiben (Schwimmen, Radfahren, Wandern).

? Übungsfragen

❶ Wie kommt es zur chronisch-venösen Insuffizienz?

❷ Wie sehen die drei klinischen Krankheitsstadien aus?

❸ Welche therapeutischen Prinzipien gibt es?

Hals-Nasen-Ohren-Heilkunde

Die Hals-Nasen-Ohren-Heilkunde, die *Oto-Rhino-Laryngologie,* besteht erst seit etwa 100 Jahren als medizinisches Fachgebiet. Sie entwickelte sich aus der Zusammenlegung von **Otologie** *(Lehre von den Ohrenerkrankungen)* und **Rhino-Laryngologie** *(Lehre von den Nasen- und Kehlkopferkrankungen)*. Neben diesen Erkrankungen behandelt das Fachgebiet heute Krankheitsbilder der Mundhöhle, des Rachens, der oberen Luft- und Speiseröhrenanteile, der Kopfspeicheldrüsen und des Halses mit Ausnahme von Schilddrüse und Nebenschilddrüsen.

Gerhard Greves — München im August 1997

1 Anatomie und Physiologie des Hals-, Nasen-, Rachenraumes und der Ohren

1.1 Nase

1.1.1 Aufbau der Nase

Anteile der äußeren Nase:
- Nasenpyramide
- Dreiecksknorpel
- Flügelknorpel.

Anteile der Nasenhöhle:
- Nasenseptum
- Conchen
- Choanen.

Die äußere Nase besteht aus dem knöchernen Anteil, der **Nasenpyramide,** die sich aus den Stirnfortsätzen des Oberkiefers, den Nasenfortsätzen des Stirnbeines sowie den sog. Nasenbeinen zusammensetzt. Zu den knorpeligen Anteilen zählen die **Dreiecksknorpel** und die **Flügelknorpel,** die die Nasenspitze und die Nasenlöcher formen.

❶ Der innere Teil der Nase, die **Nasenhöhle,** wird durch die **Nasenscheidewand** *(Nasenseptum)* geteilt. Nach unten wird die Nasenhöhle vom harten Gaumen und nach oben vom Siebbein der Schädelbasis begrenzt. Die Seitenwände werden von den Oberkieferknochen gebildet. Die beiden hinteren **Nasenöffnungen** *(Choanen)* verbinden Nasenhöhle und Rachenraum. Am vorderen Naseneingang erschweren starre Haare das Eindringen von Fremdkörpern. An den beiden Seitenwänden der Nasenhöhle befinden sich je eine **untere, mittlere** und **obere Nasenmuschel,** die *Conchen.* Unterhalb der Conchen münden der Tränennasengang und die Ausführungsgänge der einzelnen Nasennebenhöhlen.

Funktionen der Nase

❷ Zu den drei wichtigsten Funktionen der Nase zählen:
- Reinigung, Erwärmung und Anfeuchtung der Atemluft
- Geruchsempfindung
- Resonanzraum für die Stimme.

Reinigung, Erwärmung und Anfeuchtung der Atemluft

- Reinigung durch Flimmerhärchen
- Anfeuchtung durch Becherzellen
- Erwärmung durch Blutgefäßgeflecht.

Die Schleimhaut der Nasenhöhle und Nasenmuscheln besteht aus einem mehrreihigen Flimmerepithel. Die Flimmerhärchen bewegen sich rhythmisch, wobei ihre Bewegungsrichtung in Richtung Rachen führt. So werden die auf der Schleimhaut abgefangenen Fremdkörper abtransportiert. Zwischen den Flimmerepithelzellen sind schleimproduzierende Becherzellen eingelagert, deren Sekret u. a. für die Anfeuchtung der Atemluft sorgt. Die Erwärmung der Atemluft erfolgt durch ein dichtes Geflecht von Blutgefäßen in der Nasenschleimhaut. Je kälter die Einatemluft ist, desto besser wird die Schleimhaut durchblutet und die Atemluft damit stärker erwärmt.

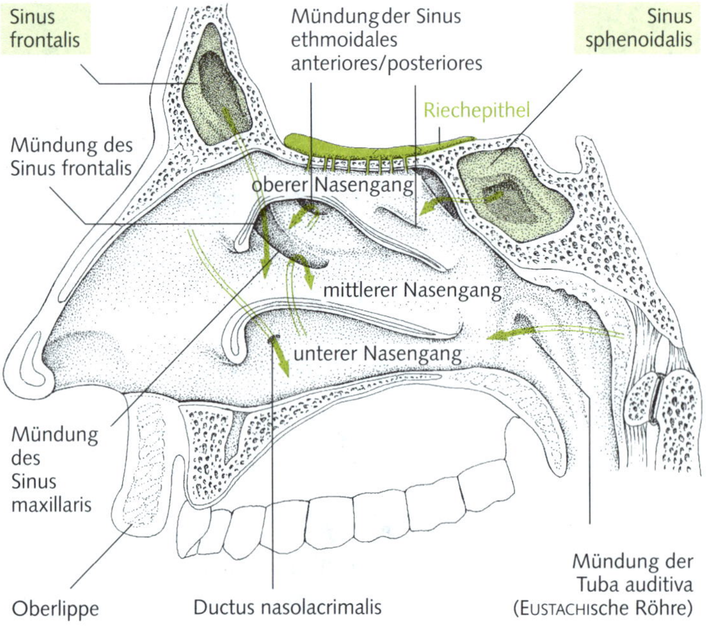

Abb. 1.1
Innenansicht der Nasenhöhle. [L190]

Riechfunktion

Über Riechzellen am Nasendach und Weiterleitung an den N. olfactorius zum Riechhirn.

Unter dem Dach der Nasenhöhle liegt die Riechschleimhaut mit den Riechzellen. Die Fortsätze dieser Riechzellen vereinen sich zu den Fasern des Riechnerven *(N. olfactorius* = I. Hirnnerv). Sie ziehen durch die Siebbeinplatte in die vordere Schädelgrube und melden dort Geruchsänderungen an das Riechhirn weiter.

Resonanzraum für die Stimme

Nasaler Klang der Stimme bei Verlegung der Nase.

Die Nasenhöhle bestimmt den Klang unserer Stimme als sog. Ansatzraum mit. Sie klingt nasal durch Verlegung der Nase, wie beim Zuhalten der Nase oder bei geschwollener Nasenschleimhaut durch einen Schnupfen.

1.1.2 Nasennebenhöhlen

Luftgefüllte Hohlräume im Schädelknochen, die mit der Nase in Verbindung stehen.

❸ In die Nasenhöhle münden die ebenfalls mit Schleimhaut ausgekleideten Nasennebenhöhlen:

- Stirnhöhlen *(Sinus frontalis)*
- Kieferhöhlen *(Sinus maxillaris)*
- Siebbeinzellen *(Cellulae ethmoidales)*
- Keilbeinhöhlen *(Sinus sphenoidalis)*.

Aufgrund ihrer luftgefüllten Struktur vermindern die Nasennebenhöhlen das Gewicht des knöchernen Schädels. Außerdem stellen sie neben der Nasenhaupthöhle einen weiteren Resonanzraum für die Stimme dar.

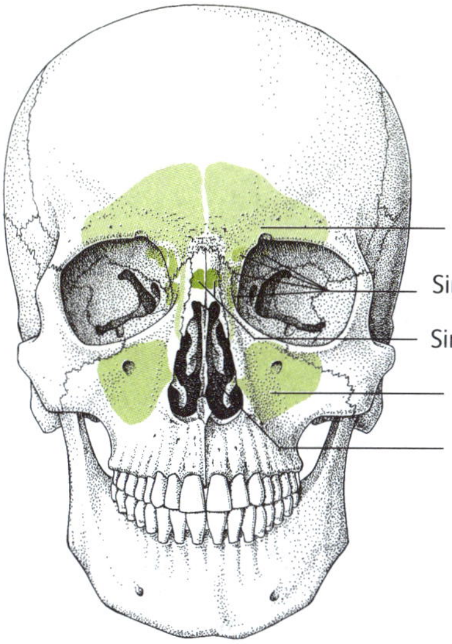

Abb. 1.2 Anatomie der Nasennebenhöhlen in Projektion auf die Schädeloberfläche. [L190]

? Übungsfragen

❶ Durch welche anatomischen Strukturen wird die Nasenhöhle begrenzt?

❷ Welche Funktionen erfüllt die Nase?

❸ Wie sind die Nasennebenhöhlen aufgebaut?

1.2 Pharynx

Einteilung:
- Nasopharynx
- Oropharynx
- Hypopharynx.

❶ Der *Pharynx* (Rachen) ist ein Muskelschlauch, der sich von der Schädelbasis bis zum Ösophagus erstreckt. Er ist in **Nasopharynx, Oropharynx** und **Hypopharynx** unterteilt. Im mittleren Teil, dem Oropharynx, kreuzen sich Luft- und Speiseweg. Sie teilen sich am unteren Ende des Rachens auf in:
- den ventral (bauchwärts) gelegenen Luftweg mit Kehlkopf *(Larynx)* und Luftröhre *(Trachea)*
- den dorsal (zum Rücken hin) vor der Halswirbelsäule gelegenen Speiseweg *(Ösophagus)*.

Epiglottis:
- Atmung: Öffnung der Atemwege
- Schlucken: Verschluß der Atemwege.

❷ Die **Epiglottis** (Kehldeckel) dient als Schaltstelle dieser Kreuzung zwischen Luft- und Speiseweg. Beim Ein- und Ausatmen steht sie gestreckt nach oben. So kann die Atemluft aus den hinteren Nasenöffnungen nach unten in den Kehlkopf gelangen. Beim Schlucken verschließt sie den Kehlkopf, indem sie sich wie ein schützendes Dach über den Kehlkopfeingang legt. So gelangt der Speisebrei vom Rachen in den Ösophagus.

1.2.1 Nasopharynx

- Mündung von Nase und Ohrtrompete
- Rachenmandel zur Infektabwehr.

In den Nasopharynx *(Nasenrachen, Epipharynx)*, das obere Drittel des Rachenraumes, münden die hinteren Nasenöffnungen und die Ohrtrompeten. Ebenso liegt hier die **Rachenmandel** *(Tonsilla pharyngea)*, die der Infektabwehr im Nasen-Rachen-Raum dient.

1.2.2 Oropharynx

- Mündung der Mundhöhle
- Gaumenmandeln zur Infektabwehr.

❸ Der Oropharynx *(Mundrachen, Mesopharynx)* ist der mittlere Abschnitt des Rachenraumes und hat eine weite Öffnung zur Mundhöhle. Er dient als gemeinsamer Passageweg für die Atemluft sowie für flüssige und feste Nahrung. Seitlich liegen hier die beiden **Gaumenmandeln** *(Tonsillae palatinae)*. Sie gehören zusammen mit der Rachenmandel und den Zungengrundmandeln zum lymphatischen System und dienen der Immunabwehr.

1.2.3 Hypopharynx

Der untere Rachenabschnitt heißt Hypopharynx *(Kehlkopfrachen, Laryngopharynx)* und reicht vom Zungenbein bis zum Ösophaguseingang in Höhe des Ringknorpels.

1.3 Larynx

❹ Der Larynx (Kehlkopf) hat zwei Funktionen:

- Er verschließt die unteren Luftwege und reguliert ihre Belüftung
- Er ist das Hauptorgan der Stimmbildung.

1.3.1 Aufbau des Larynx

Anteile:

- Schildknorpel
- Ringknorpel
- Stellknorpel.

Der Larynx besteht aus einem röhrenförmigen Knorpelgerüst, das durch Bänder und Muskeln stabilisiert wird. Er erstreckt sich vom Zungengrund bis in die Trachea.

Der größte Knorpel des Larynx ist der von außen tastbare **Schildknorpel,** dessen nach außen sichtbarer Vorsprung den »Adamsapfel« bildet. Er ist mit Bändern am Zungenbein befestigt, an dem auch Muskeln des Mundbodens aufgehängt sind. Dem Oberrand des Schildknorpels sitzt die Epiglottis auf. Unterhalb des Schildknorpels liegt der siegelringförmige **Ringknorpel,** dessen Verdickung (das »Siegel«) nach hinten gerichtet ist. Schild- und Ringknorpel sind durch Gelenke und Bänder miteinander verbunden. Das Siegel des Ringknorpels bildet ausserdem die Basis für zwei kleine **Stellknorpel,** die für die Stellung und Spannung der **Stimmlippen** verantwortlich sind.

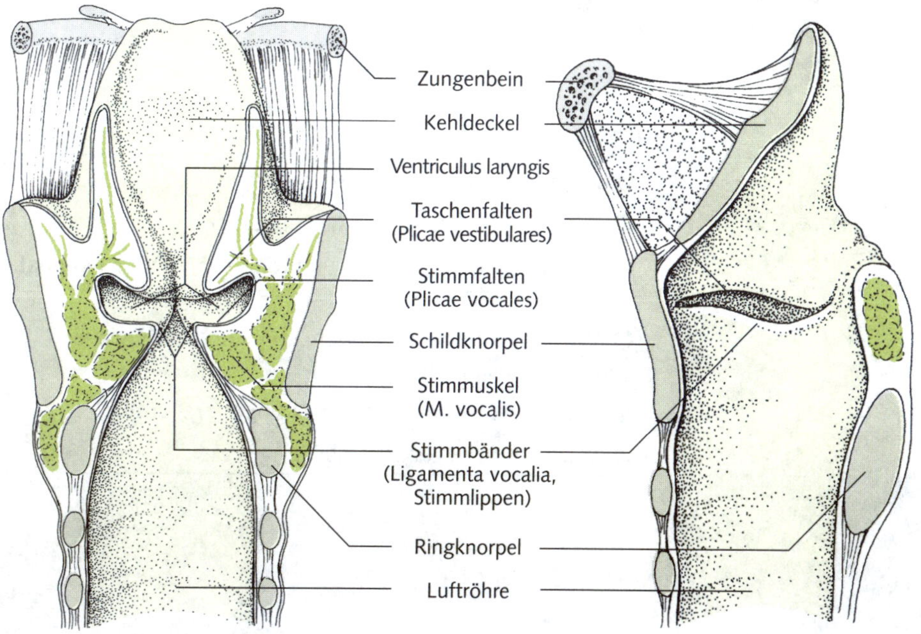

Abb. 1.3 Längsschnitte durch den Larynx. Ansicht von hinten (rechts) und von der Seite (links). [L190]

Hals-Nasen-Ohren-Heilkunde

1.3.2 Stimmlippen und Stimme

Stimmlippen:
- Verlauf innerhalb des Schildknorpels
- Bewegung indirekt über Drehung der Stellknorpel
- Nervenimpulse über N. recurrens.

❺ Die Larynxschleimhaut bildet zwei waagerecht übereinanderliegende Faltenpaare: die unten gelegenen **Stimmlippen** und die darüber gelegenen **Taschenfalten** (Abb. 1.3). Die Stimmlippen *(Plicae vocalia)* verlaufen von der Innenseite des Schildknorpels nach dorsal zu den beiden Stellknorpeln. An den Stellknorpeln setzen mehrere feine Muskeln an, die die Stimmbänder indirekt über eine Drehung der Stellknorpel bewegen können. Die Öffnung zwischen den beiden Stimmbändern wird als **Stimmritze** bezeichnet und ihre Weite kann über die Larynxmuskeln verändert werden. Die Stimmlippen werden vom **N. recurrens** innerviert, einem Ast des N. vagus.

Stimmbildung

Die Stimmbildung erfolgt durch Schwingungen der Stimmlippen, ausgelöst durch den Luftstrom der Atemluft.

❻ Bei der Stimmbildung *(Phonation)* werden die Stimmlippen durch den Luftstrom der Ein- und Ausatemluft in regelmäßige Schwingungen versetzt. Die Frequenz der Schwingungen wird durch Änderung der Spannung der Stimmlippen reguliert: Je höher die *Frequenz* der Schwingungen ist, desto höher ist der Ton. Die **Lautstärke** dagegen hängt von der Stärke des Luftstromes ab. Die **Fülle** der Stimme wird durch den Resonanzraum von Mund-, Rachen- und Nasenhöhle erzeugt, der auch die Klangfarbe bestimmt.

? Übungsfragen

❶ Aus welchen Teilen besteht der Pharynx?

❷ Welche Funktion erfüllt die Epiglottis?

❸ Welche anatomischen Strukturen gehören zum lymphatischen System des Pharynx?

❹ Welche Funktionen hat der Larynx und aus welchen Knorpelteilen besteht er?

❺ Welche Aufgabe hat der N. laryngeus recurrens?

❻ Wie kommt es zur Stimmbildung?

1.4 Hörorgan

Einteilung:
- Äußeres Ohr
- Mittelohr
- Innenohr.

Das Hörorgan wird in **äußeres Ohr, Mittelohr** und **Innenohr** unterteilt. Mittel- und Innenohr liegen zusammen mit dem **Gleichgewichtsorgan** gut geschützt in der Felsenbeinpyramide des Schläfenbeins. Das Hörorgan dient der Aufnahme von akustischen Reizen, das Gleichgewichtsorgan registriert Körperlage und -position. Die Informationen aus beiden Organen werden über den N. vestibulocochlearis (VIII. Hirnnerv) an das Gehirn übermittelt.

1.4.1 Äußeres Ohr

Anteile:
- Knorpelige Ohrmuschel
- Äußerer Gehörgang
- Trommelfell als Grenze zum Mittelohr.

Zum äußeren Ohr gehören die knorpelige **Ohrmuschel** und der **äußere Gehörgang.** Dieser zieht leicht abgewinkelt von der Ohrmuschel zum **Trommelfell.** Er enthält Drüsen, die das **Ohrenschmalz** *(Cerumen)* bilden. Einzelne Haare schützen vor eindringenden Fremdkörpern. Das **Trommelfell** *(Membrana tympani),* eine dünne Membran, bildet die Grenze zwischen äußerem Ohr und Mittelohr.

1.4.2 Mittelohr

Anteile:
- Trommelfell als Grenze zum Außenohr
- Gehörknöchelchen
- Rundes und ovales Fenster als Grenze zum Innenohr.

Das Mittelohr liegt in der **Paukenhöhle,** einer kleinen luftgefüllten Knochenhöhle im Felsenbein. Sie ist mit Epithel ausgekleidet und erstreckt sich vom Trommelfell bis zu einer knöchernen Wand des Innenohres. In dieser Wand befinden sich zwei membranverschlossene Knochenfenster, das **ovale** und das **runde** Fenster, die die Verbindung zum **Innenohr** herstellen. Im obersten Anteil der Paukenhöhle besteht Kontakt mit den Hohlräumen des **Warzenfortsatzes** *(Processus mastoideus, Mastoid).*

Gehörknöchelchen

Umwandlung von Luftschwingungen in Knochenschwingungen.

In der Paukenhöhle liegen die drei **Gehörknöchelchen:** Hammer, Amboß und Steigbügel. Der Hammergriff ist an der Innenseite des Trommelfells angewachsen. Der Hammerkopf ist gelenkig mit dem Amboß und dieser wiederum gelenkig mit dem Steigbügel verbunden. Der Steigbügel ist mit seiner Fußplatte im ovalen Fenster befestigt. Die Gehörknöchelchen wandeln die auf das Trommelfell treffenden Luftschwingungen in eine Knochenschwingung um und dämpfen starke Trommelfellschwingungen, damit das Innenohr nicht durch extreme Vibrationen oder Lärm geschädigt wird.

Ohrtrompete

Verbindung zwischen Mittelohr und oberem Rachenraum zum Luftausgleich.

❶ Die **Ohrtrompete** *(EUSTACHIsche Röhre, Tuba auditiva eustachii)* stellt eine Verbindung zwischen Mittelohr und oberem Rachenraum dar. Sie bewirkt einen Luftausgleich zwischen beiden Räumen, indem sie sich bei jedem Schluckakt automatisch öffnet.

1.4.3 Innenohr

Anteile:
- Hörorgan: Schnecke
- Gleichgewichtsorgan: Vorhof, Bogengänge.

Das Innenohr enthält die Sinnesrezeptoren für Gehör- und Gleichgewichtssinn. Es liegt in einem Hohlraumsystem, dem **knöchernen Labyrinth** des Felsenbeins. Dieses besteht aus dem **Vorhof,** den **Bogengängen** und der **Schnecke** und ist mit einer liquorähnlichen Flüssigkeit, der **Perilymphe,** gefüllt. Im Vorhof und in den Bogengängen liegen die Sinnesrezeptoren für das Gleichgewichtsorgan, während die Schnecke die Sinnesrezeptoren für das Gehör enthält.

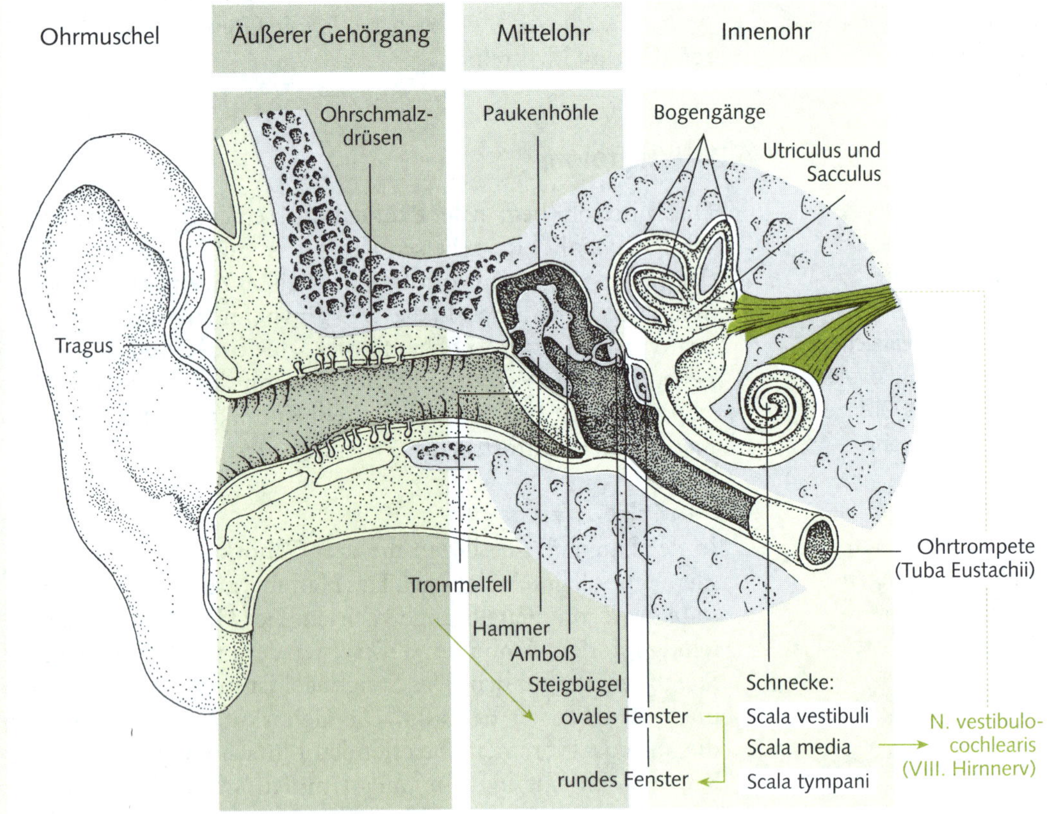

Abb. 1.4 Übersicht über äußeres Ohr, Mittel- und Innenohr sowie des Gleichgewichtsorganes. [L190]

Schnecke

Anteile:
- Knöcherne Schnecke
- Häutige Schnecke mit Sinneszellen.

Die **knöcherne Schnecke** *(Cochlea)* ist ein spiralig gewundener Knochenraum (Abb. 1.4). Eine Zwischenwand teilt den Schneckengang in zwei Etagen: Die oben gelegene **Scala vestibuli** beginnt am ovalen Fenster und geht an der Schneckenspitze in die unten gelegene **Scala tympani** (Paukentreppe) über, die am runden Fenster endet.

❷ Diese knöcherne Schnecke umgibt die häutige Schnecke, einen membranösen Schlauch, der ebenfalls mit Lymphe, der sog. **Endolymphe,** gefüllt ist. In ihr befindet sich die Basilarmembran mit den Sinneszellen. Die Sinneszellen für das Gehör heißen **Haarzellen.** Sie tragen an ihrem freien Ende feine Härchen, die in die Endolymphe des häutigen Schneckengangs ragen und mit einer **gallertartigen Membran** *(Membrana tectoria)* in Verbindung stehen. An ihrer Basis werden die Haarzellen von Fasern des **N. vestibulocochlearis** (VIII. Hirnnerv) umfaßt.

1.4.4 Hörfunktion

Schallwellen bewirken:
- Trommelfellschwingung
- Schwingung der Gehörknöchelchen
- Schwingung des ovalen Fensters
- Auslösung von Wanderwellen in der Perilymphe
- Schwingung der häutigen Schnecke
- Erregung der Haarzellen durch Scherbewegung
- Erregungsüberleitung über N. vestibulocochlearis zum Großhirn.

❸ Schallwellen sind Luftschwingungen, die sich wellenförmig ausbreiten. Auf das Ohr eintreffende Schallwellen werden von der Ohrmuschel aufgenommen und durch den äußeren Gehörgang zum Trommelfell geleitet. Das Trommelfell wird durch die Schallwellen in Schwingungen versetzt, die sich auf die Gehörknöchelchenkette übertragen und schließlich das ovale Fenster erreichen.

Die Steigbügelschwingungen am ovalen Fenster versetzen die Perilymphe der Scala vestibuli in Schwingungen, laufen als Wanderwellen bis zur Schneckenspitze und von dort die Scala tympani hinab bis zum runden Fenster. Die Wanderwellen in der Perilymphe versetzen auch die Basilarmembran in der häutigen Schnecke in Schwingung. Dadurch werden zwischen den Haarzellen auf der Basilarmembran und der gallertigen Membrana tectoria Scherbewegungen erzeugt, die dazu führen, daß die Härchen der Sinneszellen verbogen werden. Aufgrund dieses mechanischen Biegungsreizes werden die Haarzellen erregt und geben ihre Reize an die basal gelegenen Nervenfasern weiter. Diese Nervenfasern vereinigen sich später zusammen mit den Nervenfasern des Gleichgewichtsorgans zum **N. vestibulocochlearis** und ziehen zum Großhirnschläfenlappen.

1.5 Gleichgewichtsorgan

Aufrechterhaltung von Kopf- und Körperhaltung in Ruhe und bei Bewegung.

❹ Der Gleichgewichtssinn dient zusammen mit anderen Sinnen, wie dem Sehsinn und der Tiefensensibilität, der Orientierung im Raum und der Aufrechterhaltung von Kopf- und Körperhaltung in Ruhe und bei Bewegungen. Zum Gleichgewichtsorgan *(Vestibularapparat)* gehören der **Vorhof** *(Vestibulum)* und die drei **Bogengänge.**

1.5.1 Vorhof

Anteile:
- Knöcherner Vorhof
- Membranöse Anteile (Utriculus, Sacculus) mit Sinneszellen.

Vom Vorhof *(Vestibulum),* dem Zentrum des knöchernen Labyrinths, gehen nach dorsal die drei Bogengänge und nach ventral die Schnecke des Hörorgans ab. Wie das gesamte knöcherne Labyrinth ist auch der Vorhof mit Perilymphe gefüllt. Zusätzlich enthält er membranöse Strukturen, die mit Endolymphe gefüllt sind: das **große Vorhofsäckchen** *(Utriculus)* und das **kleine Vorhofsäckchen** *(Sacculus).* Utriculus und Sacculus sind durch zwei feine Gänge miteinander verbunden. Sie enthalten in ihrer Wand jeweils ein **Sinnesfeld** *(Macula),* das im Utriculus in horizontaler, im Sacculus in vertikaler Ebene liegt. Diese Sinnesfelder sind aus Sinneszellen aufgebaut. Die Sinneszellen sind Haarzellen, deren Härchen in eine gallertartige Membran hineinragen. Diese Membran *(Statolithenmembran)* bedeckt das gesamte Sinnesfeld und hat an ihrer Oberfläche feine **Kalziumkarbonatkristalle** *(Statolithen)* eingelagert.

Reaktion auf Schwerkraft und Beschleunigung

Reflektorische Anpassung der Körpermuskulatur bei Erregung der Sinneszellen durch Schwerkraft und Beschleunigung.

Die Sinneszellen der Maculae reagieren auf Schwerkraft und Beschleunigung in vertikaler und horizontaler Ebene. Dadurch ändert sich der Druck und die Sinneshärchen verbiegen sich und werden erregt. Das ZNS verarbeitet diese Signale zu den bewußten Empfindungen wie »Fallen«, »Bremsen« oder »Steigen«. Dies wiederum führt reflektorisch zur Anpassung von Tonus und Bewegung der Körpermuskulatur.

1.5.2 Bogengänge

3 Bogengänge mit Sinneszellen, angelegt in den 3 Raumebenen.

Die drei Bogengänge stehen etwa im rechten Winkel zueinander in den drei Raumebenen. Es gibt je einen ventralen und dorsalen vertikalen und einen lateralen horizontalen Bogengang. Sie beginnen und enden alle im Vorhofbereich, so daß sie jeweils zusammen mit diesem einen Ring bilden. In den knöchernen Bogengängen verlaufen die membranösen, mit Endolymphe gefüllten häutigen Bogengänge. Jeder Bogengang ist am Ende zu einer **Ampulle** erweitert. Dort befinden sich die Sinneszellen des Bogengangsystems. Es handelt sich um Haarzellen, deren Härchen in eine gallertartige, kuppelförmige Masse *(Cupula)* ragen.

Reflektorische Anpassung der Körpermuskulatur bei Erregung der Sinneszellen durch Drehbewegungen.

Sinnesfunktion der Bogengänge

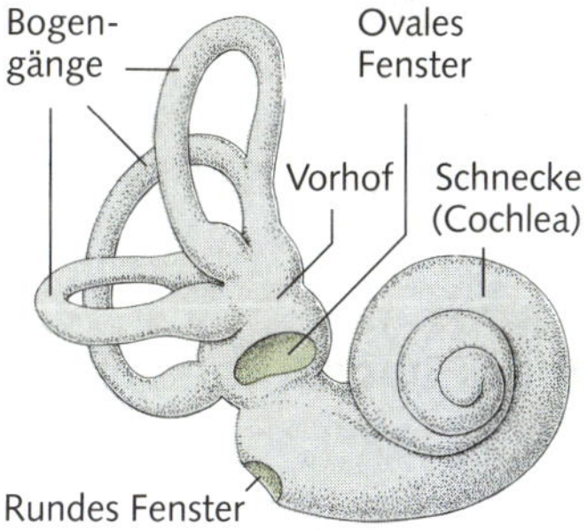

Abb. 1.5 Schnecke und Bogengänge als Ausgußmodell. [L190]

Die Sinneszellen der Bogengänge reagieren auf **Drehbewegungen.** Hierbei werden Endolymphe und Cupula ausgelenkt, was wiederum zu einem Zug an den darin eingebetteten Härchen führt. Die Bewegung der Härchen stellt den entsprechenden Reiz für die Sinneszellen dar. Die Nervenimpulse aus den Haarzellen führen im ZNS zur bewußten Empfindung von Drehbewegungen und zur reflektorischen Anpassung der Körperhaltung an die Erfordernisse der Situation.

1.5.3 Leitungsbahn des Gleichgewichtsorgans

Angepaßte Muskelbewegungen in Ruhe, bei Bewegung und Lagewechsel durch Verknüpfung des Gleichgewichtsorgans über den N. vestibulocochlearis mit anderen Hirnarealen.

❺ Von den Haarzellen des Gleichgewichtsorgans werden die Erregungsimpulse an Nervenfasern weitergeleitet, die den vestibulären Anteil des **N. vestibulocochlearis** bilden. Dieser leitet die Informationen an die Strukturen des zentralen Nervensystems (Rückenmark, Kleinhirn, Formatio reticularis, Thalamus, Hirnnervenkerne) weiter. Über diese Verbindungen werden die Erregungen des Gleichgewichtsorgans mit dem motorischen System verknüpft. So werden Muskelbewegungen für die Stellung des Kopfes, des Körpers und der Augen reflektorisch entsprechend der jeweiligen Erfordernisse in Ruhe, bei Lagewechsel oder Bewegung gesteuert.

? Übungsfragen

❶ Wo befindet sich die Ohrtrompete, welche Aufgaben hat sie?

❷ Wo befinden sich die Sinneszellen des Hörorgans?

❸ Welchen Weg nehmen die Schallwellen bis zur Erzeugung eines Sinnesreizes?

❹ Wozu dient der Gleichgewichtssinn und aus welchen anatomischen Strukturen wird das Gleichgewichtsorgan gebildet?

❺ Mit welchen Hirngebieten steht das Gleichgewichtsorgan in Verbindung?

2 HNO-ärztliche Untersuchungsmethoden

2.1 Allgemeine Untersuchungen

2.1.1 Anamnese und Untersuchung

Anamnese

- Symptomatik
- Allgemein-erkrankungen
- Medikamente
- Allergien
- HNO-Erkrankungen in der Familie.

Zu jeder Aufnahme eines Patienten gehört die Erstellung seiner Krankengeschichte *(Anamnese)*, die Fragen nach den aktuellen Beschwerden, Allgemeinerkrankungen wie Hypertonie, Stoffwechselkrankheiten sowie der Einnahme von Medikamenten beantworten soll. In der Hals-Nasen-Ohren-Heilkunde sind besonders Angaben zu Allergien und bestehenden HNO-Erkrankungen in der Familie von Bedeutung.

Inspektion und Palpation

Bei der **Inspektion,** beim Anschauen, wird die äußere Nasenform, Veränderung der Ohrmuschelform, Rötung und Schwellung der Ohrmuschel, Absonderungen aus dem Gehörgang u.a. beurteilt.

Bei der **Palpation,** dem Abtasten, werden Ohr, Nase und ihre Umgebung sowie Halslymphknoten auf Schwellungen und Druckschmerzhaftigkeit hin untersucht.

Untersuchung der Ohren

Otoskopie: Beurteilung von äußerem Gehörgang und Trommelfell.

❶ Zur genaueren Untersuchung der Ohren, der *Otoskopie,* wird ein Metalltrichter in den äußeren Gehörgang eingeführt. Dazu wird der Gehörgang durch Zug an der Ohrmuschel nach hinten oben gestreckt. Nun können Trommelfell und äußerer Gehörgang beurteilt werden.

Untersuchung der Nase

Vordere Rhinoskopie: Beurteilung der vorderen Nasenabschnitte.

Zuerst beurteilt der Untersucher die äußere Nasenform (z.B. Sattel-, Höckernase). Im Anschluß werden dann die vorderen Nasenabschnitte mit dem **Stirnreflektor** und dem **Nasenspekulum** betrachtet, die **vordere Rhinoskopie.** Die hinteren Nasenabschnitte, die Nasennebenhöhlenausführungsgänge

Endoskopie: Beurteilung der hinteren Nasenabschnitte, der Nasennebenhöhlenausführungsgänge und des Nasopharynx.

und der Nasopharynx werden mit Hilfe eines Endoskops untersucht. Dazu muß vorher oft die Nasenschleimhaut abgeschwollen und örtlich betäubt werden. Der Nasenrachenraum kann auch transoral, d. h. über die Mundhöhle untersucht werden (Abb. 2.1).

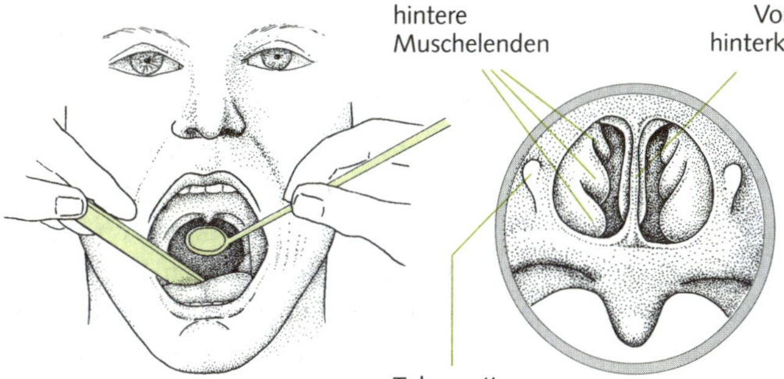

Abb. 2.1
Sicht bei der hinteren Rhinoskopie auf die Nasenhaupthöhle von dorsal über Mundhöhle und Nasenrachenraum. [L157]

Untersuchung der Mundhöhle und des Oropharynx

Spiegeluntersuchung zur Beurteilung der gesamten Mundhöhle.

Mundschleimhaut, Ausführungsgänge der Mundspeicheldrüsen (Ohr- und Unterkieferspeicheldrüsen), Tonsillen, Gaumenbögen und Zunge werden mit Hilfe eines **Stirnreflektors** und eines **Mundspatels** untersucht. Deshalb wird sie auch als **Spiegeluntersuchung** bezeichnet.

Untersuchung von Hypopharynx und Larynx

- Indirekte Laryngoskopie: Spiegeluntersuchung von Hypopharynx und Larynx
- Direkte Laryngoskopie: Endoskopie von Hypopharynx und Larynx.

❷ Sie erfolgt mit einem kleinen Spiegel und dem Stirnreflektor als indirekte Kehlkopfspiegelung oder **indirekte Laryngoskopie:** Der Untersucher faßt mit der linken Hand die Zunge des Patienten und zieht sie vorsichtig nach vorne. Der Spiegel mit langem Stiel wird hinter das Gaumensegel geführt und so gekippt, daß Hypopharynx und Larynx zu sehen sind. Alternativ kann die Endoskopie (☞ unten) als direkte Kehlkopfspiegelung oder **direkte Laryngoskopie** mit der Möglichkeit der optischen Vergrößerung zur Beurteilung von Hypopharynx und Larynx eingesetzt werden.

2.1.2 Endoskopie und bildgebende Verfahren

Endoskopie

- Befunderhebung
- Gewebeentnahme
- Therapie.

❸ Einige anatomische Strukturen wie **Nasopharynx, Trachea** oder **Ösophagus** sind nur endoskopisch ausreichend beurteilbar. Die Endoskopie wird diagnostisch zur Befunderhebung und zur Gewebeentnahme für histologische Untersuchungen, aber auch therapeutisch, z.B. zur Entfernung von Polypen, genutzt. Die Endoskopie von Trachea und Ösophagus erfolgt meist in Vollnarkose, im Nasopharynx evtl. in Lokalanästhesie.

Bildgebende Verfahren

- Röntgen
- Sonographie
- Computertomographie
- Kernspintomographie.

In der HNO wird die konventionelle Röntgenaufnahme hauptsächlich für die Übersichtsaufnahmen von Nasennebenhöhlen und für die Aufnahme nach SCHÜLLER genutzt, die die Warzenfortsatzzellen und den Gehörgang darstellt. Ebenso kommen als bildgebende Verfahren die Sonographie, das Computertomogramm oder die Kernspintomographie zum Einsatz.

2.2 Spezielle Untersuchungen

2.2.1 Audiologische Diagnostik

Stimmgabelprüfung nach WEBER und RINNE

Grobe Prüfung des Hörvermögens im Seitenvergleich.

❹ Bei der Stimmgabelprüfung nach WEBER und RINNE wird eine angeschlagene Stimmgabel in der Scheitelmitte bzw. auf den Warzenfortsatz des Patienten aufgesetzt. Diese Untersuchungen ermöglichen eine grobe Prüfung des Hörvermögens im Seitenvergleich und erste Aussagen über die Ursache einer Schwerhörigkeit.

Tonaudiogramm

Wichtigste Hörprüfung.

Das Tonaudiogramm ist die wichtigste Hörprüfung zum Nachweis einer Hörstörung. Der Untersucher stellt im Audiometer Töne einer bestimmten Frequenz (Tonhöhe) ein, deren Lautstärke langsam zunimmt. Der Patient gibt an, wann er den Ton erstmalig hört.

Sprachaudiometrie

Untersuchung der Signalverarbeitung des Gehörs
- Hörweitenprüfung
- Sprachtests.

Die Sprachaudiometrie erfaßt einen Teil der Signalverarbeitung des Gehörs. Neben der **Hörweitenprüfung,** die Aussagen über das Verstehen von Flüster- und normaler Sprache aus bestimmten Entfernungen erteilt, stehen verschiedene standardisierte **Sprachtests** mit Testwörtern zur Verfügung.

Objektive Hörprüfung durch Ableitung der elektrischen Nervenaktivität.

Elektrische Reaktionsaudiometrie

Bei dieser objektiven Hörprüfung wird die elektrische Nervenaktivität abgeleitet, die beim Hören im Innenohr aufgebaut und zum Gehirn weitergeleitet wird. Sie findet Anwendung in der Kleinkinder-Audiometrie und bei Erwachsenen zur Differenzierung einer Schwerhörigkeit und insbesondere zum Ausschluß eines Akustikusneurinoms (gutartiger Tumor des N. vestibulochochlearis).

2.2.2 Gleichgewichtsprüfung

Bei der Gleichgewichtsprüfung wird der Patient aufgefordert, meist mit geschlossenen Augen, bestimmte Anweisungen auszuführen, z.B. Auf-der-Stelle-Treten, Geradeausgehen. Anhand seiner Reaktion läßt sich in vielen Fällen der Ursprung der Störung lokalisieren.

2.2.3 Nystagmusprüfung

❺ Unter einem Nystagmus (Augenzittern) werden unwillkürliche, rhythmische Augenbewegungen verstanden. Diese können *physiologisch* (natürlich) oder *pathologisch* (krankhaft) sein.

Physiologischer Nystagmus:
- Bei und nach Drehbeschleunigung
- Bei thermischer Reizung des Gleichgewichtsorgans.

Pathologischer Nystagmus:
- Spontannystagmus.

Physiologie

Nervenimpulse werden gleichmäßig vom rechten und linken Gleichgewichtsorgan zu den Gleichgewichtszentren im Gehirn *(vestibuläre Kerngebiete)* geleitet, die in Verbindung mit den Augenmuskelkernen stehen.

Liegt eine Störung des Gleichgewichtssinnes vor, z.B. durch einseitigen Ausfall eines Gleichgewichtsorgans, führt diese Seitendifferenz der Nervenimpulse durch die Verschaltung der vestibulären Kerngebiete mit den Augenmuskelkernen zu unwillkürlichen, rhythmischen Augenbewegungen, dem Nystagmus *(griech.: schläfrig blinzeln)*. *Physiologisch* ist ein Nystagmus z.B. während und nach Drehbeschleunigungen oder durch Wärme- und Kältereize auf das Gleichgewichtsorgan. Dagegen ist ein **Spontannystagmus,** der ohne äußere Reize auftritt, in der Regel *pathologisch* (krankhaft).

Häufigste Nystagmusform ist der meist horizontale **Rucknystagmus.** Dabei bewegen sich die Augen erst langsam zu einer Seite, dann ruckartig und stärker sichtbar zur Gegenseite. Die Richtungsbezeichnung erfolgt nach der schnellen Seite.

Diagnostik

Ein Nystagmus kann durch verschiedene Provokationen ausgelöst werden:

Lageprüfung Der Nystagmus wird dadurch ausgelöst, daß der auf dem Rücken liegende Patient nacheinander in die linke und nach zwischenzeitlicher erneuter Rückenlage in die rechte Seitenlage gedreht wird

Lagerungsprüfung Der Patient sitzt zu Beginn und soll sich im Wechsel hinlegen und aufsetzen, wobei der Kopf erst nicht, dann nach links und rechts gedreht wird. Durch diesen Lagerungswechsel tritt ein Nystagmus auf

Kalorische Prüfung Hierbei wird der äußere Gehörgang über 30–40 Sekunden mit warmem (40 °C) oder kaltem Wasser (30 °C) gespült. Dabei wird ein thermischer Reiz auf das Gleichgewichtsorgan ausgeübt und ein Nystagmus ausgelöst.

Beurteilung

- FRENZEL-Brille
- ENG.

Um den Nystagmus besser beurteilen zu können, beobachtet der Untersucher den Nystagmus unter der **FRENZEL-Brille:** Durch sehr starke Gläser dieser speziellen Leuchtbrille kann der Patient den Blick nicht mehr fixieren, und der Nystagmus tritt deutlicher hervor. Gleichzeitig kann der Untersucher durch Vergrößerung und Beleuchtung der Augäpfel den Nystagmus besser erkennen.

Mit der **Elektronystagmographie** (ENG) wird der Nystagmus objektiviert: Über bitemporal (an den Schläfen) angelegte Elektroden wird der Nystagmus elektronisch erfaßt und die Nystagmusschläge aufgezeichnet.

2.2.4 Allergietests

❻ Bei Verdacht auf allergische Rhinitis (☞ 4.1.5) oder bei Nasenpolypen (☞ 4.1.6) ist ein Allergietest notwendig. Hierzu stehen im wesentlichen vier diagnostische Methoden zur Verfügung:

- **Prick-Test:** Allergene Substanzen (z.B. Pollenextrakte) werden in die Haut eingebracht
- **Serologische Diagnostik:** Im Blut des Patienten werden IgE-Antikörper bestimmt
- **Nasensekretchemie:** Nasensekret wird auf IgE-Antikörper hin untersucht
- **Intranasaler Provokationstest:** Hierbei wird allergenhaltige Lösung in die Nase getropft. Bei positiver Reaktion schwillt die Nasenschleimhaut an und die Nasenatmung ist eingeschränkt.

2.2.5 Geruchs- und Geschmacksprüfungen

Subjektive Riechprüfung

Verschiedene Substanzen, sog. **Riechstoffe,** werden getrennt vor jedes der beiden Nasenlöcher gehalten, und der Patient gibt an, was er riecht.

- Reine Riechstoffe, z.B. Kaffee, Vanille, Zimt
- Riechstoffe mit Trigeminusreizung, z.B. Menthol (gleichzeitiges Brennen in der Nase)
- Riechstoffe mit Geschmackskomponente, z.B. Chloroform (süß).

Objektive Riechprüfung

Die objektive Riechprüfung ermöglicht es, die Reaktion auf ein Riechstoffangebot durch computergesteuerte Ableitung der dadurch ausgelösten Hirnströme zu erfassen und zu beurteilen.

Geschmacksprüfung

Auf die Zunge werden in aufsteigender Konzentration wäßrige Lösungen von Glukose (süß), Kochsalz (salzig), Zitronensäure (sauer) und Chinin (bitter) getropft. Dadurch wird die Erkennungsschwelle der Geschmackswahrnehmung geprüft.

? Übungsfragen

1. Welche anatomischen Strukturen können mit Hilfe der Otoskopie beurteilt werden?
2. Wozu dient eine indirekte Laryngoskopie?
3. Wozu kann die Endoskopie in der HNO eingesetzt werden?
4. Welche Untersuchungen werden zur Beurteilung des Hörvermögens eingesetzt?
5. Was ist ein Nystagmus?
6. Was versteht man unter einem »Prick-Test«?

3 Erkrankungen des Ohres

3.1 Erkrankungen des äußeren Ohres

3.1.1 Abstehende Ohrmuscheln

- Häufigste Fehlbildung der Ohrmuschel
- V.a. kosmetisches Problem
- Korrektur möglichst im Vorschulalter.

Abstehende Ohrmuscheln *(Apostasis otum)* sind die häufigste Fehlbildung des äußeren Ohres. Sie treten meist beidseitig auf und sind als kosmetisches Problem oft Grund für Hänseleien und Minderwertigkeitskomplexe. Deshalb sollte eine operative kosmetische Korrektur bereits im Vorschulalter erfolgen.

3.1.2 Entzündungen des äußeren Ohres

Otitis externa

Meist bakterielle Entzündung der Gehörgangshaut.

❶ Bei der Otitis externa (Entzündung des äußeren Gehörgangs) handelt es sich um eine meist bakterielle Infektion der Gehörgangshaut. Begünstigt wird sie durch äußere Faktoren wie unsauberes Badewasser oder Manipulation mit Wattestäbchen.

Klinik

- Schmerzen
- Evtl. Schwerhörigkeit.

Die Gehörgangshaut ist geschwollen. Der Patient empfindet starke Schmerzen, die beim Kauen oder durch Druck auf den Tragus (Knorpelvorsprung vor der äußeren Gehörgangsöffnung Abb. 1.4) zunehmen. Bei vollständiger Verlegung des Gehörganges sind die Patienten meist schwerhörig.

Therapie

- Reinigung des Gehörgangs
- Einlegen eines alkohol-, antibiotika-, oder cortisonhaltigen Salbenstreifens.

Für eine gezielte Antibiotikagabe wird zum Erregernachweis ein bakteriologischer Abstrich entnommen. Der Gehörgang wird gereinigt und ein alkohol-, antibiotika- oder cortisonhaltiger Salbenstreifen eingelegt. In leichteren Fällen genügen Ohrentropfen.

Ohrmuschel-Perichondritis

Die Ohrmuschel-Perichondritis kann nach einer Verletzung oder Operation im Bereich der Ohrmuschel oder bei einer chronischen Mittelohrentzündung (☞ 3.2.2) auftreten.

Klinik

Die Ohrmuschel ist gerötet, sichtbar geschwollen und äußerst schmerzhaft.

Therapie

- Orales Breitbandantibiotikum
- Verband mit antibiotika-, cortisonhaltiger Salbe.

Verband mit antibiotika- und cortisonhaltiger Salbe anlegen, zusätzliche Gabe eines oralen Breitbandantibiotikums.

❷ Als Komplikation der Ohrmuschel-Perichondritis können Knorpelnekrose und Schrumpfung der Ohrmuschel auftreten.

3.1.3 Cerumen obturans

- Meist Folge mechanischer Reinigungsversuche
- Plötzlicher Druck im Ohr
- Hörminderung
- Spülung des Gehörgangs mit lauwarmem Wasser.

Cerumen obturans ist ein **Ohrenschmalzpfropf.** Dieser entsteht in der Regel nur dann, wenn der Selbstreinigungsprozeß des Gehörganges gestört wird, was häufig die Folge mechanischer Reinigungsversuche ist. Dadurch bildet sich verstärkt Ohrenschmalz, das den Gehörgang verstopfen kann. Symptome sind **plötzlicher Druck** im Ohr und **Hörminderung.**

❸ Bei intaktem Trommelfell wird der Gehörgang mit Ohrspritze und körperwarmem Wasser gespült. Vorher wird der Pfropf evtl. mit Ohrentropfen, z.B. Cerumenex®, aufgeweicht.

Pflege

Der Patient sollte darüber aufgeklärt werden, daß es ausreicht, die Ohren im Bereich der Ohrmuschel mit Wattestäbchen zu säubern.

3.1.4 Fremdkörper im Gehörgang

Kinder stecken sich gerne beim Spielen Murmeln, Glasperlen u.ä. ins Ohr, bei Erwachsenen handelt es sich meist um vergessene Wattereste oder Reste von Ohropax®. Der Fremdkörper wird mit speziellen Häkchen unter mikroskopischer Kontrolle entfernt.

! Merke

Vorsicht! Bei Entfernung durch Laien dringt der Fremdkörper häufig noch tiefer in den Gehörgang ein mit der Gefahr, Trommelfell und Gehörknöchelchen zu verletzen.

? Übungsfragen

❶ Welche Faktoren können die Entstehung einer Otitis externa begünstigen?

❷ Welche Komplikation kann bei einer Ohrmuschel-Perichondritis auftreten?

❸ Wie wird ein Cerumen obturans behandelt?

3.2 Erkrankungen des Mittelohres

3.2.1 Otitis media acuta

- Meist aufsteigende Entzündung bei Infekten der oberen Atemwege
- Seltener Einwanderung von Erregern bei Trommelfelldefekt.

Die **akute Mittelohrentzündung** *(Otitis media acuta)* ist meist bakteriell bedingt und insbesondere bei (Klein-)Kindern ein häufiges Krankheitsbild. Die Bakterien steigen in der Regel im Rahmen eines Infektes der oberen Atemwege ins Mittelohr auf. Seltener dringen die Erreger von außen bei Trommelfellverletzungen ein.

Klinik

- Ohrenschmerzen
- Schwerhörigkeit
- Fieber, Kopfschmerzen, Krankheitsgefühl
- Evtl. Otorrhoe.

❶ Die Patienten klagen über heftige, pulsierende Ohrenschmerzen und sind auf der betroffenen Seite schwerhörig. Sie fühlen sich krank, haben Fieber und Kopfschmerzen. Kommt es zu einer Spontanperforation des Trommelfells, tritt Flüssigkeit aus dem Gehörgang aus *(Otorrhoe, Ohrlaufen)* und die Schmerzen lassen schlagartig nach.

Diagnostik

- Ohrmikroskopie
- Evtl. Hörtest, Röntgenaufnahme nach SCHÜLLER.

Bei der Ohrmikroskopie fällt ein gerötetes und vorgewölbtes Trommelfell auf. Liegt ein schwerer Krankheitsverlauf vor, werden ein Hörtest und eine Röntgenaufnahme nach SCHÜLLER angefertigt, um eine Beteiligung der Warzenfortsatzzellen *(Mastoid)* auszuschließen.

- Orale Antibiotika
- Abschwellende Nasentropfen
- Evtl. Parazentese
- Evtl. Einlegen eines Paukenröhrchens.

Therapie

Orale Antibiotika (z.B. Amoxypen®), um den bakteriellen Infekt zu bekämpfen; zusätzlich abschwellende Nasentropfen, um die Belüftung der Ohrtrompete zu verbessern.

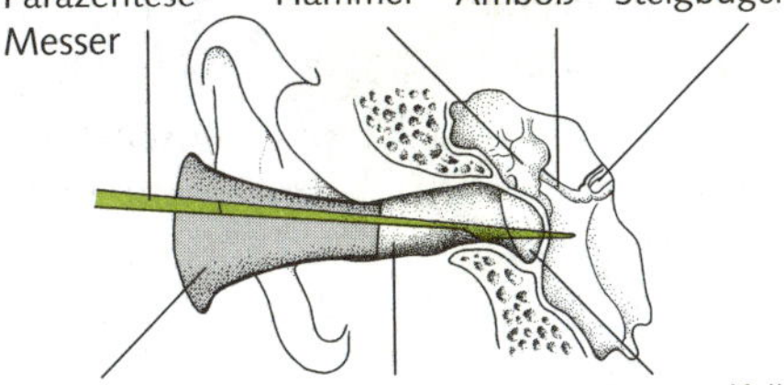

Abb. 3.1 Prinzip der Parazentese. [L157]

❷ Bei sehr starken Schmerzen und vorgewölbtem Trommelfell ist ein kleiner Trommelfellschnitt, die sog. **Parazentese** (Abb. 3.1), nötig, damit der Mittelohrerguß abfließen kann. Dieser Trommelfellschnitt verschließt sich nach ca. einer Woche spontan. Ist diese Therapie nicht erfolgreich oder treten Komplikationen auf, z.B. eine Innenohrschädigung, wird ein **Paukenröhrchen** eingelegt. Dieses Kunststoffröhrchen gewährleistet eine dauerhafte Drainage der Paukenhöhle (Abb. 3.2).

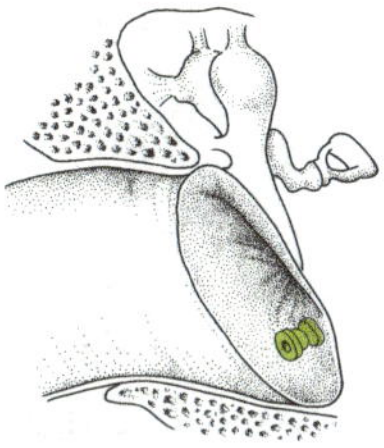

Abb. 3.2 Im Trommelfell liegendes Paukenröhrchen (Längsschnitt durch den Gehörgang). [L157]

Pflege

Bei diesem Krankheitsbild müssen die Nasentropfen den Rachen erreichen (dort liegt die Öffnung der Ohrtrompete). Deshalb soll der Patient die Nasentropfen in Rückenlage bei zurückgelegtem Kopf eintropfen und mindestens zwei Minuten in dieser Position verbleiben.

Bei der Krankenbeobachtung ist auf folgende Zeichen einer Komplikation zu achten:

- Wiederanstieg des Fiebers
- Verschlechterung des Allgemeinbefindens
- Druckschmerz hinter dem Ohr
- Rötung und Abstehen der Ohrmuschel.

Komplikation

Mastoiditis

- Ohrenlaufen
- Mastoid-Druckschmerz
- Schwellung hinter dem Ohr.

❸ Bei unzureichender Behandlung besteht die Gefahr einer **Mastoiditis** (Entzündung des Warzenfortsatzes), der häufigsten Komplikation einer Mittelohrentzündung. Die Gefahr besteht darin, daß die Keime ins Gehirn wandern und dort z.B. einen Hirnabszeß bilden.

Symptome sind Ohrenlaufen, Schmerzen bei Druck auf das Mastoid und Schwellung hinter dem Ohr, so daß das Ohr ab-

Hals-Nasen-Ohren-Heilkunde

- Parazentese
- Abschwellende Nasentropfen
- Antibiotika intravenös
- Evtl. Operation.

steht. Die Diagnose wird durch eine Röntgenaufnahme nach SCHÜLLER gesichert.

Therapeutisch kommt in leichteren Fällen eine Parazentese in Betracht sowie die lokale Gabe von abschwellenden Nasentropfen und die intravenöse Antibiotikagabe. Im fortgeschrittenen Stadium muß operiert werden, um die entzündeten Warzenfortsatzzellen auszuräumen.

3.2.2 Otitis media chronica

Die **chronische Mittelohrentzündung** *(Otitis media chronica)* ist gekennzeichnet durch Störung der Tubenventilation und beeinträchtigte Funktion der Mittelohrschleimhaut.

Klinik

- Rezidivierendes Ohrenlaufen
- Schwerhörigkeit.

Die Patienten berichten über rezidivierendes Ohrenlaufen und Schwerhörigkeit. Schmerzen treten in der Regel nur bei einer aufgepfropften akuten Mittelohrentzündung auf.

Diagnostik

- Abstrich zum Erregernachweis
- Ohrmikroskopie
- Hörtest
- Röntgenaufnahme nach SCHÜLLER.

Um die Diagnose zu sichern, sind ein Abstrich zum Erregernachweis, ein Hörtest und eine Röntgenaufnahme nach SCHÜLLER erforderlich. Bei der Ohrmikroskopie fällt die Perforation des Trommelfells auf.

Therapie

- Antibiotika im Akutstadium
- Tympanoplastik.

Im Akutstadium wird die chronische Mittelohrentzündung mit Antibiotika behandelt. Ist die Entzündung abgeklungen, wird der Trommelfelldefekt operativ verschlossen, sog. **Tympanoplastik.**

3.2.3 Cholesteatom

Chronische Entzündung mit Zerstörung der knöchernen Mittelohrräume.

❹ Ein Cholesteatom ist eine chronische Entzündung der Mittelohrräume. Durch fehlgeleitetes Wachstum von Gehörgangs- und Trommelfellepithel werden die knöchernen Mittelohrstrukturen zerstört.

Klinik

- Fötide Ohrsekretion
- Zunehmende Schwerhörigkeit.

Symptome sind wiederkehrende, meist stinkende *(fötide)* Ohrsekretion und zunehmende Schwerhörigkeit, im akuten Stadium auch mit Schmerzen verbunden.

Diagnostik

- Ohrmikroskopie
- Röntgenaufnahme nach SCHÜLLER
- Hörtest.

Im Rahmen der Ohrmikroskopie sind meist eine ausgedehnte Trommelfellperforation und weißliche Cholesteatom-Schuppen zu sehen. Eine Röntgenaufnahme nach SCHÜLLER zeigt das Ausmaß der Knochenzerstörung. Der Hörtest ergibt Hörschäden je nach Fortschreiten der Erkrankung.

Therapie

- Trommelfellverschluß
- Rekonstruktion der Gehörknöchelchenkette.

Die Therapie des Cholesteatoms ist immer operativ. Das Cholesteatom wird entfernt und der Trommelfelldefekt verschlossen; die zerstörten Gehörknöchelchen werden rekonstruiert.

3.2.4 Otosklerose

- Mineralstoffwechselstörung mit Verknöcherung v.a. im Bereich des ovalen Fensters
- Schwerhörigkeit
- Tinnitus
- Stapesplastik.

❺ Die Otosklerose ist eine Mineralstoffwechselstörung des knöchernen Labyrinths. Es kommt dabei zu Verknöcherungen v.a. im Bereich des ovalen Fensters. Dadurch wird die Steigbügelplatte fixiert und die Beweglichkeit der Gehörknöchelchenkette eingeschränkt. Die Patienten werden durch diese Veränderungen zunehmend schwerhörig und nehmen z.T. auch Ohrgeräusche, die als **Tinnitus** bezeichnet werden, wahr.

Die Diagnose wird durch verschiedene Hörtests gesichert. Die Behandlung erfolgt operativ, indem der Steigbügel durch eine **Teflon-Platin-Prothese** *(Stapesplastik)* ersetzt wird.

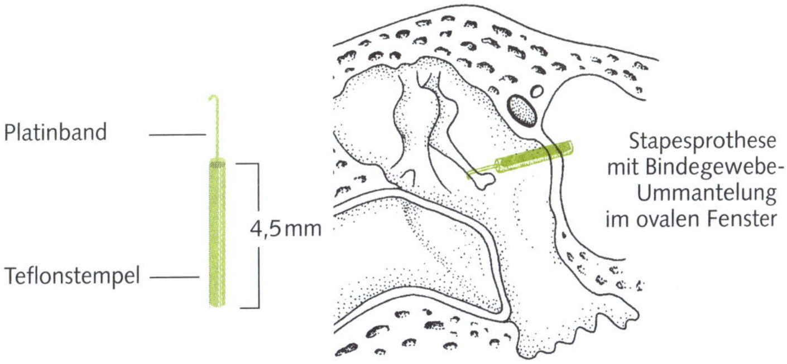

Abb. 3.3 Prinzip der Stapesplastik. [V150, L157]

Übungsfragen

❶ Welche Symptome sind für eine Otitis media acuta typisch?

❷ Was ist eine Parazentese?

❸ Worauf ist bei der Krankenbeobachtung eines Patienten mit einer Otitis media acuta zu achten?

❹ Was ist ein Cholesteatom, welche Symptome treten auf?

❺ Wodurch kommt es bei einer Otosklerose zur Schwerhörigkeit?

3.3 Erkrankungen des Innenohres

3.3.1 Angeborene oder frühkindlich erworbene Innenohrerkrankungen

- Schwerhörigkeit
- Verzögerung der Sprachentwicklung.

Angeborene oder frühkindlich erworbene Innenohrerkrankungen sind entweder genetisch bedingt, häufig in Verbindung mit anderen Anomalien, oder:

- Pränatal erworben, z.B. bei Rötelnerkrankung der Mutter in der Schwangerschaft
- Perinatal erworben, z.B. bei Frühgeburt
- Postnatal erworben, z.B. nach Meningitis, Mumps, Masern.

Bei den Kindern kommt es durch die Schwerhörigkeit zu einer Verzögerung der Sprachentwicklung. Diagnostisch steht, insbesondere im Säuglings- und Kleinkindesalter, die elektrische Reaktionsaudiometrie (☞ 2.2.1) im Vordergrund.

❶ Die Therapie sollte so früh wie möglich erfolgen (z.B. mit Hörgeräten), damit die Sprachentwicklung des Kindes nicht mitbeeinträchtigt wird.

3.3.2 Hörsturz

- Plötzliche, meist einseitige Schwerhörigkeit bis Taubheit
- Tinnitus.

❷ Bei einem Hörsturz tritt plötzlich eine, meist einseitige, Schwerhörigkeit bis Taubheit auf, die häufig von Ohrgeräuschen *(Tinnitus)* begleitet wird. **Schwindelgefühle fehlen.** Ursache sind wahrscheinlich Durchblutungsstörungen im Innenohr.

Die Diagnose läßt sich meist durch ein Tonaudiogramm (☞ 2.2.1) sichern.

Therapie

Infusionsbehandlung mit durchblutungsfördernden Medikamenten.

Infusionsbehandlung mit durchblutungsfördernden Mitteln, z.B. Dextran 40 (z.B. Rheofusion®) oder Pentoxiphyllin (Trental®). Die Prognose ist um so günstiger, je früher die Therapie einsetzt.

Pflege

Es handelt sich um einen HNO-ärztlichen Notfall! Der Arzt muß unverzüglich verständigt werden bzw. der Betroffene soll sich unverzüglich in ärztliche Behandlung begeben.

- Der Patient hat Bettruhe
- Blutdruck und Puls regelmäßig kontrollieren
- Streßsituationen sollten sowohl in der Klinik als auch nach der Entlassung vermieden werden.

3.3.3 Morbus Menière

Morbus Menière ist eine Innenohrerkrankung, die wahrscheinlich durch eine **Elektrolytstörung** zwischen Endo- und Perilymphe ausgelöst wird.

Klinik

Die Patienten leiden charakteristischerweise unter:

- Plötzlichem, anfallsweise einsetzendem **Drehschwindel**
- Schwerhörigkeit
- Ohrgeräuschen.

Therapie

- Durchblutungsfördernde Substanzen als Infusion
- Ggf. Gabe von Antiemetika (z.B. Vomex A®) angezeigt.

Pflege

❸ Die Patienten sind im Akutstadium durch den Drehschwindel gefährdet. Um die Sicherheit des Patienten zu gewährleisten, müssen folgende Punkte beachtet werden:

- Vitalzeichen kontrollieren
- Auf Erbrechen achten (Aspirationsgefahr)
- Patienten nicht alleine aufstehen lassen, Rufanlage in erreichbare Nähe bringen, Nachtstuhl bereitstellen
- Nierenschale und Zellstoff bereitstellen
- Bei Erbrechen für ausreichende Flüssigkeitszufuhr sorgen.

3.3.4 Schwerhörigkeit

Altersschwerhörigkeit

- Schlechtes Sprachverständnis v.a. durch Nebengeräusche
- Lärmempfindlichkeit.

❹ Die Altersschwerhörigkeit *(Presbyakusis)* ist die häufigste Form der beidseitigen Innenohrschwerhörigkeit und durch Alterungsprozesse bedingt. Sie beginnt meist im 50. bis 60. Lebensjahr und ist eine altersnormale Erscheinung. Typisch ist, daß der Betroffene v.a. im Gespräch mit mehreren Personen und bei Nebengeräuschen Sprache nur schlecht verstehen kann. Gleichzeitig besteht jedoch eine Lärmempfindlichkeit (»Kind, schrei nicht so, ich bin doch nicht schwerhörig!«).

Therapeutisch ist in vielen Fällen eine Versorgung mit Hörgeräten sinnvoll.

Lärmschwerhörigkeit

Bei längerer Lärmeinwirkung prophylaktisch Lärmschutz tragen!

Die Lärmschwerhörigkeit tritt bei langfristiger Lärmexposition, z.B. am Arbeitsplatz oder durch laute Musik (Disco, Walkman) auf. Deshalb sollte prophylaktisch bei längerfristiger Lärmeinwirkung konsequent Lärmschutz (z.B. Stöpsel, Kapseln, Kopfhörer) getragen werden.

3.3.5 Entzündliche und toxisch bedingte Innenohrerkrankungen

Entzündliche Innenohrerkrankungen

- Schwerhörigkeit
- Evtl. Schwindel, Tinnitus.

❺ Eine Entzündung des Innenohres *(Labyrinthitis)* kann im Rahmen eines Cholesteatoms (☞ 3.2.3), einer Lyme-Borreliose und viraler Erkrankungen (z.B. Masern, Mumps) vorkommen. Sie zeigt sich durch Schwerhörigkeit, die von Ohrgeräuschen und Schwindel begleitet sein kann.

Die Behandlung richtet sich nach der zugrunde liegenden Erkrankung.

Toxische Innenohrerkrankungen

Auslöser:
- Ototoxische Medikamente
- Gewerbliche Gifte.

Ototoxische (ohrschädigende) Medikamente können zu einer Innenohrschädigung führen, z.B. Aminoglykoside, Schleifendiuretika, bestimmte Lokalanästhetika sowie Zytostatika und Tuberkulostatika. Die gleiche Gefahr besteht bei gewerblichen Giften wie Blei, Fluor, Nitrobenzol, Kohlenmonoxid oder Quecksilber.

? Übungsfragen

❶ Warum soll die Therapie bei angeborener oder frühkindlich erworbener Innenohrerkrankung möglichst frühzeitig beginnen?

❷ Welche Symptome sind für einen Hörsturz typisch?

❸ Wodurch sind Patienten, die an einem M. MENIÈRE leiden, besonders gefährdet?

❹ Welche Hörstörungen sind für eine Altersschwerhörigkeit typisch?

❺ Wodurch kann eine Entzündung des Innenohres ausgelöst werden?

4 Erkrankungen der Nase, der Nasennebenhöhlen und des Nasopharynx

4.1 Erkrankungen der Nase

4.1.1 Choanalatresie

Angeborene Fehlbildung.

❶ Zu den angeborenen Fehlbildungen der Nase gehört die Choanalatresie, bei der die Choanen (☞ 1.1.1) ein- oder doppelseitig verschlossen sind.

Klinik

Gefahr schwerer Atemnot bei Nahrungsaufnahme.

Besonders bei doppelseitiger Choanalatresie kann jede Nahrungsaufnahme beim Säugling zu schwerer Atemnot mit Erstickungssymptomatik führen.

Therapie

Operative Korrektur.

Zunächst durchstößt man die Atresieplatte und legt ein Kunststoffröhrchen ein. Die endgültige operative Versorgung erfolgt dann im Vorschulalter.

4.1.2 Septumdeviation

Verbogene Nasenscheidewand.

❷ Hierbei handelt es sich um eine Verbiegung der Nasenscheidewand, die angeboren oder traumatisch erworben sein kann.

Klinik

- Behinderte Nasenatmung
- Kopfschmerzen
- Riechvermögen ↓
- Infektanfälligkeit.

Typische Symptome sind behinderte Nasenatmung, vermindertes Riechvermögen, Schnarchen und Kopfschmerzen. Durch die Mundatmung sind Infekte der oberen Atemwege häufig.

Diagnostik und Therapie

Septumplastik bei starken Beschwerden.

Die Diagnose wird über die Inspektion der Nase gestellt. Leiden die Patienten sehr unter ihren Beschwerden, muß die Nasenscheidewand operativ mittels einer *Septumplastik* begradigt werden.

4.1.3 Nasenpyramidenfraktur

Die Nasenpyramidenfraktur kommt sehr häufig im Rahmen von Schlägereien oder Stürzen vor.

Klinik

- Schiefstand der Nase
- Einsinken der Nasenpyramide.

Die Nase steht schief und die knöcherne Nasenpyramide (☞ 1.1.1) ist eingesunken. Oft ist dies durch das Hämatom verdeckt.

Diagnostik und Therapie

Operative Versorgung der Fraktur.

Die Diagnose wird klinisch und röntgenologisch gestellt. Geschlossene Frakturen sollten innerhalb einer Woche operativ versorgt werden, um spätere Formfehler mit Behinderung der Nasenatmung zu vermeiden. Offene Frakturen mit Weichteilverletzungen werden sofort chirurgisch versorgt.

4.1.4 Nasenfurunkel

Entzündung der Nasenspitze oder des Naseneingangs, meist durch Staphylokokken.

Aus einer **Haarbalgentzündung** entwickelt sich eine Entzündung der Nasenspitze oder des Naseneinganges. Erreger sind meistens Staphylokokken. Nasenfurunkel treten häufiger bei abwehrgeschwächten Patienten beispielsweise bei Diabetikern oder kachektischen Patienten auf.

Klinik

- Klassische Entzündungszeichen
- Gefahr der Keimverschleppung ins Gehirn!

Nasenspitze oder Naseneingang sind gerötet und geschwollen. Spontan oder allein bei Berührung sind sie sehr schmerzhaft. Häufig ist auch die Oberlippe aufgetrieben. Die Gefahr bei diesem Krankheitsbild liegt in der Verschleppung der Erreger in das Gehirn.

Therapie

- Antibiotikagabe lokal oder systemisch
- Mundbewegung weitgehend vermeiden
- Keine Manipulationen am Furunkel!

Die Therapie besteht aus der Gabe von Antibiotika (z.B. Aureomycin® Salbe) lokal oder in schweren Fällen systemisch (z.B. Staphylex®). Um eine weitere Verschleppung der Erreger zu vermeiden, sollte der Patient möglichst wenig den Mund bewegen, d.h. wenig reden und Breikost oder flüssige Kost zu sich nehmen.

! Merke

Nasenfurunkel unbedingt in Ruhe lassen. Auf keinen Fall an ihnen »herumdrücken«, da so die Erreger über Blut- und Lymphbahnen ins Gehirn gelangen können und dort Infektionen verursachen können.

4.1.5 Schnupfen

Beim Schnupfen werden folgende Formen unterschieden:
- Akuter Schnupfen
- Chronischer Schnupfen
- Allergischer Schnupfen
- Vasomotorischer Schnupfen.

Akuter Schnupfen

- Meist virusbedingt
- Tröpfcheninfektion.

Der akute Schnupfen *(akute Rhinitis)* ist fast ausschließlich virusbedingt, z.B. durch Rhino-, Corona-, Influenza- oder Adenoviren. Die Übertragung erfolgt durch Tröpfcheninfektion.

Klinik

- Nasenlaufen
- Behinderte Nasenatmung
- Allgemeines Krankheitsgefühl.

Der Patient hat eine »laufende Nase«. Dabei ist das Sekret anfangs wäßrig, später auch gelblich-grün oder leicht blutig. Die Nasenatmung ist behindert. Allgemeine Krankheitszeichen wie Abgeschlagenheit, Kopfschmerzen und Fieber sind häufig.

Therapie

- Abschwellende Nasentropfen
- Inhalation, Rotlicht, warme Getränke.

Symptomatisch mit abschwellenden Nasentropfen (z.B. Nasivin®) für höchstens zehn Tage, Inhalationen, z.B. mit Kamillelösung und Rotlicht. Weiterhin sollte ein erhöhte Aufnahme von warmen Getränken erfolgen.

❸ Bei unzureichender Behandlung besteht die Gefahr der Nasennebenhöhlenentzündung *(Sinusitis)*.

Pflege

Beim Schnupfen sollte erkranktes Pflegepersonal mit Mundschutz arbeiten, um die Patienten und Kollegen vor Tröpfcheninfektionen zu schützen.

Chronischer Schnupfen

Unterschiedliche Auslöser.

Beim chronischen Schnupfen handelt es sich um chronische Schleimhauterkrankungen der Nasenhaupt- und Nasennebenhöhlen. Ursachen sind Reizstoffe wie Staub, extreme Dauertemperaturen, Polypen und Tumoren in der Nase und den Nasennebenhöhlen.

Klinik

- Behinderte Nasenatmung
- Nasensekretion
- Räusperzwang.

Der Patient kann nur schlecht durch die Nase atmen und klagt über schleimige Nasensekretion. Da dieses Sekret den Rachen herunter läuft, muß sich der Patient ständig räuspern. Kopfschmerzen treten auf, wenn die Nasennebenhöhlen verlegt sind.

Therapie

Die Ursache muß beseitigt werden, ansonsten helfen symptomatisch z.B. Nasenspülungen mit Salzwasser.

Allergischer Schnupfen

Auslöser sind Allergene.

Der allergische Schnupfen kann saisonal durch Pollen, aber auch das ganze Jahr über durch Nahrungsmittel, Hausstaubmilben, Tierhaare, Bettfedern oder Berufsallergene (z.B. Mehl bei Bäckern) bedingt sein.

Klinik

- Niesattacken
- Wässrige Nasensekretion
- Juckreiz in Augen und Nase.

Die Patienten leiden unter behinderter Nasenatmung, Niesattacken, wäßriger Nasensekretion und Juckreiz in der Nase und den Augen.

Zur Diagnose ist ein **Allergietest** (☞ 2.2.4) unbedingt erforderlich.

Therapie

- Allergene meiden
- Evtl. Hyposensibilisierung
- Symptomatisch: antiallergisch wirkende Medikamente.

❺ Der Patient muß die allergenen Reizfaktoren soweit möglich meiden.

Abschwellende Nasentropfen (z.B. Nasivin®) für höchstens zehn Tage, Antihistaminika (z.B. Teldane®), Kortisonsprays (z.B. Beconase®) und Substanzen, die die Freisetzung von Histamin hemmen (z.B. Vividrin comp.®) wirken lindernd.

Bei manchen Allergenen kann eine Hyposensibilisierung (☞ 4.2.2 Dermatologie) versucht werden.

Vasomotorischer Schnupfen

- Wahrscheinlich vegetative Störung der Nasenschleimhautgefäße
- »KNEIPP-Kur« der Nase
- »Rhinopathia medicamentosa«: Austrocknung der Nasenschleimhaut bei längerer Anwendung von abschwellenden Nasentropfen.

Der vasomotorische Schnupfen *(Rhinopathia vasomotorica)* ähnelt dem allergischen Schnupfen. Es ist jedoch kein Allergennachweis möglich. Ursächlich vermutet man vegetative Störungen der Gefäße in der Nasenschleimhaut.

Die Therapie besteht zunächst in einer »KNEIPP-Kur« der Nase. Dabei wird mehrmals täglich eiskaltes Wasser zum Training der vegetativen Regulation hochgeschnupft. Bringt dies keinen Erfolg, können abschwellende Nasentropfen, Antihistaminika und Kortisonsprays versucht werden.

❹ Bei langzeitiger Anwendung von abschwellenden Nasentropfen besteht die Gefahr der **Rhinopathia medicamentosa!** Durch die Austrocknung der Nasenschleimhaut bilden sich Borken, evtl. verbunden mit einer Riechstörung. Deshalb sollte die Anwendung von Nasentropfen auf 1–2 Wochen begrenzt sein.

Merke

Komplikation bei Dauer-Anwendung von Nasentropfen.

4.1.6 Polyposis nasi

Schleimhautwucherung im Bereich der Nase und der Nasennebenhöhlen.

Ödematöse, polypöse Schleimhautwucherung in Nase und/oder Nasennebenhöhlen werden als Polyposis nasi *(Nasenpolypen)* bezeichnet. Ursächlich liegen meist ein chronischer Schnupfen, eine Allergie oder eine Nasennebenhöhlenentzündung *(Sinusitis)* zugrunde.

Klinik, Diagnostik und Therapie

- Behinderte Nasenatmung
- Riechstörung
- Kopfschmerzen
- Schnarchen
- Operative Entfernung.

Die Patienten klagen über behinderte Nasenatmung, Kopfschmerzen und Riechstörungen. Angehörige berichten, daß der Patient nachts schnarcht. Die Diagnose wird durch die Inspektion der Nasenhöhle gestellt.
Meist ist eine operative Entfernung der Nasenpolypen nötig. Aber auch bei sorgfältigem Vorgehen sind **Rezidive** häufig.

4.1.7 Nasenbluten

Nasenbluten *(Epistaxis)* sieht meist dramatischer aus, als es ist, sollte jedoch auf alle Fälle ernst genommen werden.

Ursachen

- Im vorderen Teil der Nasenscheidewand liegt ein Gefäßnetz *(Locus* KIESSELBACHI*)*, aus dem es beim »Nasenbohren« oder durch heftiges Schneuzen leicht bluten kann
- Verletzungen bei Frakturen, Fremdkörper in der Nase, gutartige oder bösartige Tumoren der Nase können Nasenbluten hervorrufen
- Im Rahmen von Allgemeinerkrankungen wie z.B. Hypertonie, fieberhaften Infekten oder Blutgerinnungsstörungen ist das Auftreten von Nasenbluten möglich.

Diagnostik

Bei stärkeren Blutungen ist eine vordere oder hintere Rhinoskopie (☞ 2.1) oder eine Nasenendoskopie notwendig, um die Blutungsquelle zu lokalisieren.

Therapie

- Patienten aufrecht hinsetzen oder seitlich hinlegen
- Nasenflügel zusammendrücken
- Eiskompresse in den Nacken
- Bei starker Blutung:
  - Nasentamponade
  - Ggf. Ballonkatheter.

❻ Der Patient soll aufrecht sitzen und die Nasenflügel selbst zusammendrücken. Blut soll nicht heruntergeschluckt, sondern ausgespuckt werden. Kann der Patient nicht sitzen, soll er seitlich liegen, damit das Blut aus der Nase frei abfließen kann.

Blutstillend wirkt auch eine Eiskompresse im Nacken, da der Kältereiz zu einer reflektorischen Engstellung der Blutgefässe führt. Stoppt die Blutung auf diese Weise nicht, muß der Arzt eine **vordere Nasentamponade** einlegen. Bei Blutungen aus dem hinteren Nasenabschnitt ist eine Blutstillung, z.B. mit speziellen Ballonkathetern, erforderlich.

Pflege

Bei starken Blutungen regelmäßige Vitalzeichenkontrolle!

In seltenen Fällen kann sich auch ein Schock entwickeln. Deshalb sind bei starken Blutungen Blutdruck und Puls regelmäßig zu kontrollieren, sowie auf Schockzeichen zu achten: Blässe, Kaltschweißigkeit, Eintrübung!

Die Kleidung und Umgebung sollte mit Einmalunterlagen und Tüchern geschützt werden. Ist die Blutung gestillt, wird dem Patienten eine Teilwäsche und eine vorsichtige Mundspülung angeboten.

Übungsfragen

❶ Was ist eine »Choanalatresie«?

❷ Welche Symptome sind typisch für eine Septumdeviation?

❸ Welche Komplikation kann bei unzureichender Therapie des akuten Schnupfens auftreten?

❹ Warum sollen abschwellende Nasentropfen höchstens zehn Tage hintereinander verabreicht werden?

❺ Wie wird allergischer Schnupfen behandelt?

❻ Welches sind die Erstmaßnahmen bei Nasenbluten?

4.2 Erkrankungen der Nasennebenhöhlen

4.2.1 Akute Sinusitis

Bakterielle Entzündung der Nasennebenhöhlenschleimhaut mit Sekretbildung.

❶ Bei der akuten Sinusitis, der **akuten Nasennebenhöhlenentzündung,** handelt es sich um eine bakterielle Entzündung der Nasennebenhöhlenschleimhaut mit Sekretbildung. Ursache ist häufig die Verlegung der Ausführungsgänge der Nasennebenhöhlen beim akuten Schnupfen durch die geschwollene Nasenschleimhaut. Ist nur eine Nasennebenhöhle betroffen, liegt z.B. eine *Sinusitis frontalis* vor, sind alle Nasennebenhöhlen betroffen eine *Pansinusitis.*

Klinik

Schmerzen im Bereich der betroffenen Nasennebenhöhle.

❷ Die Beschwerden sind abhängig davon, welche Nasennebenhöhlen betroffen sind:

- Bei einer **Kieferhöhlenentzündung** *(Sinusitis maxillaris)* hat der Patient starke, pochende Schmerzen im Bereich der Kieferhöhle, im angrenzenden Mittelgesicht und in der Schläfenregion. Diese Schmerzen verstärken sich typischerweise beim Bücken
- Eine **Stirnhöhlenentzündung** *(Sinusitis frontalis)* führt zu Schmerzen in der Stirnregion, die in die inneren Augenwinkel ausstrahlen
- Bei der Entzündung der **Siebbeinzellen** *(Sinusitis ethmoidalis)* ist der Druck im Bereich der Nasenwurzel und des inneren Augenwinkels am größten
- Bei einer Entzündung der **Keilbeinhöhle** *(Sinusitis sphenoidalis)* ist das Beschwerdebild dagegen eher uncharakteristisch. Die Patienten geben Schmerzen in der Mitte des Kopfes mit Ausstrahlung in den Hinterkopf an.

Die Diagnostik umfaßt eine endoskopische Untersuchung und eine Röntgenaufnahme der Nasennebenhöhlen, ggf. auch ein Computertomogramm.

Therapie

- Konservativ mit der Gabe von abschwellenden Nasentropfen, Antibiotika und schleimlösenden Medikamenten
- Bleibt ein Therapieerfolg aus, muß die betroffene Nasennebenhöhle gespült oder operativ saniert werden.

4.2.2 Tumoren der Nasennebenhöhlen

- Meist bösartig
- Einseitig behinderte Nasenatmung
- Blutiger Sekretfluß aus der Nase.
- Operative Entfernung des Tumors
- Strahlentherapie.

Gutartige Tumoren der Nasennebenhöhlen sind sehr selten. **Bösartige** Tumoren kommen eher bei älteren Patienten vor und bleiben häufig lange symptomlos. Erste Zeichen können einseitig behinderte Nasenatmung und blutiger Sekretfluß aus der Nase sein.

Um die Ausdehnung des Tumores zu erfassen wird diagnostisch ein CT herangezogen.

Die Therapie besteht in der operativen Entfernung des Tumors. Bei inoperablen Tumoren wird die Strahlentherapie eingesetzt. Die Prognose ist abhängig von der Ausbreitung des Tumors. Insgesamt überlebt ca. ein Drittel der Patienten fünf Jahre ohne Rezidiv.

4.3 Erkrankungen des Nasopharynx

4.3.1 Adenoide

Vergrößerung der Rachenmandel.

❸ Bei den Adenoiden, auch *adenoide Vegetationen* oder *Polypen* genannt, handelt es sich um eine Vergrößerung der Rachenmandel. Sie treten praktisch nur bei Kindern auf.

Klinik

- Erhebliche Behinderung der Nasenatmung
- Infektanfälligkeit
- Appetitlosigkeit
- Schwerhörigkeit
- Schnarchen.

Die Kinder atmen ständig durch den Mund, da die Nasenatmung erheblich behindert ist. Sie leiden häufig an Infekten, essen wenig, hören schlecht und schnarchen. Da die vergrößerte Rachenmandel die Mündung der Ohrtrompete im Nasopharynx verlegt und so zu Belüftungsstörungen des Mittelohres führt, treten gehäuft Mittelohrentzündungen mit Paukenergüssen auf. Da diese meist mit einer Schwerhörigkeit einhergehen, können die Kinder eine Verzögerung der Sprachentwicklung zeigen.

Therapie

Therapie der Wahl ist die **Adenotomie** (operative Entfernung der Rachenmandel). Häufig wird in gleicher Sitzung eine Parazentese (☞ 3.2.1) durchgeführt, um begleitende Mittelohrergüsse abzulassen.

Pflege

❹ Die Kinder werden in den ersten postoperativen Tagen nach folgenden Kriterien gepflegt:

- Beobachtung
  - Temperaturanstieg
  - Blutung aus dem Rachen
  - Sekretion aus dem Gehörgang
- In den ersten Tagen keine heiße Nahrung anbieten, da diese die Durchblutung erhöht
- In der ersten Woche nach der Parazentese möglichst nicht duschen, baden oder Haare waschen (vor allem kein Wasser ins Ohr!)
- Schmerzzäpfchen (z.B. Treupel® mono Kinderzäpfchen) nach ärztlicher Anordnung geben.

4.3.2 Tumoren des Nasopharynx

Gutartige Tumoren

- Einseitige Behinderung der Nasenatmung
- Häufiges Nasenbluten
- Operative Entfernung des Tumors.

❺ Der häufigste gutartige Tumor des Nasopharynx ist das **juvenile Nasenrachenfibrom,** von dem vor allem männliche Jugendliche betroffen sind. Dabei ist die Nasenatmung einseitig behindert und die Nase blutet häufig. Das Nasenrachenfibrom wird operativ entfernt.

Bösartige Tumoren

- Einseitige Schwerhörigkeit
- Behinderte Nasenatmung
- Nasenbluten.
- Meist Stahlentherapie.

Bösartige Tumore können als Frühsymptom eine einseitige Schwerhörigkeit verursachen, da sie die Mündung der Ohrtrompete verlegen und somit zu Belüftungsstörungen des Mittelohres führen. Im fortgeschrittenen Stadium kann es zu behinderter Nasenatmung und Nasenbluten kommen.

Meist wird eine Strahlentherapie durchgeführt, da eine Operation wegen der Nähe zur Schädelbasis schwierig ist. Die Prognose dieser Tumoren ist schlecht.

Übungsfragen

❶ Was versteht man unter einer »Pansinusitis«?

❷ Welche Symptome sind typisch für eine Kieferhöhlenentzündung?

❸ Warum können Adenoide zu Schwerhörigkeit führen?

❹ Worauf ist bei Patienten am ersten postoperativen Tag nach Adenotomie zu achten?

❺ Um welche Erkrankung handelt es sich beim juvenilen Nasenrachenfibrom?

5 Erkrankungen von Lippen, Mundhöhle und Oropharynx

5.1 Entzündungen im Mundbereich

5.1.1 Herpes-simplex-Infektionen

- Viren verbleiben nach Erstinfektion in den Neuralganglien
- Reaktivierung bei Streß.

❶ Ein Großteil der Bevölkerung hatte – oft unbemerkt – eine Infektion mit Herpes-simplex-Viren (☞ auch Dermatologie 7.1.1). Verbleiben diese Viren in den Neuralganglien, kann die Infektion bei körperlicher Anstrengung, extremer Sonneneinstrahlung, psychischem Streß sowie im Rahmen der Menstruation oder einer Schwangerschaft wieder aufflackern.

Klinik und Diagnostik

Schmerzende Bläschen in der Mundhöhle oder im Bereich der Oberlippe.

Der Patient verspürt zunächst ein schmerzhaftes Spannen der betroffenen Region. Dann bilden sich schmerzende Bläschen im Bereich der Mundhöhle *(herpetische Stomatitis)* oder der Oberlippe *(Herpes labialis)*.

Therapie

Adstringierende Salben oder Aciclovir-Salbe.

Im Frühstadium können adstringierende Pasten wie Zinkpaste oder Salbe mit Aciclovir (Zovirax®) den Verlauf mildern. Der betroffene Bezirk heilt ohne Narben ab.

5.1.2 Soorstomatitis

Entzündung von Mundhöhle und Zunge durch Candida albicans v.a. bei abwehrgeschwächten Patienten.

Die Soorstomatitis ist eine durch den Hefepilz **Candida albicans** hervorgerufene Entzündung der Mundschleimhaut und der Zunge. Gefährdet sind besonders abwehrgeschwächte Patienten, z.B. Patienten mit bösartigen Erkrankungen, HIV-Infizierte oder Patienten unter Strahlen- oder Chemotherapie.

Klinik und Diagnostik

Weiße Beläge auf geröteter Schleimhaut.

❷ Typisch sind mäßig festhaftende weiße Beläge auf geröteter Schleimhaut. Die Diagnose wird durch einen Abstrich gesichert.

Therapie

Mundspülung mit Antimykotikum.

Therapie der Wahl ist die Mundspülung mit einem Antimykotikum, z.B. Amphomoronal®. Die Suspension muß anschliessend heruntergeschluckt werden, um eine etwaige Entzündung des Ösophagus mitzubehandeln.

5.1.3 Pharyngitis

Entzündung der Rachenschleimhaut.

Bei der Pharyngitis handelt es sich um eine Entzündung der Rachenschleimhaut. Es werden zwei Formen unterschieden:

Akute Pharyngitis

Klinik

Halsschmerzen, v.a. beim Schlucken.

Sie kommt meist bei Infektionen der oberen Atemwege vor und kann durch **Bakterien** (häufig *Streptokokken*) oder **Viren** (z.B. *Parainfluenza-Viren*) bedingt sein. Die Patienten leiden unter Halsschmerzen, hauptsächlich beim Schlucken.

Therapie

- Antibiotika bei bakterieller Pharyngitis
- Symptomatische Maßnahmen bei viraler Pharyngitis.

Die Therapie richtet sich nach der Ursache: Sind Bakterien die Auslöser, wird **Penicillin** oral gegeben; handelt es sich um Viren, erfolgt eine symptomatische Therapie, z.B. mit kalten Halswickeln. Schmerzen können durch **Analgetika,** z.B. Acetylsalicylsäure oder Paracetamol, gelindert werden.

Chronische Pharyngitis

Klinik

- Langfristige Einwirkung verschiedener Noxen
- Chronisch behinderte Nasenatmung
- Ständig trockener Hals
- Räusperzwang.

Die chronische Pharyngitis ist Folge einer langfristigen Einwirkung verschiedener Noxen wie Staub, Nikotin, Alkohol, Chemikalien oder Reizgase. Sie kann aber auch bei chronisch behinderter Nasenatmung, z.B. durch eine Septumdeviation (☞ 4.1.2), auftreten. Der Patient klagt über einen ständig trockenen Hals sowie Räusperzwang und zähen Schleim. Die Beschwerden sind nach längerem Sprechen verstärkt.

Therapie

- Noxen meiden
- Symptomatische Maßnahmen
- Evtl. operative Sanierung.

Nach Abklärung der Ursache sollte versucht werden, die auslösenden Noxen zu meiden. Außerdem können die Atemwege zusätzlich durch Inhalation von Salbei oder Emser Salz, durch Lutschen von Salbeibonbons oder Emser Salz-Pastillen oder durch Einbringen öliger Nasentropfen angefeuchtet werden. Liegt die Ursache in einer behinderten Nasenatmung, muß eine entsprechende Operation durchgeführt werden.

5.1.4 Angina tonsillaris

Akute Entzündung der Gaumenmandeln, meist durch ß-hämolysierende Streptokokken.

❸ Bei der Angina tonsillaris *(Mandelentzündung, Tonsillitis)* handelt es sich um eine akute Entzündung der Gaumenmandeln. In der Regel wird sie durch β-hämolysierende Streptokokken der Gruppe A hervorgerufen. Der **Scharlach** ist eine Sonderform der Streptokokkenangina, bei der die Bakterien ein Toxin bilden, das zu dem kleinfleckigen Scharlachausschlag führt.

Klinik

- Hohes Fieber
- Halsschmerzen
- Schluck-beschwerden.

Meist entwickeln die Patienten innerhalb weniger Stunden hohes Fieber mit Schüttelfrost sowie Schluckbeschwerden und starke Halsschmerzen, die in die Ohrregion ausstrahlen können. Oft ist auch die Mundöffnung schmerzhaft. Der Allgemeinzustand ist deutlich reduziert. Bei extrem großen Tonsillen besteht manchmal eine »kloßige« Sprache.

Diagnostik

- Inspektion
- Palpation
- Streptokokken-Schnelltest.

Bei der **Inspektion** fallen beidseits gerötete und geschwollene Tonsillen auf. Mitunter sind eitrige Beläge sichtbar. Oft sind die Kieferwinkel-Lymphknoten geschwollen und druckschmerzhaft. Mit dem **Streptokokken-Schnelltest** können die häufigsten Erreger sogar schon innerhalb weniger Minuten identifiziert werden.

Therapie

- Bettruhe
- Penicillin oral (ersatzweise Erythromycin).

Der Patient soll Bettruhe einhalten. Die Behandlung besteht in der oralen Gabe von **Penicillin** (z.B. Megacillin®), bei einer Penicillinallergie ersatzweise Erythromycin. Bei starken Schmerzen kann ein **Analgetikum** (z.B. Paracetamol) notwendig sein. Die Beschwerden können zusätzlich durch Halswickel und weiche Kost gelindert werden.

Prognose und Patienteninformation

Gefahr von Streptokokken-Zweiterkrankungen bei unzureichender Antibiotika-Einnahme!

In der Regel heilt die Angina tonsillaris folgenlos ab. Wegen der Gefahr von **Streptokokken-Zweiterkrankungen** muß der Patient ausdrücklich darauf hingewiesen werden, daß die Antibiotika wirklich über den gesamten vom Arzt verordneten Zeitraum eingenommen werden müssen und nicht eigenmächtig abgesetzt werden dürfen, wenn die Beschwerden nachlassen. Nach ungefähr zwei Wochen sollte eine **Urinuntersuchung** durchgeführt werden, um eine Streptokokkenzweiterkrankung auszuschließen.

Tonsillektomie

Operative Entfernung der Gaumenmandeln bei:
- Häufig rezidivierenden Anginen
- Chronischer Tonsillitis.

Kommt es in kurzen zeitlichen Abständen immer wieder zu eitrigen Anginen oder besteht eine chronische Tonsillitis, ist eine Tonsillektomie (*operative Entfernung* der Gaumenmandeln, kurz TE) notwendig. Diese Entscheidung sollte jedoch insbesondere bei kleineren Kindern gut überlegt werden, da die Tonsillen in diesem Alter für die Immunabwehr wichtig sind.

Pflege nach Tonsillektomie

❹ Lagerung

- Den Patienten halbsitzend oder auf der Seite lagern
- Beim Umlagern ruckartige Bewegungen vermeiden.

Mobilisation

- Bei stabilen Kreislaufverhältnissen nach einer Lokalanästhesie kann der Patient sofort aufstehen
- Nach einer Intubationsnarkose nach 4–6 Stunden.

Wundkontrolle, Wundversorgung

- Wegen der hohen **Nachblutungsgefahr** Mundhöhle regelmäßig inspizieren
- Blut aus Mund und Nase, zunehmende Blässe und Tachykardie weisen auf eine Nachblutung hin
- Kälteanwendung von innen (z.B. kalte Getränke) und außen (z.B. Eiskrawatte) senken das Nachblutungsrisiko und lindern die Schmerzen.

Ernährung

- Am OP-Tag erhalten die Patienten nach 4–6 Stunden, sofern nichts anderes angeordnet wurde, kalten Tee
- Anschließend Kostaufbau über flüssige und breiige Kost; sobald die Schmerzen es zulassen, feste Nahrung
- Gewürze sowie Obst und Säfte anfangs meiden, da diese brennende Schmerzen verursachen können.

Mundpflege

- Am 1. postop. Tag Zahnpflege nur mit Wasser durchführen
- Kein Mundwasser benutzen, nicht gurgeln
- Ab 2. postop. Tag kann Zahncreme benutzt werden.

Schmerztherapie

- Ca. 30 Minuten vor den Mahlzeiten Analgetika (z.B. Paracetamol, in den ersten Tagen am besten als Zäpfchen) nach ärztlicher Anordnung verabreichen
- Salicylathaltige Schmerzmittel wie Acetylsalicylsäure (Aspirin®) sind kontraindiziert, da sie die Blutungsneigung fördern!

5.1.5 Infektiöse Mononukleose

Allgemeinerkrankung, hervorgerufen durch das EBSTEIN-BARR-Virus.

Das **EBSTEIN-BARR-Virus** (EBV) ist der Erreger der infektiösen Mononukleose *(PFEIFFER-Drüsenfieber, M. PFEIFFER, Monozytenangina, »kissing disease«)*. Es handelt sich um eine Allgemeinerkrankung mit Beschwerden hauptsächlich an den Gaumenmandeln. Betroffen sind überwiegend Jugendliche und junge Erwachsene. Die Inkubationszeit beträgt 1–3 Wochen.

Klinik

Nach kurzem **Vorstadium** mit Müdigkeit, Schlafstörungen und Appetitlosigkeit bekommt der Patient mäßiges Fieber und teils sehr starke Schluckbeschwerden. Die Kieferwinkel- und Halslymphknoten, besonders auch im Nackenbereich, können massiv geschwollen sein.

Diagnostik

❺ Bei der Spiegeluntersuchung zeigen sich hochrote, mit grauweißen Fibrinbelägen bedeckte Tonsillen. Manchmal zeigt sich eine generalisierte Lymphknotenschwellung sowie eine Leber- und Milzschwellung *(Hepato-Spleno-Megalie)*. Häufig ist das klinische Bild jedoch uncharakteristisch.

Das Blutbild zeigt eine **Leukozytose** mit 80–90 % atypischer Lymphozyten, sog. **lymphomonozytoide Zellen.** Ebenfalls im Blut nachweisbar sind Antikörper gegen das EBSTEIN-BARR-Virus. **Schnelltests** (z.B. Monosticon®-Test) werden um den vierten Krankheitstag positiv.

Therapie

- Schmerz- und fiebersenkende Medikamente
- Keine Gabe von Ampicillin oder Amoxycillin!
- Tonsillektomie bei schwerem Verlauf.

Die Behandlung ist symptomatisch mit schmerz- und fiebersenkenden Medikamenten. Zur Verhütung von bakteriellen Superinfektionen dürfen die Antibiotika Ampicillin oder Amoxycillin **nicht** gegeben werden, da diese oft eine pseudoallergische Reaktion (☞ Dermatologie 5.1.2) hervorrufen, die mit einer Penicillinallergie verwechselt werden kann. Alternativ wird Penicillin verabreicht. Bei schwerem Verlauf muß eine Tonsillektomie im akuten Entzündungsstadium erfolgen.

Pflege

- Gefahr der Kontaktinfektion beachten!
- Keine Gabe von ASS bei Schmerzen!
- Gefahr der Milzruptur beachten!

Der Patient soll Bettruhe einhalten und während der Fieberschübe die Gefahr der Kontakt- bzw. Tröpfcheninfektion beachten. Mundpflege, z.B. mit Kamillelösungen, wird als angenehm empfunden. Bei Schmerzen darf **keine** Acetylsalicylsäure gegeben werden, da dies die Nachblutungsgefahr bei einer notwendigen Tonsillektomie vergrößert. Nach Abklingen des akuten Krankheitsstadiums sollen sich die Patienten vor stumpfen Traumen in der Milzgegend schützen, da die Gefahr der Milzruptur deutlich erhöht ist.

5.2 Tumoren von Lippen, Mundhöhle und Oropharynx

- Vor allem bösartige Tumoren
- Risikofaktoren: langjähriger Nikotin- und Alkoholabusus.

Benigne (gutartige) Tumoren kommen in diesem Bereich insgesamt so selten vor, daß bei einem Tumor dieser Regionen immer an eine bösartige Neubildung gedacht werden muß.

Klinik

- Schluck-beschwerden
- Behinderung beim Sprechen, Mundöffnen
- Blutiger Speichel.

❻ **Maligne** (bösartige) Tumoren der Mundhöhle entstehen meist in der Rinne zwischen unterer Zahnreihe und Zungenrand. Bösartige Tumoren des Oropharynx finden sich zu 80 % an den Tonsillen. Bei einem Großteil der Patienten besteht langjähriger **Nikotin- und Alkoholabusus.** Im Frühstadium haben die Patienten meist keine Beschwerden, Spätsymptome sind Schluckbeschwerden, Behinderung beim Sprechen oder bei der Mundöffnung und blutiger Speichel.

Risikofaktor: Pfeifenrauchen.

Das **Lippenkarzinom** tritt hauptsächlich bei Pfeifenrauchern auf. Es zeigt sich durch ein Geschwür, das über einen längeren Zeitraum nicht abheilt.

Therapie

- Chirurgische Entfernung des Tumors
- Evtl. postoperative Strahlentherapie.

Therapie der Wahl ist nach histologischer Diagnosesicherung die chirurgische Entfernung des Tumors. Postoperativ schließt sich ggf. eine Strahlentherapie an.

Die Prognose ist abhängig von Sitz und Größe des Tumors. Bei kleinen Tumoren ohne Lymphknotenmetastasen beträgt die Fünf-Jahres-Überlebensrate bis zu 90 %. Sie sinkt jedoch auf 10–50 %, sobald Lymphknotenmetastasen vorliegen.

Übungsfragen

❶ Welche Faktoren führen häufig zum Wiederauftreten einer Herpes-simplex-Infektion?

❷ Welche Veränderungen der Mundschleimhaut sind typisch für eine Soorstomatitis?

❸ Welche Keime sind Erreger einer Angina tonsillaris?

❹ Worin besteht die postoperative Pflege nach Tonsillektomie?

❺ Wie wird die Diagnose einer infektiösen Mononukleose gesichert?

❻ In welchen Bereichen der Mundhöhle sind bösartige Tumoren häufig und welche Personen sind häufig betroffen?

5.3 Erkrankungen der Mundspeicheldrüsen

5.3.1 Entzündungen und Speicheldrüsensteine

Erhöhtes Auftreten bei Nahrungskarenz.

❶ **Entzündungen** der Speicheldrüsen, meistens der *Glandula parotis,* werden meist durch Bakterien wie Streptokokken oder Staphylokokken verursacht. Sie treten bei vermindertem Speichelfluß, z.B. infolge reduzierter Nahrungsaufnahme, auf.

❷ **Speicheldrüsensteine** *(Sialolithiasis)* treten zu 85–90 % in der *Glandula submandibularis* auf. Sie sind häufig Ursache von Entzündungen der Glandula submandibularis, da sie den Speichelgang verlegen. Der Speichelstau begünstigt Infektionen, die zu entzündlichen Schwellungen führen.

Klinik

Klassische Entzündungszeichen.

Die entzündete Drüse ist schmerzhaft geschwollen, die darüberliegende Haut gerötet und überwärmt. Bei den speichelsteinbedingten Entzündungen tritt die Drüsenschwellung charakteristischerweise im Zusammenhang mit der Nahrungsaufnahme, also bei verstärkter Speichelproduktion, auf.

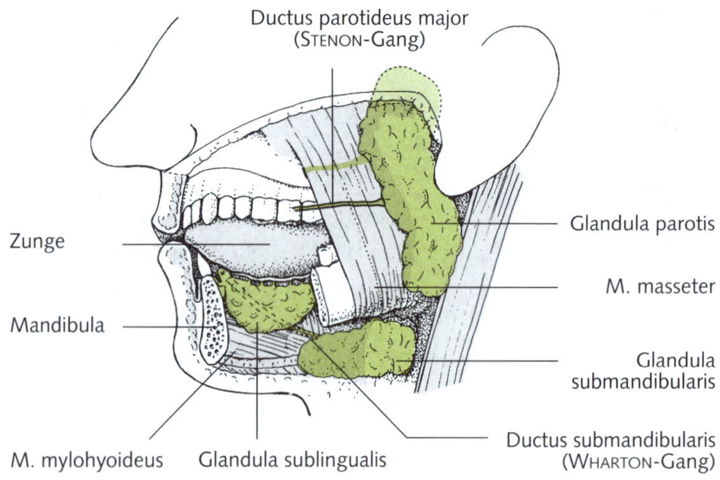

Abb. 5.1 Die großen Speicheldrüsen. [L190]

Diagnose

- Klinische Untersuchung
- Spiegeluntersuchung
- Sonographie
- Sialographie.

Die Diagnose wird durch die klinische Untersuchung gestellt. Zusätzlich wird die Mundhöhle mit dem Spiegel untersucht, eine Sonographie und ggf. eine **Sialographie** *(Röntgenkontrastdarstellung* der Speicheldrüsengänge) werden durchgeführt.

Therapie

- Breitbandantibiotika hochdosiert
- Speichelfluß anregen
- Bei Abszessen: Spaltung, Drainage
- Bei Steinen: operative Entfernung.

❸ Die Patienten erhalten hochdosiert Breitbandantibiotika (z.B. Amoxycillin). Der Speichelfluß wird durch Lutschen von Zitronenscheiben oder sauren Bonbons angeregt. Abszesse müssen gespalten und drainiert werden. Bei Speichelsteinen wird der Stein oder, falls der Stein in der Drüse liegt, die gesamte Drüse operativ entfernt.

5.3.2 Tumoren der Speicheldrüsen

Gutartige Tumoren

Der häufigste gutartige Speicheldrüsentumor ist das **pleomorphe Adenom.** Es wächst meist langsam und zeigt sich als eine langsam zunehmende, einseitige Schwellung. In seltenen Fällen (ca. 5 %) kann es maligne entarten. Die Therapie ist chirurgisch.

Maligne Tumoren

- Schlechte Verschieblichkeit
- Fazialislähmung (bei Parotis-Tumor)
- Operative Entfernung des Tumors
- Ggf. Neck-dissection.

❹ Maligne Tumoren machen etwa 30 % der Speicheldrüsentumoren aus. Diese Raumforderungen lassen sich im Gegensatz zu gutartigen Tumoren schlecht gegen die Umgebung abgrenzen bzw. verschieben. Zeichen eines malignen Tumors der Parotis kann eine *Fazialislähmung* sein.

❺ Die **Therapie** besteht in der operativen Entfernung der gesamten Speicheldrüse und ggf. einer *Neck dissection* (Entfernung der ableitenden Lymphbahnen). Manchmal wird der N. facialis ebenfalls entfernt, kann jedoch durch Einsetzen eines Nerventransplantates rekonstruiert werden.

? Übungsfragen

❶ Wann treten bakterielle Entzündungen der Mundspeicheldrüsen besonders häufig auf?

❷ Was verbirgt sich hinter dem Begriff Sialolithiasis?

❸ Wie wird eine bakterielle Infektion der Mundspeicheldrüsen behandelt?

❹ Welches Symptom kann auf einen malignen Tumoren der Mundspeicheldrüsen hinweisen?

❺ Was ist die Therapie der Wahl bei malignen Tumoren der Mundspeicheldrüsen?

6 Erkrankungen des Hypopharynx, des Larynx und der Trachea

6.1 Tumoren des Hypopharynx

Risikofaktoren für maligne Tumoren: Nikotin- und Alkoholabusus.

➊ **Gutartige** Tumoren des Hypopharynx (☞ 1.2.3) sind Raritäten. Dagegen treten **bösartige** Hypopharynx-Tumoren zunehmend häufiger auf, vor allem bei Patienten mit Alkohol- und Nikotinabusus.

Klinik und Diagnostik

- Schluckbeschwerden
- Endoskopie mit Gewebebiopsie.

Da diese Tumoren erst spät zu Symptomen wie z.B. Schluckbeschwerden führen, werden sie meist in fortgeschrittenen Stadien diagnostiziert und haben eine entsprechend schlechte Prognose. Die Diagnose erfolgt endoskopisch mit einer Biopsie.

Therapie und Prognose

- OP bei kleinen Tumoren
- Strahlentherapie bei fortgeschrittenen Tumoren
- Evtl. Kombination mit Chemotherapie.

Relativ kleine Tumoren lassen sich operativ entfernen. In manchen Fällen müssen jedoch auch Teile des Larynx entnommen werden und häufig ist eine anschließende Bestrahlung notwendig. Fortgeschrittene Tumoren werden durch alleinige Strahlentherapie, evtl. in Kombination mit Chemotherapie behandelt. Die Prognose von bösartigen Tumoren ist insgesamt schlecht.

6.2 Erkrankungen des Larynx

6.2.1 Stimmlippenlähmung

Fehlstellung und Beweglichkeitseinschränkung der Stimmbänder.

Unter einer Stimmlippenlähmung *(Stimmlippenparese)* versteht man eine ein- oder beidseitige Fehlstellung und Beweglichkeitseinschränkung der Stimmlippen. Hervorgerufen wird sie durch eine Nervenlähmung oder eine isolierte Schädigung der Kehlkopfmuskulatur.

❷ Häufige Ursache einer ein- oder beidseitigen Stimmbandlähmung ist die Schädigung des **N. laryngeus recurrens** *(Recurrensparese)* durch folgende Ursachen:

- Nach Schilddrüsenoperationen durch Verletzung des N. recurrens
- Traumata, z.B. stumpfes Halstrauma, Stich- und Schußverletzungen, Klavikulafraktur
- Bakterielle oder virale Entzündungen
- Tumoren in der Nähe des N. laryngeus recurrens.

Seltener ist die vererbte Lähmung, die dann meist beidseitig auftritt. Ist die Ursache unklar, wird von einer idiopathischen Stimmlippenparese gesprochen.

Klinik und Diagnostik

Einseitige Lähmung → Heiserkeit
Beidseitige Lähmung → Atemnot.

❸ Bei einer einseitigen Stimmlippenlähmung sind die Patienten heiser, bei beidseitiger Stimmlippenlähmung leiden sie unter Atemnot.

Aufgrund der großen Anzahl möglicher Ursachen sind zahlreiche Untersuchungen nötig, wie Prüfung der Atem- und Stimmfunktion, Spiegeluntersuchung und Laryngoskopie, Sonographie, Röntgenuntersuchungen und evtl. ein CT.

Therapie

- Sprachüberlastung vermeiden
- Evtl. logopädische Behandlung.

Die Therapie richtet sich nach der Ursache. Als Grundsatz gilt, daß die Stimme nicht überlastet werden darf. Gelegentlich wird auch eine **logopädische** (sprachtherapeutische) Behandlung hinzugezogen.

6.2.2 Laryngitis

❹ Eine **Kehlkopfentzündung** *(Laryngitis)* kann durch folgende Ursachen bedingt sein:

- **Viral** als Begleiterscheinung von Infekten der Nase, Nasennebenhöhlen und Tonsillen
- **Bakteriell** bei einer Superinfektion
- **Toxisch**, z.B. durch Reizgase
- **Thermisch** bei starken Temperaturschwankungen, trokkenem oder heißem Raumklima
- **Mechanisch** durch akute Stimmüberlastung.

Klinik und Diagnostik

Der Patient ist heiser oder völlig stimmlos *(aphon)*. Oft hat er leichte Halsschmerzen, Hustenreiz und subfebrile Temperaturen. Bei der Laryngoskopie zeigen sich gerötete, ödematös aufgetriebene Stimmlippen.

Therapie

- Sprechverbot
- Rauchverbot
- Evtl. Antitussiva oder Exspektorantien.

❺ Der Patient darf weder sprechen, noch flüstern, sich räuspern oder rauchen.

Medikamentös werden bei Reizhusten entsprechende Hustenmittel (z.B. Codipront®) und bei produktivem Husten schleimverflüssigende Substanzen (z.B. Fluimucil®) verabreicht. Antibiotika sind nur bei bakterieller Kehlkopfentzündung angezeigt.

Pflege

- Luftfeuchtigkeit erhöhen
- Halswickel
- Inhalationen.

Das Raumklima kann durch Erhöhung der Luftfeuchtigkeit auf 50 % und das Senken der Raumtemperatur auf 18–20 °C verbessert werden. Warme Halswickel und regelmäßige Inhalation mit Salbeiaufguß lindern die Beschwerden.

Übungsfragen

❶ Welche Risikofaktoren sind für bösartige Tumoren des Hypopharynx bekannt und welche Beschwerden treten auf?

❷ Welche Ursachen können zu einer Schädigung des N. laryngeus recurrens führen?

❸ Wie macht sich eine einseitige bzw. beidseitige Stimmlippenlähmung bemerkbar?

❹ Welche Ursachen können für eine Laryngitis verantwortlich sein?

❺ Wie wird eine Laryngitis behandelt?

6.2.3 Gutartige Larynxtumoren

Gutartige Larynxtumoren sind relativ **häufig.** Sie äußern sich frühzeitig durch Heiserkeit, wenn sie primär die Stimmlippen betreffen. Atemnot tritt nur bei großen Tumoren auf.

Stimmlippenpolyp

- Meist durch Stimmüberlastung
- Leistsymptom: Heiserkeit.

Stimmlippenpolypen sind die häufigsten Veränderung der Stimmlippen mit Folge einer Stimmstörung. Häufige Ursache ist eine Stimmüberlastung, Leitsymptom der Erkrankung ist Heiserkeit. Vorwiegend sind Männer im mittleren Lebensalter betroffen.

Therapeutisch wird der Polyp mikrochirurgisch abgetragen. Anschließend muß der Patient 14 Tage Stimmruhe einhalten.

Stimmlippenknötchen

- »Schreiknötchen« oder »Sängerknötchen«
- Logopädische Behandlung.

Stimmlippenknötchen kommen vorwiegend bei Kindern als sog. »Schreiknötchen« vor; bei Erwachsenen mit hoher Stimmbelastung als sog. »Sängerknötchen«. Therapeutisch steht die logopädische Behandlung im Vordergrund.

Intubationsgranulome

- Nach Intubation
- Meist spontane Rückbildung.

❶ Intubationsgranulome können einige Wochen nach einer Intubation entstehen. Da es häufig zu einer spontanen Rückbildung kommt, sollte man zunächst abwarten. Gegebenenfalls muß das Granulom mikrochirurgisch oder laserchirurgisch abgetragen werden.

Juvenile Larynxpapillomatose

- Heiserkeit
- Evtl. Atemnot
- Operative Entfernung, aber häufig Rezidive.

Sie ist eine folgenschwere Erkrankung, die mit Heiserkeit im Kindesalter einhergeht; die *Papillome* rezidivieren häufig und können zudem narbige Veränderungen (nach Operationen) oder bleibende Papillome mit sich bringen. Als Ursache vermutet man eine Virusinfektion.

Die Kinder sind heiser und haben Hustenreiz. In schweren Fällen ist die Stimmritze fast völlig verlegt, so daß Atemnot die Folge ist. Die Therapie besteht in der operativen Entfernung der Papillome, vorzugsweise durch **CO_2-Laserung.**

Pflege

Engmaschige Krankenbeobachtung nach Larynx-Operationen!

Nach operativen Eingriffen am Larynx kommt es häufig zu Schwellungen, die die Luftpassage durch den Larynx einschränken und so zu Atemnot führen. Daher ist eine engmaschige Krankenbeobachtung besonders wichtig.

6.2.4 Bösartige Larynxtumoren

Risikofaktoren: Alkohol- und Nikotinabusus.

Bösartige Larynxtumoren *(Larynxmalignome, Kehlkopfkrebs)* machen ca. 40–50 % aller Karzinome im Kopf-Hals-Bereich aus und sind somit ein verhältnismäßig häufiges Krankheitsbild. Männer sind ungefähr neunmal häufiger betroffen als Frauen. Der Altersgipfel liegt bei ca. 60 Jahren. Als Risikofaktoren sind hauptsächlich hoher Zigaretten- und Alkoholkonsum bekannt.

Klinik

- Heiserkeit
- Schluck-beschwerden
- Husten
- Schmerzen im Larynxbereich.

❷ Die Beschwerden der Patienten hängen von der Tumorlokalisation ab. Heiserkeit ist nur bei Stimmlippentumoren ein Frühsymptom. Entspringt der Tumor oberhalb *(supraglottisch)* oder unterhalb *(subglottisch)* der Stimmlippenebene *(Glottis)*, kommt es erst durch das Einwachsen des Tumors in die Stimmlippen zu Heiserkeit. Auch Schluckstörungen, Husten und Schmerzen v.a. im Larynxbereich können auf ein Larynxmalignom hinweisen. Atemnot entsteht erst, wenn das Lumen des Larynx verlegt ist.

Diagnostik

- Endoskopie mit Gewebebiopsie
- Blutuntersuchung
- CT, Kernspin-tomographie
- Metastasensuche.

Die Diagnose erfolgt durch endoskopische Untersuchung mit Gewebebiopsie des Kehlkopfes (Mikrolaryngoskopie). Blutuntersuchungen, CT oder Kernspintomographie des Halses, Oberbauchsonographie, Thorax-CT und Skelettszintigraphie verdeutlichen die Ausdehnung des Tumors und vorhandene Metastasen.

Therapie

Operative Entfernung des Tumors:
- Chordektomie
- Laryngektomie
- Evtl. Neck-dissection
- Ggf. Bestrahlung.

❸ Grundsätzlich ist die operative Entfernung des Tumors Therapie der Wahl. Bei kleinen Stimmlippentumoren ist eine **Chordektomie** (Stimmlippenentfernung) ausreichend. Häufig ist jedoch eine (teilweise) **Kehlkopfentfernung** *(Laryngektomie)* erforderlich. Zusätzlich ist bei V.a. Lymphknotenmetastasen eine **Neck-Teil-dissection** notwendig. In gleicher Sitzung werden auf der betroffenen Seite die regionären Lymphknoten von der Schädelbasis bis zum Thoraxeingang, der M. sternocleidomastoideus, die V. jugularis interna und die A. carotis externa entfernt. Bei nachgewiesenen Lymphknotenmetastasen wird der Patient postoperativ bestrahlt. Manchmal, z.B. bei Operationsunfähigkeit, ist die Bestrahlung die primäre Behandlungsform, während die Chemotherapie bei der Behandlung von Larynxtumoren z.Zt. kaum eine Rolle spielt.

6.2.5 Laryngektomie und Tracheostoma

Laryngektomie

Teilweise oder totale operative Entfernung des Kehlkopfes.

Die Laryngektomie entspricht der teilweisen oder totalen operativen Entfernung *(Resektion)* des Kehlkopfes. Bei einer Teilentfernung ist je nach Tumorlokalisation ein Stimmerhalt möglich. Eine komplette Resektion macht die Anlage eines Tracheostomas notwendig. Die Patienten verlieren hierbei (zunächst) ihre Stimme (s.a. Ersatzstimme) und können nicht mehr durch die Nase atmen.

Tracheostoma

Operativ angelegte Öffnung der Luftröhre
- Passager: z.B. bei Langzeitbeatmung
- Endgültig: nach Laryngektomie.

❹ Ein Tracheostoma ist eine operativ angelegte Öffnung der Luftröhre nach außen, wobei ein **passageres** (vorübergehendes) von einem **endgültigen** Tracheostoma unterschieden wird. Ein passageres Tracheostoma wird meist oberhalb der Schilddrüse, z.B. im Rahmen einer Langzeitbeatmung, angelegt und durch eine blockbare Trachealkanüle offengehalten. Ein endgültiges Tracheostoma wird z.B. nach Laryngektomie bei Larynxmalignom angelegt. Die Öffnung ist größer und befindet sich unterhalb der Schilddrüse im Jugulum.

Trachealkanülen

Offenhalten der Trachealöffnung bei
- Passagerem Tracheostoma
- Endgültigem Tracheostoma in der Anfangsphase.

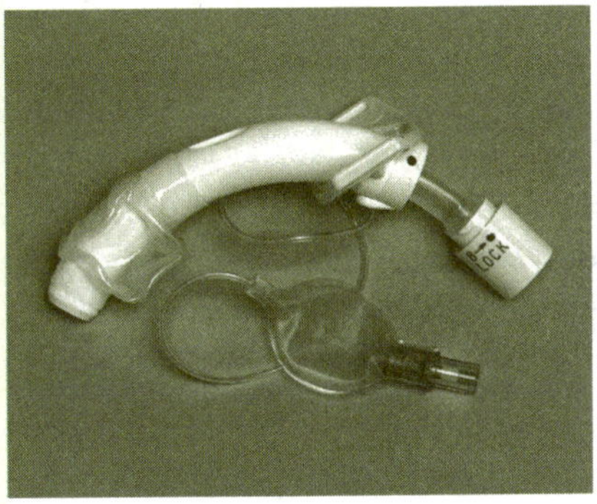

Abb. 6.1 Trachealkanüle mit Cuff zum Abdichten der Trachea. [K183]

Die Trachealöffnung wird beim passageren oder in der Anfangsphase beim endgültigen Tracheostoma mit einer Trachealkanüle offengehalten. Für die jeweiligen Anwendungsbereiche stehen verschiedene Ausführungen von Kanülen zu Verfügung, z.B. Silber- und Kunststoffkanülen verschiedener Größe. Allen Kanülen gemeinsam ist der Kanülenschild, der bei eingeführter Kanüle der Haut aufliegt und an dem das Kanülenbändchen befestigt ist, das um den Nacken gebunden wird. So wird die Kanüle sicher in ihrer Position fixiert.

Pflege nach Tracheotomie

Tracheostoma

- Postoperativ Atmung und das frische Tracheostoma regelmäßig kontrollieren, da die Trachealkanülen leicht durch Blut und Sekret verstopfen können und die Patienten vom Ersticken bedroht sind
- 2 Stunden postoperativ Trachealkanüle entblocken, falls die Blutung steht
- Verband und die Trachealkanüle je nach Sekretfluß mehrmals am Tag wechseln
- Später komplette Trachealkanüle täglich wechseln.

Pneumonieprophylaxe

- Bronchialsekret über Tracheostoma regelmäßig absaugen, da es nicht abgehustet werden kann
- Atemluft über Inhaliergeräte anfeuchten, da die Befeuchtung der Atemluft über die oberen Luftwege entfällt.

Körperpflege

- Bei der Körperpflege evtl. speziellen Trachestomaschutz verwenden, damit z.B. beim Duschen oder Baden kein Wasser in die Kanüle läuft
- Männern wird die Naßrasur empfohlen, da bei Trokkenrasur Haarstoppeln in das Tracheostoma eindringen können.

Plötzliche Atemnot: Trachealkanüle schnell entfernen!

! Merke

Notfall!
❺ Bei plötzlicher, scheinbar unerklärlicher Atemnot eines Tracheostoma-Trägers ist die Kanüle meist aufgrund von Borkenbildung verstopft. Hier hilft nur rasches Entfernen zumindest der Innenkanüle, meist aber der gesamten Trachealkanüle (Offenhalten des Tracheostomas mit einem KILIAN-Nasenspekulum).

Pflege

Am Bett des Tracheostoma-Trägers muß immer eine sterile Ersatzkanüle in gleicher Größe und ein KILIAN-Nasenspekulum bereitliegen.

6.2.6 Stimmrehabilitation

- Sprechkanülen
- Ösophagus-Ersatzsprache
- Elektronische Sprechhilfen
- Stimmprothesen.

❻ Damit Patienten nach einer Laryngektomie wieder sprechen können, gibt es verschiedene Möglichkeiten einer »Ersatzstimme«:

- Bei der Sprechkanüle ist die Innenkanüle gefenstert, die Außenkanüle gesiebt und die Kanülenöffnung mit einem Ventilkläppchen versehen. Dieses Ventil öffnet sich beim Einatmen und schließt sich beim Ausatmen. Die Ausatemluft gelangt durch das Sieb in die Kanüle und kann zur Stimmbildung benutzt werden

- Bei der **Ösophagus-Ersatz-Sprache** wird für den Sprechvorgang Luft benötigt, die über die Mundhöhle durch Ansaugen in die Speiseröhre befördert wird. Am oberen Ende der Speiseröhre befindet sich ein Ringmuskel, den man durch Übung willkürlich *zusammenzuziehen und zu entspannen lernen kann.* Dieser Ringmuskel ist mit anderem Muskelgewebe und Schleimhautfalten in dieser Höhe an der Tonbildung beteiligt
- **Elektronische Sprechhilfen** wie z.B. Servox Inton® sind Gerätestimmen, die ohne Luft auskommen. Sie erzeugen Schallschwingungen, die beim Ansetzen des Gerätes an den Hals in den Mund-, Nasen-, Rachenraum geleitet werden und lassen sich durch die gewohnten Sprechbewegungen zu einer gut verständlichen Sprache formen. Das Atmen erfolgt völlig unabhängig durch das Tracheostoma
- **Stimmprothesen** sind operative Möglichkeiten zur Stimmrehabilitation. Es wird eine ventilartige Verbindung zwischen Trachealstumpf und dem oberen Ösophagusabschnitt geschaffen. Dieses Ventil, das entweder aus körpereigenem Gewebe oder aus Plastikröhrchen besteht, dient der Stimmbildung.

? Übungsfragen

❶ Was ist ein Intubationsgranulom?

❷ Welche Symptome weisen auf einen bösartigen Larynxtumor hin?

❸ Welche operativen Möglichkeiten gibt es bei der Behandlung von bösartigen Larynxtumoren?

❹ Welche Formen eines Tracheostoma gibt es?

❺ Was ist die häufigste Ursache für plötzliche Atemnot bei Patienten mit Tracheostoma?

❻ Welche Möglichkeiten der Stimmrehabilitation gibt es für Patienten mit Tracheostoma?

6.3 Erkrankungen der Trachea

6.3.1 Tracheitis

Meist in Kombination mit:
- Laryngitis
- Bronchitis.

Eine Tracheitis (Luftröhrenentzündung) ist meist viral, gelegentlich aber auch bakteriell bedingt. Sie ist häufige Begleiterscheinung einer **Laryngitis** (☞ 6.2) oder einer **Bronchitis** *(Tracheobronchitis)*. In seltenen Fällen tritt sie auch isoliert auf.
❶ Die Patienten haben Reizhusten und brennende Schmerzen hinter dem Brustbein, manchmal auch eitrigen Auswurf.

Therapie

- Entzündungshemmer
- Antitussiva bei Reizhusten
- Exspektorantien bei produktivem Husten
- Inhalation, Halswickel, Rauchverbot.

❷ Die medikamentöse Behandlung besteht in der Gabe von Entzündungshemmern *(Antiphlogistika)* sowie Antitussiva bei Reizhusten und Exspektorantien bei produktivem Husten. Liegt sicher eine bakterielle Ursache vor, sind Antibiotika angezeigt.
Der Patient darf nicht rauchen. Die Beschwerden können durch kalte Halswickel und Inhalation, z.B. mit Salbeiaufguß, gelindert werden. Zudem sollen die Patienten reichlich warme Flüssigkeit trinken.

6.3.2 Fremdkörper in der Trachea

Meist bei Kleinkindern und älteren Personen.

Fremdkörper werden meistens von Kleinkindern (1.–3. Lebensjahr) und älteren Personen verschluckt. Bei alten Menschen mit Oberkieferprothese bedeckt die Prothese die Gaumenschleimhaut, wodurch die Sensibilität vermindert ist. Besonders gefährlich sind Fremdkörper, die in der Trachea aufquellen und zu einer Verlegung der Luftwege mit lebensbedrohlicher Atemnot und der Gefahr des Erstickungstodes führen können.

Klinik

- Hustenreiz
- Schmerzen hinter dem Kehlkopf
- Evtl. Atemnot.

❸ Die Patienten klagen über Hustenreiz und Schmerzen oder Druckgefühl hinter dem Kehlkopf.

Therapie

Endoskopische Fremdkörperentfernung.

Der Fremdkörper soll möglichst schnell endoskopisch mit entsprechenden Faßzangen entfernt werden *(Tracheobronchoskopie)*.

! Merke

Bei spitzen Fremdkörpern oder ungeschickten Extraktionsversuchen besteht die Gefahr der Perforation!

6.3.3 Trachealstenose und Tracheomalazie

- Trachealstenose:
- Verengung der Luftröhre
- Tracheomalazie:
- Erweichung der Knorpelspangen.

Trachealstenosen *(Verengungen der Luftröhre)* können durch narbige Schrumpfung geschädigter Luftröhrenanteile, z.B. bei Langzeitintubation entstehen. Die Tracheomalazie hingegen ist eine krankhafte Erweichung der Knorpelspangen und wird meist durch äußeren Druck verursacht, z.B. bei einer Struma (Vergrößerung der Schilddrüse).

Klinik und Diagnostik

Atemnot:
- Tracheobronchoskopie
- Tracheazielaufnahme.

Die Trachealstenose geht mit einer langsam einsetzenden, beständig zunehmenden Atemnot mit **inspiratorischem** (bei der Einatmung) **Stridor** einher. Bei der Tracheomalazie wird die Atemnot durch eine verstärkte Einatmung noch verstärkt.

Die Diagnose wird über die Tracheobronchoskopie und Tracheazielaufnahme gestellt.

Therapie

Meist operative Korrektur.

Die Therapie richtet sich nach der Ursache und besteht in der Regel in einer Tracheaquerresektion und anschließendem Einsetzen eines Trachealstents.

Übungsfragen

1. Welche Symptome sind für eine Tracheitis typisch?
2. Welche allgemeinen Maßnahmen sind Patienten mit Tracheitis zu empfehlen?
3. Welche Symptome weisen auf einen Fremdkörper in der Trachea hin und wie wird er entfernt?

Abbildungsnachweis

Die eckigen Klammern am Ende der Legende unter den Abbildungen verweisen auf die verwendeten Abbildungsquellen.

A130 A.Schäffler, N.Menche, U.Bazlen, T.Kommerell (Hrsg.): Pflege heute, 1. Aufl., Gustav Fischer Verlag, 1997

B101 A.Schäffler, S. Schmidt (Hrsg.): Mensch, Körper, Krankheit, 2. Aufl. Jungjohann Verlag bei Gustav Fischer, 1996

B108 A.Schäffler, S. Schmidt (Hrsg.): Biologie, Anatomie, Physiologie, 2. Aufl. Gustav Fischer Verlag, 1996

K183 E. Weimer, Aachen

L190 G. Raichle, Ulm

L157 S. Adler, Lübeck

L215 S. Weinert-Spieß, Ulm

M111 U. Amon, PsoriSOL Therapiezentrum GmbH, Hersbruck

M123 T. Dirschka, R. Hartig, Bochum

T132 Th. Schneider, Klinikum D.Ch. Erxleben, Quedlinburg

T144 Klinikum Aachen, Abteilung HNO

V150 H. Kurz GmbH, Dußlingen

V152 Pajunk GmbH, Geisingen

V229 Medienkontor Lübeck GmbH

Index

Medikamente in der Anästhesie
im Anschluß an Z.

A

B

Die gesamte Pflege auf 1424 Seiten

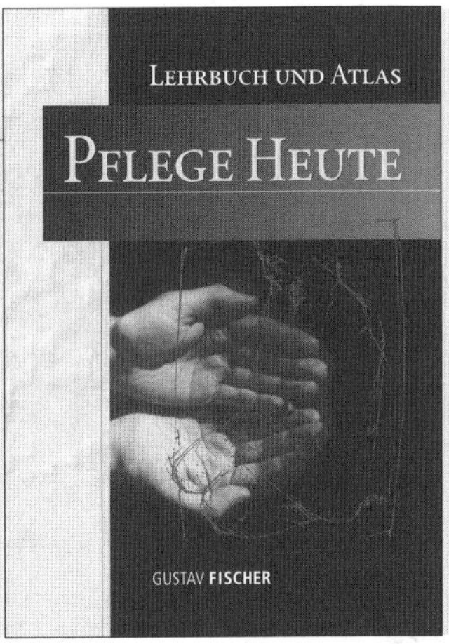

Hrsg. v. A. Schäffler, N. Menche, U. Bazlen, T. Kommerell
1424 Seiten mit über 2000 Farbabb. und Fotos
Hardcover im Format 19,6 x 27 cm
DM 96,– / ÖS 701,– / SFr 92,50
ISBN 3-437-55030-6

IRRTÜMER UND PREISÄNDERUNGEN VORBEHALTEN

Vielleicht das erste Lehrbuch, das auf die gesamten Anforderungen des Krankenpflegeberufs umfassend eingeht: Es führt in die „Welt der Pflege" ein und macht mit den wichtigsten Pflegetheorien vertraut. Es verhilft zu einem fundierten Wissen über die häufigsten Krankheiten in den gängigen Fachdisziplinen und leitet aus fast jedem besprochenen Krankheitsbild die entsprechende Pflege ab.

Darüber hinaus widmet Pflege heute der Pflege von alten Menschen und Sterbenden sowie von Schmerzpatienten und Patienten auf der Intensivstation eigene Kapitel, um auch in diesen besonders schwierigen Pflegesituationen Kompetenz zu vermitteln. Hinzu kommt die didaktische Ausstattung von Pflege heute mit Fotoserien, Farbleitsystem und einprägsamen Definitionen.

GUSTAV FISCHER

Graue Reihe für graue Zellen

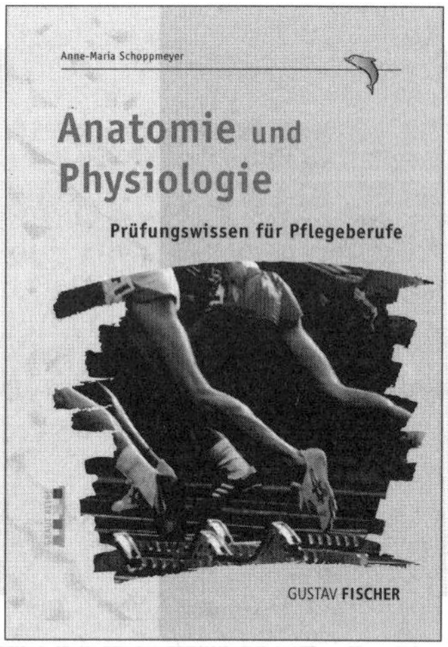

1996, 202 S., 64 Abb.,
DM 29,80 / ÖS 218,– / SFr 27,50

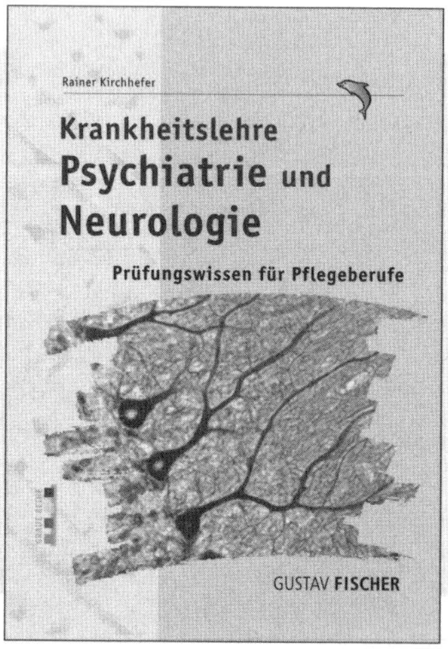

1997, 216 S.
DM 29,80 / ÖS 218,– / SFr 27,50

Lernbücher für die effektive Vorbereitung auf die mündliche und schriftliche Prüfung in der Krankenpflege. Alle Bände

- orientieren sich an der Ausbildungs- und Prüfungsverordnung
- stellen den Inhalt gut verständlich dar und fassen die wichtigsten Fakten in einer Randspalte zusammen
- bieten eine Lernkontrolle anhand von Übungsfragen an
- betonen pflegerelevante Gesichtspunkte
- überzeugen durch die durchgehend zweifarbige und sehr übersichtliche Aufmachung.

Die **Graue Reihe** – Bausteine zur optimalen Prüfungsvorbereitung.

GUSTAV FISCHER

IRRTÜMER UND PREISÄNDERUNGEN VORBEHALTEN